COMO NÃO MORRER!

Jan Garavaglia M. D.

COMO NÃO MORRER!

Lições surpreendentes sobre como viver mais tempo e de forma mais saudável

Tradução
Júlio de Andrade Filho

PRUMO
desenvolvimento

Título original: *How not to die*
Copyright © 2008 by Atlas Media Corp. and Jan Garavaglia, M.D.
Originalmente publicada pela Crown Publishers, uma divisão da Random House.

Todos os direitos reservados. Nenhuma parte desta obra pode ser reproduzida ou transmitida por qualquer forma ou meio eletrônico ou mecânico, inclusive fotocópia, gravação ou sistema de armazenagem e recuperação de informação, sem a permissão escrita do editor.

Direção editorial
Soraia Luana Reis

Editora
Luciana Paixão

Editora assistente
Thiago Mlaker

Assistência editorial
Elisa Martins

Preparação de texto
Mariana Fusco Varella

Consultoria técnica
Clene Salles

Revisão
Candombá
Albertina Piva

Capa, criação e produção gráfica
Thiago Sousa

Assistente de criação
Marcos Gubiotti

CIP-Brasil. Catalogação-na-fonte
Sindicato Nacional dos Editores de Livros, RJ

G193c Garavaglia, Jan
        Como não morrer / Jan Garavaglia; tradução Júlio de Andrade Filho.
    - São Paulo: Prumo, 2008.

        Tradução de: How not to die
        Inclui bibliografia e índice
        ISBN 978-85-61618-61-2

        1. Garavaglia, Jan. 2. Saúde. 3. Cuidados pessoais com a saúde. I. Título.

                                                            CDD: 613
08-5261.   CDU: 613

Direitos de edição para o Brasil:
Editora Prumo Ltda.
Rua Júlio Diniz, 56 - 5º andar – São Paulo/SP – Cep: 04547-090
Tel: (11) 3729-0244 - Fax: (11) 3045-4100
E-mail: contato@editoraprumo.com.br / www.editoraprumo.com.br

Para meu querido e amoroso marido, Mark Wallace,
e nossos três filhos maravilhosos, Alex, Eric e Luke.

Este livro contém informações gerais, incluindo simples medidas preventivas e dicas de estilo de vida, de como viver uma vida mais saudável durante mais tempo. Ele não pretende ser um substituto dos cuidados e dos conselhos de seu médico, portanto tenha discernimento quando conversar com seu médico sobre a utilização das informações aqui apresentadas. A autora e a editora não se responsabilizam por quaisquer efeitos adversos que possam resultar do uso ou da aplicação das informações contidas neste livro.

SUMÁRIO

Agradecimentos 9

Introdução: Confissões de uma médica-legista da vida real 11

Capítulo 1 Doutor Terror 25

Capítulo 2 Prescrições mortais 51

Capítulo 3 Código azul 71

Capítulo 4 A rodovia do necrotério 97

Capítulo 5 Peso morto 117

Capítulo 6 A última chamada 139

Capítulo 7 Doidão de morrer 161

Capítulo 8 Fumar é colocar em risco a vida e os pulmões 183

Capítulo 9 Perigos de todo dia 201

Capítulo 10 Cara, isso é o máximo! 223

Capítulo 11 Férias permanentes 241

Capítulo 12 Receita para longevidade 261

Epílogo: Lições sobre como não morrer 283

Bibliografia 289

Índice 295

AGRADECIMENTOS

Gostaria de agradecer a cada uma das pessoas que autopsiei pelo privilégio de terem permitido que eu aprendesse com elas. Nunca terei palavras para expressar minha gratidão.

Mark Wallace, você é um dos médicos mais atenciosos e inteligentes que já conheci. E um marido e amigo ainda mais especial. A sua colaboração para este livro foi inestimável e divertida. Assim como no parto, tenho certeza de que só as recordações positivas ficarão na memória.

Maggie Greenwood-Robinson, tive sorte em ter você como parceira neste projeto. Você é uma grande profissional. Sua habilidade para traduzir idéias, conceitos e informações médicas em palavras é inigualável, e seu entusiasmo e otimismo são contagiantes.

Bruce David Klein, dirigente da Atlas Media e produtor de meu programa de televisão, você merece um agradecimento especial. Sua visão, ímpeto e inspiração foram essenciais para o projeto. Sua excelente equipe de produção da Atlas Media é maravilhosa e fez um trabalho extraordinário ao trazer à vida minhas histórias sobre a morte. Gostaria de agradecer especialmente a Lorri Leighton, Cheryl Miller Houser e à minha "Equipe de Orlando", composta por Fahad Vania, Bobby Monahan, Adam Showen e Andy Montejo, por seu desempenho fora de série e por deixar nosso trabalho mais divertido.

Craig Coffman, produtor original da série *Dr. G* na Atlas Media, você também merece um agradecimento especial por ter sido o motivo pelo qual concordei em fazer o piloto e a série. Sua sensibilidade para tratar o assunto e, o mais importante, o fato de que compreendeu que todos aqueles que autopsiei tinham uma história para contar foram cruciais para a gênese da série.

Ao Discovery Health agradeço pelo privilégio de aparecer em seu canal e de ter me associado a uma organização da mais alta qualidade. Um agradecimento especial a todos os fãs da série *Dr. G* que nos apoiaram durante os últimos cinco anos.

Agradeço a Heather Jackson, Heather Proulx e todo o pessoal da Crown Publishers. Eu tinha ouvido coisas maravilhosas sobre vocês antes de escrever este livro, mas vocês excederam minhas expectativas graças às sugestões criativas e habilidade na edição. Obrigada a todos por trabalharem comigo como se eu fosse parte de sua maravilhosa equipe.

A todos da equipe de medicina legal do nono distrito, meu muito obrigada. Seu apoio e paciência com o show, como também sua compaixão e profissionalismo tornaram possível a série e este livro. Steve Hansen, meu pesquisador-chefe, amigo e confidente, ajudou-me a manter as coisas em perspectiva, fazendo-me rir do mundo, de mim mesma e (principalmente) dele. Sheri Blanton, você é a melhor administradora de departamento de medicina legal do mundo. Sem você, nada disto teria sido possível. Eu valorizo demais a sua amizade, seu apoio e sua confiança.

Eric Kowaleski, sei que todo o tempo que dediquei ao livro o privou de brincar comigo, e agradeço muito a sua tolerância. Alex Kowaleski, muito obrigada por ter permitido que eu abrisse sua vida particular ao público. Vocês dois são filhos maravilhosos.

À minha mãe e minha família, obrigada por seu amor e seu apoio. E para minha nova família em Washington, obrigada pela sua aceitação e por terem emprestado Mark para mim.

INTRODUÇÃO

Confissões de uma médica-legista da vida real

Alguma coisa estava alojada em sua traquéia. Enquanto a sondava com meus dedos enluvados, descobri que era um pedaço de chiclete. Normalmente, isso não seria estranho, exceto por tê-lo descoberto em um cadáver que estava dissecando quando era aluna do primeiro ano de medicina. Os cadáveres são como a casca preservada de um corpo, como restos que foram doados. Os futuros médicos estão familiarizados com sua presença nas aulas de anatomia. Para nós, eles não são pessoas. Aprendemos a despersonalizar os cadáveres, a pensar neles como estruturas e tecidos, não como seres humanos. E, na faculdade de medicina, eles são usados para nos ensinar anatomia, não para que descubramos a causa de sua morte. Cadáveres normalmente não deixam pistas. Essa não é sua função.

Mas, quando morreu, ela estava mascando chiclete. E isso me deixou curiosa. Como ela teria chegado a esse ponto? De onde ela veio? Como morreu? Comecei a perguntar para todo mundo, a fim de descobrir alguma coisa sobre o cadáver. Aquele corpo, eu soube depois, era de uma freira que morrera de ataque cardíaco fulminante enquanto mascava chiclete.

E foi assim que começou a minha fascinação sobre como as pessoas morrem.

Talvez seja bom eu aproveitar este momento para me apresentar. Sou médica-legista, o único tipo de médico cujos pacientes estão mortos. Dra. G[1] foi o apelido que recebi de minha equipe de autópsia em Bexar County, no Texas, onde trabalhei como

---

1. A Dra. G é a Dr. G em inglês, o nome da série de tevê americana que ela comanda. (N. E.)

legista durante dez anos. Meu sobrenome italiano, Garavaglia, é difícil de ser pronunciado corretamente, uma vez que o segundo g é mudo, como em lasagna. A minha equipe reduziu meu sobrenome para Dra. G, e ele pegou.

Assim como aquele g mudo, meus pacientes são silenciosos. Eles não podem me contar como morreram, então devo descobrir isso sozinha. O corpo deles armazena segredos e tem histórias para contar. Algumas vezes não revela muitos detalhes, talvez nem mesmo respostas seguras. Mas, em geral, existem pistas sobre como as pessoas viveram, de quais doenças e que ferimentos sofreram e como morreram. Esses vestígios são descobertos por meio de uma autópsia, que é a investigação completa e metódica de um corpo. Os resultados podem ajudar a resolver crimes, a decidir uma pendência judicial e a fornecer às famílias informações sobre as pessoas amadas. Com freqüência, é um trabalho capcioso, como montar um quebra-cabeça.

Durante uma autópsia, faço anotações e tiro fotografias. Investigo cada órgão, corto-o em fatias com uma faca de trinchar e procuro por irregularidades. Uma vez brincaram comigo, dizendo que eu poderia ser muito útil quando fossem abater um cervo... Mas quando eu corto os órgãos, estou procurando respostas. Durante a autópsia, preparo lâminas para analisá-las no microscópio e levo amostras de fluidos ao laboratório de toxicologia. Essa é a metodologia que sigo para descobrir como alguém morreu.

COMO PREVENIR UMA MORTE PREMATURA

Obviamente, não tenho nenhum problema com autópsias, embora espere que demore bastante tempo até chegar a hora da minha. Sempre aprendo alguma coisa com cada autópsia que faço, e o que descobri é que muitas das mortes não precisavam ter acontecido. Sim, é claro, todo mundo morre no fim das contas. É impossível escapar da morte, mas você pode impedir que a inevitável etiqueta seja *prematuramente* presa ao seu dedão do pé. Basta tomar simples atitudes que podem salvar a vida, como prender corretamente o cinto de segurança, fazer mudanças sutis em sua dieta ou seguir as ordens de seu médico. Isso não é tudo, porém. Há outras ações das quais você talvez não esteja ciente e que também podem salvar a sua vida. Por exemplo, você sabia que abrir a janela do carro, mesmo parcialmente, aumenta o risco de danos mais graves em um acidente? Há muitas outras lições a serem aprendidas com as pessoas que morreram – lições capazes de ajudar aqueles que estão vivos a cuidar melhor da própria vida. Escrevi este livro para mostrar como evitar uma viagem prematura ao necrotério.

Eu consigo ver maneiras de evitar essas mortes prematuras, exatamente como os outros médicos vêem maneiras de prevenir doenças, e vou compartilhar isso com você nas páginas deste livro. Graças ao que vi e vivenciei, serei capaz de ajudá-lo a compreender sua saúde e as conseqüências das decisões cotidianas que você toma de um novo jeito, assim você poderá cuidar melhor de si mesmo e de quem os cerca. É claro que seu corpo pode ter alguns problemas, mas ele também pode ser capaz de percorrer mais alguns quilômetros. Organizei o livro em tópicos que trazem as melhores maneiras de cuidar da saúde, de perder peso, superar vícios, evitar acidentes e sobreviver a uma internação hospitalar. Alguns acidentes e alguns casos de morte súbita por causas naturais são claramente inevitáveis, porém as medidas simples esboçadas aqui lhe serão bastante úteis.

Os mortos e as autópsias foram meus grandes professores, mas só quando comecei a gravar meu programa de tevê, *Dr. G: Medical Examiner*, percebi que outras pessoas também poderiam ser induzidas à mudança de certos hábitos graças às minhas histórias do necrotério. Por muitas vezes, uma história televisada gera cartas e comentários dos espectadores, que finalmente relacionavam de maneira concreta seus comportamentos e sua saúde. Eles viam as evidências do mal que fazemos ao corpo: pulmões manchados com estrias negras por causa do fumo, órgãos perigosamente aumentados pela obesidade, artérias obstruídas por placas de gordura e fígados, outrora saudáveis, que ficaram amarelos e gordurosos pelo abuso de álcool. O corpo conta a história de como alguém viveu, como morreu e de que forma a morte poderia ter sido evitada.

Muitas pessoas comentam que, quando a morte vem, é chegada a hora de morrer. Eu não acredito que a diferença entre a vida e a morte seja apenas uma questão de tempo. Claro, algumas pessoas têm falta de sorte e desenvolvem uma doença ou sofrem um acidente que é totalmente inevitável, mas muitos constroem a sua má sorte. A vida é uma série de escolhas. E essas escolhas, somadas à genética e à sorte, determinam nosso destino. Você pode controlar o que come, a velocidade com que dirige, pode escolher se vai abusar ou não das drogas – você controla as escolhas que faz. Tomar as decisões corretas pode lhe dar a oportunidade de viver por mais tempo, de ter uma vida mais saudável.

Lembro-me de ter feito uma autópsia em um senhor idoso que foi encontrado de bruços no quintal, próximo à varanda de sua casa, com as mãos machucadas e sangrando. (Você lerá sobre esse caso no capítulo 9.) De início, parecia que o homem tinha sido vítima de violência. Mas a autópsia e a investigação no local revelaram que ele sofria de demência e que tinha ficado confuso depois de buscar sua correspondência. Ele rasgou a porta de tela, cortou as mãos, escorregou e caiu.

O que se poderia aprender com a morte daquele homem, que teve o infortúnio de sofrer de Alzheimer, ainda hoje uma doença cuja causa não se conhece e que aparentemente não tem cura? Ao realizar uma autópsia aparentemente rotineira, aproveitei a oportunidade para mostrar ao meu produtor de tevê como nossa dieta ocidental, pobre em fibras, havia devastado o cólon daquele homem, causando-lhe diverticulite – pequenas bolsas inflamadas na parede do cólon. A aparência daquele cólon teve um efeito profundo em meu produtor, principalmente quando lhe expliquei que a razão daquelas alterações era a falta de fibra e de exercícios, que fez com que as fezes se movessem lentamente pelo intestino, criando um aumento da pressão sobre o lúmen intestinal. Aí a luz se acendeu... meu produtor entendeu por que seu médico vivia lhe dizendo para ingerir mais fibras e se exercitar.

Antes de ver o intestino daquele homem, a recomendação do seu médico era apenas um conselho vazio, mas quando ela se uniu à imagem visual, ele se sentiu motivado a mudar de atitude. Por meio de meu trabalho com os mortos, vi freqüentemente casos de doenças não tratadas que saíram terrivelmente do controle e causaram uma morte prematura e inesperada. Ainda recebo comentários sobre um caso que foi ao ar num dos episódios da minha série, sobre um homem de meia-idade com sobrepeso, que vivia sozinho e nunca se preocupara em fazer um check-up. Um dia, ele subiu os degraus para seu apartamento no segundo andar, com as compras nas mãos, e, quando entrou, sentou-se e morreu. A autópsia mostrou alterações há muito tempo existentes em seu coração e nos rins, e uma grande hemorragia no cérebro, tudo causado por pressão alta, uma doença facilmente tratável e da qual ele não suspeitava sofrer. As pessoas me dizem que aquela história as motivou a tomar todos os dias os comprimidos para equilibrar a pressão e a medi-la regularmente, porque só agora tinham entendido que a pressão alta é uma assassina silenciosa.

Assim como falo aos meus alunos, quando dou palestras sobre drogas e álcool, repito aqui que posso não ser uma perita em entender os motivos que levam alguém a usar drogas, ou posso não saber como tratar de vícios, mas sei muito bem como as drogas e o álcool podem levar alguém até meu necrotério. Se você escolhe usar e abusar de drogas e álcool, precisa estar consciente de como eles podem matá-lo. Do mesmo modo, não cuidar do peso, não dedicar algum tempo aos exercícios físicos e se alimentar mal são escolhas que você faz conscientemente, portanto deveria saber as conseqüências básicas dessas decisões e que elas podem resultar em uma visita a mim... Muito antes do que você espera.

MINHA VIDA NA PATOLOGIA FORENSE

O mundo da morte e de famílias aflitas não é provavelmente a vida que meus pais imaginaram para mim, mas eu amo tudo isso. Amo juntar as peças, usar o pensamento criativo e resolver o mistério da morte. Quando as pessoas me perguntam como vim parar nesse trabalho, conto-lhes sobre o dr. George Gantner, proeminente patologista forense e um dos fundadores da especialidade. Fiz um curso com ele na faculdade de medicina e fiquei atraída por seu trabalho. Suas palestras, pontuadas por todos os tipos de fotografias de autópsia, eram intrigantes. Quando mais tarde conversei com ele, fiquei ainda mais fascinada por tudo aquilo.

O dr. Gantner amoldou minha decisão de me tornar patologista forense, mas foi meu professor de química da escola secundária que me inspirou a me tornar médica. Ele me dizia que eu seria bem-sucedida na medicina, um campo que achava fascinante, mas que não tinha considerado previamente. Assim, arquivei meus planos originais de ensinar economia doméstica. Pensando em uma carreira futura, decidi que as duas profissões mais requisitadas pela sociedade eram agricultura e medicina. Se o mundo entrasse em colapso, nós precisaríamos de fazendeiros para nos alimentar e de médicos para nos curar. Uma vez que toda plantinha que eu tocava morria, disse a mim mesma: "Certo, então serei médica".

Quando era uma jovem estudante de medicina, achava a profissão nobre, e ainda penso assim. Mas fiquei desiludida durante a residência e percebi que a medicina não combinava com minha personalidade. Eu gostava de compreender o funcionamento do corpo humano e de chegar ao diagnóstico. Mas lidar diariamente com reclamações de pacientes – muitas delas relacionadas com a maneira como eles estavam vivendo a vida – acabou me desgastando. Na ocasião, eu trabalhava em uma clínica onde tratava as pessoas que tinham principalmente doenças relacionadas ao seu estilo de vida, ao hábito de fumar, de não fazer exercícios, ao fato de estarem acima do peso ou consumirem álcool. Embora prescrevesse medicamentos e outros tratamentos para ajudá-las, elas voltavam todos os meses à clínica com as mesmas reclamações, e muitas nem mesmo tomavam os medicamentos. Aquilo me frustrou. Decidi que não conseguiria viver daquele jeito pelo resto da vida.

Enquanto analisava a opção da patologia forense, fiquei preocupada de não estar contribuindo para a sociedade e de desperdiçar minha formação médica. Vim a perceber, entretanto, que é possível fazer bem ao mundo por meio dessa atividade. Talvez eu não possa fazer nada pelo indivíduo que estiver examinando, mas poderei ajudar os familiares e a sociedade como um todo. Algumas famílias não conseguem encerrar o período de luto se tiverem perguntas sem resposta. Freqüentemente ouço familiares dizendo: "Não pode ter sido um suicídio", por exemplo. Ninguém quer acreditar que a pessoa amada tiraria a própria vida. Uma vez fui chamada para fazer a autópsia de um aparente suicida, cujos pais eram muito religiosos e acreditavam que o suicídio era pecado. Depois de fazer a autópsia, descobri que o falecido tinha morrido de causa natural, um aneurisma no cérebro. A família me agradeceu profundamente por aquela resposta. Em outra ocasião, um jovem foi trazido ao meu necrotério, e todo mundo pensou que ele tivesse morrido de overdose de drogas. Mas a mãe insistiu que o rapaz não usava drogas. Repetimos o teste toxicológico e descobrimos que ela tinha razão. Não havia nenhuma evidência de uso de drogas. O fato de saber como um membro da família morreu encerra a questão e oferece conforto, até mesmo se a resposta não for a que os familiares querem ouvir. Embora a informação não traga de volta a pessoa amada, ela ajuda durante o luto, e essa é a cura que eu posso dar.

INTRODUÇÃO À PATOLOGIA FORENSE

Minha área de trabalho é conhecida como patologia forense e sou médica-legista. Esse é o campo da medicina relacionado ao estudo de como as pessoas morrem, que procura determinar a causa da morte e a maneira como determinada pessoa morreu. A causa da morte (*causa mortis*) refere-se à ação ou condição que resulta em morte e pode incluir sufocação, afogamento, ataque do coração ou acidente cardiovascular, ferimento por tiro ou pancada na cabeça ou em alguma outra parte do corpo. Em contrapartida, a maneira como ocorreu a morte refere-se ao que levou a pessoa à morte, se esta foi resultado de causa natural ou de causa desconhecida, homicídio, suicídio ou acidente.

É difícil generalizar quanto ao que procuro quando estou decifrando uma morte, uma vez que todo caso é um mistério, mas olho para cada uma como se fosse resultado de um crime e procuro resolvê-lo. Por exemplo, um ferimento causado por tiro pode ser um suicídio, um homicídio ou um acidente. Nesse caso, eu perguntaria: o ângulo é estranho? O ferimento foi causado por contato próximo? Aquilo que a pessoa deixou para trás pode me contar o que aconteceu. Eu ainda verificaria se as descobertas da autópsia podem confirmar ou negar aquilo que foi alegado. Por exemplo, uma esposa relata que seu marido ficara desesperado durante semanas e por fim comprou uma arma e se matou. Eu examinarei a ferida para determinar se ela foi realizada por contato próximo, como na maioria dos suicídios, ou se foi resultado de um tiro desferido a 4m de distância. Já lidei com casos em que todo mundo acreditou na história da viúva enlutada até que se provou que não havia como o marido ter apertado o gatilho sozinho.

NÃO SOU PERITA CRIMINAL

Existem dois sistemas de investigação criminal nos Estados Unidos: o sistema de perícia criminal e o sistema médico-legal. Atualmente, 12 Estados usam o sistema de perícia criminal. Outros 19 utilizam o sistema médico-legal, três têm um médico-legal municipal ou regional sem escritório de perícia e 16 aplicam uma mistura dos dois. É uma verdadeira colcha de retalhos.

Sempre me perguntam se sou perita criminal. Explico que não, e que também não sou agente funerária e não dirijo um rabecão. Os peritos criminais são eleitos pela população e normalmente não são patologistas forenses. O treinamento de um perito criminal pode variar de absolutamente nenhum até um treinamento completo em patologia forense. O perito criminal pode ser dono de uma casa funerária, motorista de um guincho ou diretor de alguma empresa. Em alguns Estados qualquer um pode concorrer ao cargo de perito criminal e, se for eleito, arrumar o emprego. Já lidei com xerifes que eram peritos criminais de seus condados. Acredito que, nesse caso, há um conflito de interesses. O que aconteceria se alguém morresse enquanto estivesse sob a custódia do xerife? Ele certamente não gostaria que a suspeita caísse sobre seu departamento. Qual seria a opinião das pessoas se o xerife decidisse que aquela morte ocorreu por causas naturais, sem ter certeza disso?

Ao tomar as decisões, os peritos criminais não precisam necessariamente pedir conselhos a médicos, mas devem contratá-los para fazer as autópsias. Mesmo assim, alguém pouco familiarizado com sinais de violência, por exemplo, poderia confundir o local de entrada e saída de uma bala ou não saber dizer se um trauma no cérebro foi causado por uma pancada ou por uma queda.

O perito criminal também não precisa se pautar nas descobertas de uma autópsia. Já trabalhei com peritos completamente inaptos para descobrir a causa da morte e a maneira como ela ocorreu. Em alguns casos notórios de homicídio, os peritos rejeitaram as descobertas dos patologistas forenses e determinaram que as mortes foram acidentais, deixando talvez que alguns assassinos se safassem.

Freqüentemente, quando se luta contra o crime ou se decifra uma morte, as pistas mais importantes são fornecidas pela autópsia – essa é a razão pela qual os melhores sistemas médico-legais têm um patologista forense independente, bem treinado para investigar e certificar as mortes. Os cidadãos merecem uma voz isenta, alguém que não tenha rabo preso e que não esteja sujeito a pressões políticas ou de outros gêneros. Como médica-legista, não sou obrigada a me reportar ao promotor, à lei ou ao hospital, porque às vezes minhas decisões podem ter de ir contra alguns deles.

O sistema de perícia criminal é o mais antigo dos dois sistemas e começou com boas intenções. O termo *coroner*[2] vem do

---

2. O termo *coroner*, no Brasil perito criminal, quer dizer "oficial da coroa" (antigamente *crowner*, hoje *coroner*). Esse oficial garantia que, quando alguém morresse de maneira suspeita, o caso fosse investigado e o rei tivesse sua parte, no caso da pilhagem. (N. T.)

século XII na Inglaterra. Naquela época, os xerifes, representantes da lei em nome da Coroa, eram encarregados de coletar as multas e os impostos e de entregá-los ao rei. Em vez disso, eles extorquiam e desviavam dinheiro, fazendo praticamente qualquer coisa para ficar com ele. Quando o rei percebeu isso, montou um sistema para conferir o saldo, designando um perito (*coroner*), ou guardião da Coroa, para registrar tudo o que acontecia nas cidades do país.

Naquela época, havia multas pesadas associadas com as mortes. (Por exemplo, digamos que seu carro de boi tivesse passado por cima de meu filho. Os xerifes confiscariam seu boi, o carro e algumas de suas posses como compensação, e parte disso iria para o rei.) Então, uma das funções mais importantes do perito passou a ser o registro da morte e de tudo relacionado a ela – as circunstâncias, a causa, o quê, onde, quando e por quê. Isso é bem semelhante ao meu trabalho atual.

Massachusetts foi o primeiro Estado americano a instituir um sistema médico-legal, em 1877, quando os peritos criminais foram substituídos por médicos autorizados a determinar a causa e a maneira como ocorreram as mortes. Até 1940, o médico-legal de Massachusetts não tinha o direito de fazer autópsias. Mas a lei foi alterada, permitindo que elas fossem realizadas segundo o critério do médico-legista.

O primeiro sistema médico-legal moderno foi estabelecido em Nova York, em 1918, quando a cidade adotou uma lei que aboliu o sistema de perícia criminal. Um médico com experiência em patologia foi designado chefe de medicina legal e tinha permissão para realizar autópsias sem o consentimento da família. Mas esse sistema nem sempre ocorre com tranquilidade. Em 1990, Nova York modificou o sistema por meio da promulgação de uma lei que permitia às famílias interromper as autópsias nos casos em que a morte não parecia ser causada por homicídio. Isso é um problema, uma vez que nem sempre é possível reconhecer um homicídio até que a autópsia seja realizada. Felizmente, essa lei foi modificada.

DENTRO DE MEU NECROTÉRIO

As pessoas sempre me perguntam como lido com a perda da vida humana e com a morte de entes queridos e familiares. Cresci como a única filha de um açougueiro italiano de St. Louis, no Missouri. A morte nunca me preocupou, na verdade. Eu a vejo como uma parte natural da vida. Eduquei-me dentro dos preceitos da religião católica, com um conjunto de valores morais bastante claros. Embora tenham me ensinado que há um céu e um inferno, nunca pensei muito sobre o que acontece conosco depois que a gente morre. Mas não acredito que passamos por este mundo apenas para terminar deitados em uma laje. Quando você olha para a face dos cadáveres, percebe que falta alguma coisa. Provavelmente seja a alma, que já partiu do corpo.

Tenho trabalhado como médica-legista durante a maior parte de minha vida — sou uma entre cerca de quinhentos médicos-legistas nos Estados Unidos. Todos os anos, minha jurisdição — o Distrito Nove do Condado de Orange, na Flórida — realiza mais de 1.100 autópsias meticulosas, procurando sinais de feridas, doenças ou traumas que estão freqüentemente ocultos.

Algumas pessoas acreditam que os patologistas forenses lidam apenas com vítimas de homicídio, ou que a maioria dos casos envolve um crime. A verdade é que em meu departamento, assim como em vários outros nos Estados Unidos, só 10% dos casos são de homicídios. Aproximadamente 40% das mortes que passam por mim são casos de doença prematura; 40% são acidentes e 10% são suicídios. Com base nessas estatísticas, fico chocada em ver quantas dessas mortes ocorrem cedo demais e poderiam ter sido evitadas com a adoção de mudanças no estilo de vida, cuidados preventivos ou algumas precauções orientadas pelo bom senso.

As ferramentas que usamos no necrotério não são os equipamentos de alta tecnologia que você vê nos hospitais, já que nosso trabalho não é devolver a vida às pessoas. Nós procuramos resolver o mistério do que aconteceu a elas. Usamos muitos objetos que estão presentes nos lares — facas para trinchar, amoladores, tesouras de jardinagem e esponjas com um lado mais áspero para polir —, além de nossas ferramentas usuais de trabalho, como bisturis de um ou dois gumes e serras para ossos. Já usei aquelas supercolas (que custam aproximadamente R$ 6,00 no supermercado) para juntar as extremidades de uma ferida e poder ver suas características mais claramente. Nós temos também um grande refrigerador no necrotério, do tipo que se vê em restaurantes. Nós o usamos para reduzir a velocidade da decomposição. As prateleiras de trás de nosso refrigerador são para os hóspedes de longo prazo, os corpos não identificados que mantemos ali enquanto sua identidade é investigada.

Durante uma autópsia, estão presentes os médicos-legistas, que são médicos de formação, e os técnicos que nos ajudam. De vez em quando, outras pessoas aparecem, como os detetives que trabalham no caso. Normalmente não permito que outras pessoas observem uma autópsia, a menos que haja uma boa razão para isso. Os mortos nos quais trabalho não pediram para estar lá e provavelmente não gostariam da presença de uma platéia.

Certa vez, meu filho Alex, que tinha quatro anos na ocasião, entrou acidentalmente na sala enquanto eu realizava uma autópsia. Ele viu o crânio e o cérebro repousando na pia. Fiquei horrorizada, mas me recompus rapidamente e jurei não fazer um grande alarde dessa situação. Expliquei o que estava fazendo de uma maneira bem prosaica, assim ele poderia entender que aquilo era apenas meu trabalho. Alex ficou assistindo por um momento, então me perguntou: "Posso ir embora?".

Durante os dias que se seguiram, fiquei de olho nele para ver se surgia alguma repercussão, como pesadelos, por exemplo, mas Alex parecia bem. Então ouvi o que ele respondeu na escola quando as outras crianças lhe perguntaram o que a mãe dele fazia. Ele disse: "Mamãe corta a cabeça de pessoas".

Depois de fazer uma autópsia, vou para minha mesa, que precisa urgentemente de uma bela arrumação, e dito um relatório. Esse relatório será transcrito por pessoas especializadas e lido por muitas pessoas. Essa atividade é um detalhe essencial do meu trabalho, mas muito raramente é como material para um dos episódios do programa. Assino uma certidão de óbito e faço com que o corpo seja levado para o lugar correto. Então, conto aos familiares, que estão compreensivelmente ansiosos para saber de que modo seu ente querido faleceu, aquilo que encontrei.

O que faço interessa às pessoas, e é por isso que os programas de tevê que descrevem esse trabalho são tão populares. Histórias forenses são sempre fascinantes, não importa se são reais ou criadas para os programas. Para mim, as histórias reais são sempre as mais interessantes. A ficção quase nunca desperta minha atenção porque sinto que as histórias ou os casos nos quais trabalho diariamente são mais atraentes. Às vezes, acontecem coisas tão incríveis que, se fossem inventadas, ninguém acreditaria.

Minha série de tevê, *Dr. G: Medical Examiner*, só relata fatos reais, mas fazemos dramatizações para recriá-las. Quando um corpo é mostrado, trata-se de um ator, em respeito às famílias. Mesmo que as famílias dêem permissão, é muito difícil ver o ente querido na tela. Parte de meu trabalho é tratar as famílias com sensibilidade e delicadeza.

Como patologista forense, vejo muitas coisas que a maioria das pessoas não vê — mortes que não deveriam ter acontecido, mortes que são tragédias insensatas, e muito mais. Nem sempre são os traumas ou as situações dramáticas que matam as pessoas, mas os pequenos lapsos de atenção ou aqueles julgamentos feitos um milésimo de segundo atrasado. Com o tempo, pude perceber que a maneira como escolhemos viver exerce um papel fundamental sobre a saúde e o bem-estar. Surpreendentemente, estar rodeada pela morte me ensinou a viver uma vida mais saudável, mais feliz, e acabei mudando meu próprio comportamento como resultado do que vejo diariamente. Não tenho todas as respostas e nem cuido de quem está vivo, mas tenho grandes dicas sobre como não morrer.

Se há uma coisa que aprendi ao trabalhar numa sala cheia de pessoas que morreram prematuramente é que a vida é preciosa e você nunca sabe quando ela será levada embora. Não penso que estarei viva e saudável para sempre, mas planejo ficar assim o máximo de tempo que puder. E quero ajudar você a fazer o mesmo.

CAPÍTULO 1

DOUTOR TERROR

UM GOLPE NA MANDÍBULA

Segui o percurso da infecção sob o esterno como se fosse um rastro de migalhinhas de pão, caminho acima até a sua mandíbula. O rastro fervilhava de pus, o exército de glóbulos brancos que tinha marchado pelas paredes dos vasos sanguíneos para lutar contra os microorganismos invasores. Nunca tinha visto nada parecido com aquilo. As bactérias haviam empreendido uma guerra demorada contra o sistema imune do corpo — e venceram. Fiquei imaginando como Victor Baca, aquele homem de 50 anos, poderia ter desenvolvido uma infecção tão virulenta.

Dez dias antes, Victor estava com a saúde perfeita. Então ele começou a reclamar de dores nas costas e nos ombros e da garganta inflamada. Os sintomas o mantiveram de cama e o deixaram incapaz de ir trabalhar. Mesmo assim, ele não consultou um médico. Mas quando as dores pioraram, Victor se deu conta de que algo estava terrivelmente errado e ligou para a emergência. O atendente enviou uma ambulância. Os paramédicos chegaram, encontraram-no extremamente doente e iniciaram os procedimentos. Apesar da intervenção imediata, inclusive tentando uma reanimação cardiopulmonar (RCP), Victor morreu de causa desconhecida.

Como faço freqüentemente nos casos que envolvem infecções incomuns, depois da autópsia consultei o dr. Mark Wallace, especialista em doenças infecciosas e em clínica médica, que por acaso também é meu marido. Um especialista em doenças infecciosas rastreia bactérias e vírus, decodifica suas defesas e suas fraquezas e descobre o que poderá matá-los. Mark acreditava – e eu concordei – que todas as evidências provavam que a infecção bacteriana havia se originado na boca de Victor, surpreendentemente graças a um dos mais comuns dos problemas de saúde: uma simples infecção dentária.

Aquela infecção provavelmente migrou de um dente com cárie deteriorado e se alojou no osso vizinho e no tecido da mandíbula, o que causou um abscesso. Um abscesso é uma cavidade cercada por tecido inflamado e que contém pus. Todos nós já tivemos um abscesso em algum momento da vida. Eles podem aparecer externamente (na gengiva ou num folículo capilar) e internamente (em um órgão), mas alguns tipos de abscesso são mais graves do que outros.

Quando uma bolsa de pus arrebenta e se espalha pelos ossos mais finos que rodeiam a raiz do dente, a bactéria pode avançar pelo tecido do pescoço e chegar até o peito. Até Victor procurar por socorro médico, a bactéria já tinha alcançado a circulação sanguínea e causado a falência múltipla dos órgãos. Foi essa infecção a fonte de suas dores – e a causa de sua morte.

Antes de a penicilina ser descoberta em 1928, infecções bacterianas como a de Victor eram a principal causa das mortes nos Estados Unidos. Hoje, graças ao uso difundido de antibióticos, as infecções no pescoço ou na cabeça são raramente fatais, a menos que você não tenha acesso aos cuidados médicos e dentários básicos, ou que se recuse a segui-los. Por alguma razão desconhecida, Victor decidiu não consultar um médico, mesmo quando a infecção descontrolada se espalhou pelo seu corpo, e as dores se tornaram fortes. Aquilo que havia começado como uma infecção bucal bastante comum tornou-se uma luta pela sobrevivência. Como conseqüência, os órgãos de Victor deixaram de funcionar, e ele acabou morrendo. A tragédia foi maior pelo fato de que a morte de Victor poderia ter sido facilmente evitada. Uma simples aplicação de antibióticos dada a tempo teria detido a infecção bem no início.

CONFIRMADO

Como no caso de Victor Baca, vi em primeira mão as terríveis complicações que podem surgir quando as pessoas não vão ao médico, ignoram os conselhos médicos ou decidem fazer as coisas de sua própria maneira. Outro exemplo que encontrei em meus arquivos é o de Kim Atani, de 48 anos. Ela poderia ter vivido mais, inclusive uma vida normal, se tivesse recebido os cuidados médicos apropriados. Kim, que era cega, e seu marido Simon estavam em sua casa em Orlando quando Simon a encontrou desmaiada no chão do quarto. Ele chamou a emergência e Kim foi levada ao hospital, onde morreu mais tarde. Seu corpo foi enviado para meu necrotério para ser autopsiado.

Algumas das informações mais importantes que o médico pode ter – incluindo os patologistas forenses – é seu histórico médico. Mas Kim chegou ao necrotério sem nenhum tipo de registro. Tive que confiar apenas na observação para entender por que ela tinha morrido.

Pude ver claramente que algo terrível vinha acontecendo. Seus dentes estavam rachados na linha da gengiva. Ela também estava coberta de feridas, machucados com a aparência de pequenas crateras úmidas que poderiam estar seriamente infectados. As escaras provocadas pela permanência prolongada na cama, cujo termo médico é úlcera por decúbito, são feridas que se desenvolvem depressa quando há morte do tecido gerada pela falta de fluxo sanguíneo, prejudicado pela contínua pressão exercida pelo peso do corpo sobre os tecidos moles, localizados entre o osso e uma superfície firme. Também observei gangrena, ou tecido morto, que aparecia como grandes áreas murchas e negras ao redor de seu pé esquerdo. A gangrena é causada pela perda progressiva de sangue em uma determinada área e pode ser de dois tipos, úmida ou seca. Ambas são causadas pelo fluxo de sangue empobrecido, mas na gangrena úmida o tecido também está infectado por bactérias. A de Kim era desse tipo. E normalmente a gangrena pode estar associada a casos de diabetes avançado.

Dissequei a área necrosada e descobri que a infecção havia penetrado profundamente no osso. Se descoberta a tempo, o membro tão intensamente infectado teria sido amputado para evitar que a infecção se alastrasse e ameaçasse a vida.

Com o bisturi, fiz a incisão padrão em Y, um corte profundo que vai de um ombro até o outro através do tórax, seguindo em linha reta até o osso púbico. Abri então o torso, como se abrisse uma jaqueta ou um paletó. Cortei as costelas para ter acesso aos órgãos, que foram removidos, pesados e dissecados durante a autópsia.

Depois que abri seu corpo, pude ver que ele abrigava vários outros possíveis assassinos. Seus rins e fígado estavam danificados, e as artérias coronárias estavam bloqueadas em mais de 95%. Esses achados eram as peças do quebra-cabeça que, somadas à cegueira, à doença periodontal e à gangrena, começaram a se ajustar em um padrão. Parecia-me que Kim Atani vinha sofrendo há muito de diabetes sem buscar tratamento.

O diabetes é uma doença metabólica. Sua principal característica é a falha no metabolismo da glicose, ou açúcar do sangue, que é levada pela circulação sanguínea para nutrir todas as partes do corpo. Essa deficiência é causada por problemas no hormônio insulina. Ou o corpo não produz nenhuma insulina, ou não a produz em quantidade suficiente, ou as células não respondem corretamente a ela. Em qualquer das situações, a glicose não entra nas células. Ela se acumula na corrente sanguínea, podendo alcançar concentrações mais de dez vezes acima do nível normal. Com o passar do tempo, a glicose elevada causa danos nos órgãos, do tipo que observei no corpo de Kim.

Para confirmar se ela sofria de diabetes, eu precisava saber seus níveis de açúcar no sangue. Quando a pessoa está viva, é fácil fazer o teste – retira-se o sangue e analisa-se sua concentração de glicose –, mas é mais complicado realizá-lo em um morto. Depois que o indivíduo morre, o nível de açúcar no sangue começa a cair continuamente até zero. O sangue se decompõe quimicamente depois da morte e isso interfere no resultado do teste. Mas ainda é possível testar a glicose usando o fluido do olho coletado numa seringa – um procedimento que poderá lhe causar arrepios se você nunca o tiver visto antes. Cada olho humano adulto contém cerca de 1/5 de colher de chá de fluido parecido com gelatina, chamado de humor vítreo. É muito seguro testar a glicose nesse fluido, porque ele está isolado, protegido e menos sujeito a contaminação ou a desarranjos celulares.

Coletei o fluido dos olhos de Kim e enviei para nosso laboratório de toxicologia. Os níveis de glicose no olho também diminuem depois da morte; assim, se a taxa de glicose estiver elevada, será uma forte indicação de diabetes. Então, quando o relatório da toxicologia chegou, revelou que a glicose no humor vítreo de Kim era de 378 – nível extremamente elevado para um *post-mortem*.

Quando juntei todos os fatos do caso e analisei os tecidos no microscópio, ficou claro para mim que, com o passar do tempo, a glicose elevada tinha causado uma doença que se espalhara por vários órgãos. Não só tinha cegado Kim, mas também lhe causara a perda de sensações nas extremidades e lhe prejudicara a circulação sanguínea. A gangrena se instalou e permitiu o aparecimento de uma infecção mortal. A infecção invadiu a circulação sanguínea, causando septicemia generalizada – uma doença sempre fatal.

Sepse vem do grego e significa putrefazer. Conhecida durante gerações como envenenamento do sangue, geralmente significa que as bactérias romperam as barreiras naturais dos órgãos e da pele para entrar na circulação sanguínea. Uma vez lá instaladas, causam uma infecção maciça, o equivalente biológico a lançar uma granada dentro de seu corpo. A pressão sanguínea cai, os vasos enfraquecem e os pulmões e os rins falham. O resultado é um choque séptico tão grave que nenhuma quantidade de medicamento pode reverter o quadro. Foi isso o que aconteceu com Kim.

Normalmente, um caso como esse teria sido encerrado, mas quis ir a fundo nos motivos que a fizeram não procurar cuidados médicos. Teria sido um caso de negligência por parte de Simon, o marido? Será que a inação dele contribuiu para sua morte? Se fosse descoberto que ele fora negligente, várias acusações poderiam ser levantadas contra o marido.

Chamei Simon e contei que sua esposa tinha diabetes. Ele negou, muito mais por ignorância sobre a doença do que por qualquer outra coisa. Perguntei por que ela não havia procurado cuidados médicos e por que ele também não tinha feito isso. Simon contou que sua esposa tinha passado por experiências ruins com médicos, que ela se recusava a se consultar e que detestava qualquer instituição médica. Ele não conseguira obrigar Kim a se consultar, então jurou que faria qualquer coisa para cuidar dela. No final, e depois de confirmar que Kim temia o sistema médico, acabei acreditando nele. Simon era sincero e realmente se preocupava com a esposa.

Muitas pessoas fazem escolhas que as levam à morte, e minhas descobertas nas autópsias refletem esse fato. Como médica-legista, sou uma daquelas poucas pessoas que têm permissão para olhar por trás das cortinas da vida de alguém, e o que observo é freqüentemente trágico e sem sentido. Eu não posso julgar como vivem as pessoas, mas direi isto: é sua decisão não procurar um médico quando estiver com um grave problema de saúde, mas fazer isso significa que eu serei o tipo de médico que você visitará no fim.

Kim Atani e Victor Baca não sofriam apenas de doenças mortais, mas tratáveis; eles também podem ter sofrido de latrofobia ou odontofobia, termos que descrevem o medo de médicos ou dentistas, respectivamente. Quem sofre dessas fobias adia os cuidados médicos, dando desculpa atrás de desculpa, até ficar tarde demais.

Por que temos medo de médicos? Eu acho que uma das principais razões é que tememos descobrir algum problema sério, pois ninguém gosta de ouvir más notícias. É realmente assustador quando se é paciente. Até mesmo *eu* fico temerosa quando me vejo na posição de paciente! Embora gostemos de pensar que viveremos para sempre, estamos todos aqui temporariamente. Assim, a consulta com um médico nos coloca face a face com nossa própria mortalidade.

Mas há outras razões pelas quais evitamos os médicos. Talvez você não ache que seus sintomas sejam importantes. Talvez se preocupe em não desperdiçar o tempo de um médico. Ou talvez não queira gastar dinheiro porque não tem um plano de saúde. Eu não sei quantas pessoas já autopsiei porque não quiseram incorrer em uma despesa médica.

Ou talvez você seja homem. Os homens nos Estados Unidos provavelmente vão muito menos ao médico do que as mulheres. A relutância deles pode ser uma das razões pelas quais expectativa de vida deles é de oito anos a menos que a das mulheres. Os homens reprimem a dor, ignoram os sintomas e negam a doença, em parte para demonstrar sua masculinidade. A sociedade condiciona os homens a resistir à doença. Eles não querem ser covardes ou ir ao médico à toa. Se um homem vai se consultar, freqüentemente é porque alguma mulher o obrigou a ir.

COMO NÃO MORRER DE LATROFOBIA OU ODONTOFOBIA

Ninguém gosta de adoecer. Significa que você não pode fazer as coisas de que gosta ou do jeito que prefere. Quando se está doente, não dá vontade de fazer muita coisa, exceto ficar deitado na cama. Talvez você melhore por conta própria, talvez não. Se você adoecer por um tempo prolongado, cedo ou tarde terá de ir ao médico, mesmo contra a vontade.

PROCURA-SE UM BOM MÉDICO

Uma das melhores maneiras para superar o medo de médicos é estar sob os cuidados de um de que você goste e em quem confie. Achar esse tipo de médico exige um bocado de investigação. Veja como eu faço: procuro um médico que trabalhe em um local geograficamente conveniente e só marco consulta com um profissional que tenha título de especialização ou subespecialização. Esse título significa que ele teve formação adicional depois da faculdade de medicina e tornou-se especialista em um dos campos da medicina, como saúde da família ou ginecologia, submetendo-se depois a um exame rigoroso para sua qualificação.

A personalidade também é algo importante para mim; assim, investigo para tentar conseguir algumas pistas sobre o médico. As enfermeiras são um grande recurso nessa investigação, porque são elas que trabalham diariamente com os especialistas e observam como eles tratam os pacientes. Eu também confiro as informações com os amigos, família e colegas de trabalho. Outras boas fontes são os websites das associações médicas[3]. Claro que, se você tiver um plano de saúde, suas escolhas estarão limitadas aos médicos que fazem parte do plano.

Também quero um médico que me trate com respeito e não tente amenizar as coisas. O que você mais precisa é comunicar-se de maneira eficiente com seu médico. Você vai contar a ele muitos detalhes íntimos da sua vida. Caso se sinta incomodado ao fazer isso, encare como um sinal para procurar outro profissional.

Aqui estão dez perguntas para se fazer ao escolher um novo médico:

1. Você tem título de especialista?

2. Com qual seguro-saúde você trabalha?

3. Você atende com freqüência outros pacientes com o mesmo problema de saúde que eu?

4. Você indica seus pacientes a outros especialistas, quando necessário?

5. Eu precisarei ir a outro local fazer exames de sangue ou esses exames são realizados em sua clínica?

---

[3]. Associação Médica Brasileira (http://www.amb.org.br) e seus links para as associações estaduais e sociedades de especialidade. Através desses links, você pode procurar especialistas em praticamente todas as áreas. (N.T.)

6. Se for uma clínica, quem são os outros médicos e quais suas especialidades?

7. Quem trata de seus pacientes quando você viaja ou não está disponível?

8. Em quais hospitais você trabalha? Se eu precisar me internar, você cuidará da internação? Se não, quem fará isso? (Tenha certeza de que se sentirá confortável em uma dessas instituições, caso seja necessário.)

9. Com que antecedência eu preciso marcar a consulta?

10. Se eu tiver um problema (por exemplo, uma reação adversa a algum medicamento ou um efeito colateral qualquer) conseguirei falar com você ou com seu colega dentro de um prazo razoável?

O MÉDICO OU O MÉDICO-LEGISTA?
QUANDO CONSULTAR SEU MÉDICO

Não é uma boa idéia correr para o médico a cada dorzinha, mas muitos sintomas são sinais de que a situação pode ser grave. Se você tentar sobreviver a seus problemas médicos, pode acontecer de, no longo prazo, ser obrigado a fazer consultas freqüentes a seu médico ou, pior ainda, fazer uma viagem final ao necrotério. Aqui está o que aconteceu quando um de meus pacientes achou que seus sintomas fossem nada mais do que uma forte gripe.

ASSASSINATO OU ENFERMIDADE?

O corpo de Michael Peterson estava prestes a ser embalsamado. Este é um procedimento conhecido há séculos, por meio do qual uma pessoa fica parecendo viva mesmo depois de morta. O sangue de Michael seria drenado e substituído por aproximadamente 15 litros de conservantes, a boca seria fechada com fios, e, como os olhos afundam nas órbitas depois da morte, um pouco de algodão seria colocado entre os olhos e as pálpebras. Ao contrário de Michael, você não precisará ser embalsamado depois de morrer, a menos que haja uma cerimônia com o caixão aberto. Se fizer uma pesquisa, acabará encontrando outras opções à disposição. Você pode escolher ser cremado, por exemplo, e seu corpo será submetido a uma temperatura de 1200°C. Em média, esse processo demora uma hora e meia e suas cinzas serão devolvidas em uma urna aos seus familiares, que poderão optar por espalhá-las no jardim ou exibir a urna em casa. Quer você seja embalsamado, enterrado ou suas cinzas sejam disparadas por um canhão, o preço de seu funeral não será muito barato. O ato de despedir-se de um ente querido é uma despesa cara para muitas famílias, quase tanto quanto comprar um carro seminovo ou fazer uma poupança para a faculdade.

Bem, no momento em que os agentes funerários estavam prontos para levar a cabo os desejos de Michael quanto a seu funeral, o telefone tocou. Era de meu departamento, ordenando que a casa funerária interrompesse todos os procedimentos no corpo. Surgindo como bolhas num pântano, havia alegações de que Michael tinha sido assassinado. Caso ele tivesse sido embalsamado, provas potenciais haveriam sido destruídas, e a autópsia seria mais difícil.

Michael Peterson, de 50 anos, tinha sido internado no hospital, lutando para ficar vivo apesar dos rins debilitados. Antes de a doença o atacar, as coisas vinham melhorando para esse motorista de caminhão aposentado. Havia pouco tempo ele tinha pedido sua ex-esposa Katharine em casamento, esperando recomeçar de onde eles tinham parado há 14 anos. Mas o casamento não iria acontecer. No sétimo dia na unidade de terapia intensiva (UTI), com Katharine ao seu lado, Michael perdeu a batalha. O hospital registrou sua morte como causa natural, devido à doença nos rins.

Mas o colega de quarto de Michael tinha uma opinião diferente, e o que ele contou à enfermeira no dia seguinte mudou tudo. O homem alegou que Katharine tinha assassinado Michael. Eu não pude ignorar essas afirmações e, assim, decidi trazer o corpo para fazer as investigações.

Enquanto o corpo estava sendo transportado para o necrotério, revisei os detalhes das acusações. De acordo com o relatório do investigador, o colega de quarto ouviu uma respiração penosa, como se Michael estivesse lutando para respirar. Gradualmente, ele passou a ficar mais ofegante e debilitado. Aquele som perturbador parou de repente. Foi então que o colega de quarto acreditou que Katharine tivesse sufocado a vítima com um travesseiro. Ele então alegou que viu a mulher passando apressada pela sua cama e correndo para o corredor. Ela falou para a enfermeira, "Ele se foi, ele se foi", e então saiu do hospital.

De acordo com o Departamento de Justiça norte-americano, quase 15% de todos os assassinatos são cometidos por um membro da família da vítima, um fato que nós do necrotério conhecemos muito bem. As alegações soaram críveis, por isso as levei a sério. A filha de Michael nos disse que depois que o casal se divorciou, Katharine realmente nunca saiu de cena. A relação do casal era cheia de discussões e tempestuosa, o que de certa forma reforçava a acusação do companheiro de quarto de Michael. Comecei a refletir: Michael Peterson morreu de causas naturais como o hospital acreditava, ou a ex-esposa deu uma pequena ajuda à Mãe Natureza? Ao contrário da maioria das autópsias que faço, não precisaria abrir o corpo para examinar os órgãos internos. Os registros do hospital continham informação suficiente para mostrar que Michael morrera de falência aguda dos rins.

Eu me concentraria na parte externa do corpo, em busca de sinais de um crime.

A primeira coisa que notei foi uma enorme contusão na parte de trás do ombro esquerdo de Michael. O ferimento misterioso certamente não se originara do suposto assassinato, mas decidi investigar a fundo antes de continuar o exame. Voltei ao relatório de meu investigador e descobri que havia mais coisas na história de Michael. Ele tinha passado mal, com sintomas parecidos aos de uma forte gripe. Além disso, tinha sofrido uma queda acidental quatro dias antes de ser hospitalizado. A queda ocorreu no apartamento que dividia com sua ex-esposa. Ao se levantar do sofá, sentiu-se tonto e caiu sobre a mesa de centro, machucando o ombro esquerdo. Ele se arrastou para o sofá, sentindo uma dor terrível, e ficou deitado ali durante quatro dias, incapaz de se levantar e sofrendo do que acreditava serem os sintomas de uma gripe. Michael só se alimentou com os cubos de gelo que Katharine lhe dava, e foram esses todos os cuidados que recebeu. Como resultado, ele começou a entrar e sair do estado de consciência. Suas costas também formaram escaras que penetraram no tecido sob a pele.

O fato de ficar imóvel no sofá durante quatro dias não apenas provocou as escaras, mas também ativou uma condição potencialmente fatal chamada rabdomiólise, o nome sofisticado de uma necrose muscular. Quando uma pessoa fica imóvel por um longo período de tempo, seus músculos esqueléticos podem começar a se deteriorar, especialmente se eles estiverem debilitados por alguma lesão ou por uma infecção do sistema respiratório causada pelo vírus *influenza*. Conforme esses músculos se deterioram, as suas células liberam uma proteína chamada mioglobulina, que se derrama nos rins. A mioglobulina viaja pela malha de vasos capilares dos rins, acumulando-se nos túbulos e bloqueando o fluxo de fluidos pelos órgãos. Os rins danificados não conseguem mais filtrar as substâncias tóxicas ou regular a química do corpo. No caso de Michael, essas mudanças resultaram, no final das contas, em falência múltipla dos órgãos. A rabdomiólise, embora fatal em alguns casos, é tratável em seu estágio inicial. Se Michael tivesse recebido cuidados médicos mais cedo, sua doença poderia ter sido revertida.

Voltei à razão principal de meu exame – a caça de evidências físicas de sufocação que provariam que ele tinha sido assassinado. Examinei a cabeça e o pescoço de Michael, procurando qualquer tipo de trauma. Mas não encontrei nenhuma prova. Eu sabia que os travesseiros são freqüentemente usados em sufocações porque sua superfície macia não deixa nenhuma marca no corpo. Pelo menos, é isso que os assassinos pensam. Mas a sufocação pode deixar pistas, literalmente bem debaixo do nariz da vítima. Tais pistas podem ser fibras do travesseiro ou machucados dentro e ao redor da boca. Mas não consegui achar nada disso em Michael. Não havia nenhuma evidência de que ele tivesse sido sufocado. O companheiro de quarto, que, conforme descobri mais tarde, estava sedado na ocasião, se enganara. Katharine não tinha matado seu ex-marido. Era mais provável que o companheiro de quarto tivesse ouvido, por detrás da cortina que os separava, simplesmente os últimos suspiros de um homem agonizante.

Meu exame tinha terminado, mas uma pergunta permaneceu sem resposta. Por que Michael tinha passado quatro dias em seu sofá sem receber cuidados médicos, especialmente quando a ex-esposa estivera com ele o tempo todo? Em pouco tempo, meus investigadores descobriram a parte que faltava do enigma: o relatório de uma ligação de emergência feita apenas um dia depois da queda de Michael. Ele revelou que Katharine, em vez de ter agido negligentemente, havia telefonado para a emergência. Os paramédicos chegaram e tentaram levar Michael para o hospital, mas ele se recusou, insistindo que estava apenas com gripe. Legalmente, as equipes médicas de emergência não têm permissão para tratar de ninguém que não esteja disposto a receber ajuda.

Com a recusa teimosa de Michael, os paramédicos não puderam fazer outra coisa senão partir. Ele continuou deitado em seu sofá, dia após dia. No quarto dia perdeu a consciência, e Katharine chamou os paramédicos de novo. Desta vez, ele não fez objeções, mas já era tarde. No final, concluí que a morte de Michael não tinha sido homicídio, como suspeitava o companheiro de quarto, e nem causada por causas naturais, como julgado pelo hospital, mas fora uma morte acidental – causada pela queda e pelos problemas musculares.

A falta de cuidados médicos adequados pode nos levar a uma catástrofe! Mesmo se você não tiver medo de ir ao médico, é importante entender quando deve consultá-lo. Aqui estão dois axiomas a seguir. Procure cuidados médicos imediatamente se você: (1) tiver qualquer sintoma que o impeça de fazer suas atividades diárias; (2) tiver qualquer sintoma que o desperte à noite e não o deixe mais dormir.

Mas que tipo de sintomas poderia prejudicar seu dia ou interromper seu sono? Para ajudá-lo a identificar problemas de saúde mais sérios que você não perceba, reuni as doenças ocultas mais comuns que exigem a atenção de um médico em uma lista na página 40.

A presença de muitos desses sinais pode significar uma emergência médica séria, e você deve procurar imediatamente um atendimento de emergência. Caso tenha sintomas como dor no peito ou no abdômen superior, vertigens ou falta de ar, hemorragia incontrolada e vômitos intensos, uma visita à emergência é imperativa. Cortes ou ferimentos profundos que possam exigir pontos também são situações sérias. Quanto mais rápido você for tratado, melhores serão as chances de sobrevivência e recuperação. A perda de tempo pode resultar em morte. Mas lembre-se, você não deve procurar os serviços de emergência para tratar coriza e espirros, dores de ouvido, doenças crônicas ou para realizar cuidados rotineiros que normalmente podem ser feitos por seu médico.

FAÇA UM CHECK-UP

Você realmente precisa de um check-up anual? A resposta para essa simples pergunta é controversa. Por um lado, a agência do governo norte-americano que estuda a eficácia de testes e procedimentos médicos, a *U.S. Preventive Services Task Force*, diz que não. De outro lado, muitos médicos recomendam exames físicos todos os anos.

Eu sou da turma do *sim*, nós precisamos dessas checagens anuais; na pior das hipóteses, que seja apenas para construir uma boa relação com seu médico e conversar com ele sobre os cuidados com a saúde. Pesquisas dizem que as pessoas que têm uma boa relação com seu médico estão mais satisfeitas com seus cuidados com a saúde – e são mais bem tratadas.

O exame anual é uma grande oportunidade para receber conselhos do médico sobre os hábitos de saúde pessoais. Contar com essa ajuda para mudar maus hábitos pode salvar mais vidas do que exames constantes. Em outras palavras, seu médico o ajuda a parar de fumar ou pede simplesmente mais uma radiografia do pulmão, para ver se você evitou a morte por mais um ano? Ele parece preocupado porque você anda comendo uma porção de coisas que os nutricionistas não recomendam?

O check-up anual também é o momento certo para verificar o colesterol, a pressão sanguínea e o açúcar no sangue. Idealmente, o nível de colesterol total deve ser menor que 200 mg/dL; o de HDL (o colesterol bom), 35 mg/dL ou mais alto; e o de LDL (o colesterol ruim), menor que 100 mg/dL. A pressão sanguínea normal é 120 por 80, e a glicemia de jejum deve ser menor que 100 mg/dL. Você terá uma vida mais longeva se mantiver o colesterol, a pressão sanguínea e a glicemia dentro dos níveis normais por meio de dieta, exercícios e, às vezes, de medicamentos.

Seu médico também pode manter suas vacinas e outros exames de que você venha a precisar em dia, de acordo com seu estado de saúde, fatores de risco e histórico familiar com relação a certas doenças. A vacinação dos adultos é um componente freqüentemente negligenciado nos programas de saúde preventiva. Nas tabelas das páginas 45 a 49 listei os exames e vacinas que podem ser necessários, mas sempre verifique com seu médico quais são indicados no seu caso e com que freqüência você deve fazê-los.

NÃO IGNORE ESTES SINTOMAS!

Sintoma	O que pode significar
Dificuldade para respirar, falta de ar	Doença pulmonar obstrutiva (asma ou enfisema), bronquite, problemas cardíacos, ataque de pânico, pneumonia, coágulo de sangue nos pulmões (embolia pulmonar), fibrose pulmonar, anemia, obstrução das vias aéreas superiores, overdose ou colapso dos pulmões.
Pressão ou dor na parte superior do abdome ou no peito	Ataque cardíaco, ruptura da aorta, pancreatite, embolia pulmonar, inflamação ao redor do coração, ataque da vesícula, úlceras ou pneumonia.
Desmaios, tontura súbita ou fraqueza	Ataque cardíaco, AVC, arritmia cardíaca, anormalidades na válvula do coração ou doença repentina.
Alterações na visão	AVC ou Acidente Isquêmico Transitório, sangramento na parte interna do olho, ou coágulo nos vasos sanguíneos do olho.
Confusão ou alterações no estado mental	Infecção, trauma na cabeça, baixo nível de açúcar no sangue, interações medicamentosas ou overdose, meningite ou encefalite (inflamação no cérebro).
Dor de cabeça súbita ou intensa	AVC, inflamação do vaso sanguíneo (vasculite), meningite, tumor cerebral, aneurisma roto (fragilidade do vaso sanguíneo), abscesso no cérebro, pressão alta ou hemorragia cerebral depois de um trauma na cabeça.

Hemorragia incontrolada	Câncer, leucemia, baixa quantidade de plaquetas ou falência do fígado.
Vômitos ou diarréias persistentes ou intensas	Gastrite (inflamação no tecido do estômago), ataque da vesícula, apendicite, hepatite, pancreatite, obstrução do intestino, infecção na cavidade abdominal ou gravidez.
Tosse com catarro sanguinolento	Tuberculose, câncer, pneumonia, bronquite.
Vômito sanguinolento	Inflamação do esôfago ou no estômago, úlceras, varizes (vasos sanguíneos rompidos na extremidade do esôfago) ou câncer.
Tendências homicidas ou suicidas	Depressão, problemas de saúde mental.
Perda de peso inexplicada	Hipertireoidismo, depressão, doença no fígado, câncer, diabetes, tuberculose, AIDS ou síndromes que interferem na absorção de nutrientes pelo organismo (Síndromes de Mal-absorção).
Mudanças inexplicáveis no hábito intestinal	Infecção bacteriana ou viral, infecção parasitária, doença inflamatória intestinal, câncer no cólon ou efeitos colaterais de medicamentos.
Fadiga ou fraqueza incomum	Ataque cardíaco (especialmente em mulheres ou idosos), parada cardíaca, anemia, hipotireoidismo, doença nos rins ou no fígado.
Perda de consciência depois de uma queda	Hemorragia no cérebro (hematoma subdural), especialmente nas pessoas que estão sendo medicadas com antiagregante plaquetário.
Sede e vontade de urinar freqüente	*Diabetes mellitus*, *Diabetes insipidus* (dificuldade para reter urina).

Início repentino de convulsões	Tumor cerebral, hemorragia no cérebro ou vasculite (inflamação dos vasos sanguíneos no cérebro), anormalidades nos eletrólitos do sangue, derrame, meningite ou encefalite.
Febre persistente	Tuberculose, endocardite (infecção bacteriana das válvulas cardíacas), vasculite, tumor, linfoma, lúpus ou malária (caso tenha viajado para regiões propensas à malária), outras infecções.
Dificuldade ou dor para engolir	Câncer no esôfago ou na garganta, infecção na garganta ou no esôfago, problemas neurológicos.
Rouquidão persistente	Câncer na garganta ou outras malignidades.
Dor nas costas forte e incapacitante	Mieloma, câncer metastático, aneurisma na aorta ou aorta rota, abscesso epidural (abscesso ao redor da coluna vertebral), herpes ou hérnia de disco.
Articulações inchadas, quentes ou doloridas	Infecção nas articulações, artrite aguda, gota ou vasculite.
Diarréia grave	Infecção causada por vírus, bactéria ou parasita, doença inflamatória do intestino (Síndrome de Crohn ou colite ulcerativa) ou AIDS.

ISTO É AZIA OU UM ATAQUE CARDÍACO?

Eu a chamo de "síndrome do estômago cor-de-rosa". Na autópsia, o estômago da pessoa está coberto por uma pasta cor-de-rosa brilhante. Isso me diz, mesmo antes de começar a dissecar o coração, que o falecido provavelmente morreu de um ataque cardíaco. E como eu sei disso? Muitas vezes, quando se supõe que a pessoa tem uma ingestão, ela está na verdade tendo um ataque do coração.

As pessoas desejam tanto pensar "foi alguma coisa que eu comi", que acabam logo tomando um antiácido em busca de alívio, quando na verdade estão sofrendo de um ataque cardíaco. Mais tarde, essa pessoa é encontrada morta. Se lhe fizerem uma autópsia, verão os traços do antiácido no estômago – portanto, a síndrome do estômago cor-de-rosa.

Sim, os ataques cardíacos às vezes se anunciam com alarde. "Este é um dos grandes, Elizabeth", como costumava dizer Fred Sanford, interpretado por Redd Foxx na série humorística *Sanford and Son*, nos anos 1970, enquanto agarrava o peito e olhava para o céu. Mas nem sempre a dor excruciante que as pessoas associam ao ataque de coração aparece. Para 30% das pessoas que morrem de doença no coração, a única advertência é a indigestão ou outro sintoma aparentemente não relacionado. Ignorar uma indigestão súbita ou grave é o caminho certo para o perigo.

O sintoma típico de um ataque de coração é um aperto no peito, uma pressão que perdura durante vários minutos. Esses sinais podem ser acompanhados de uma leve tontura, falta de ar, suores ou náusea. A dor pode se irradiar para os ombros, as costas, os braços ou as mãos, o pescoço ou a mandíbula. Caso você sinta quaisquer desses sintomas, é importante chamar o resgate imediatamente, tomar uma aspirina (a menos que você tenha alergia a aspirina ou seu médico não tenha autorizado o uso do medicamento) e ir para o hospital de ambulância. Não tente dirigir.

O único modo de lidar com um ataque cardíaco é ser atendido por um médico o mais rápido possível, pois ele vai pedir os exames necessários para confirmar o diagnóstico. A coisa mais importante para você lembrar quando sentir qualquer desconforto no peito é esta: todo minuto é importante. Se sua dor for causada por um ataque cardíaco, quanto mais tempo você esperar para buscar tratamento, mais graves serão os danos em seu coração. Não brinque com uma dor no peito. Sua vida pode estar em jogo.

APROVEITE AO MÁXIMO SUA PRÓXIMA CONSULTA

Consultar um médico é algo que a maioria das pessoas tem medo de fazer. Só a idéia de ser obrigado a vestir uma daquelas camisolas que se parecem com um babador é suficiente para lhes dar vontade de cancelar a consulta. Mas não se preocupe. Em vez de morrer de medo desse encontro, que tal fazer da experiência algo positivo e benéfico, preparando-se com antecedência? Isso vai ajudar seu médico a diagnosticar, prevenir e cuidar de qualquer problema que o esteja afligindo.

Quando meu marido-médico vai a uma consulta, ele leva por escrito seu histórico de saúde, uma lista dos medicamentos que está tomando e outras informações que tiver em mãos, como os resultados mais recentes de seus exames. Ele participa dos próprios cuidados médicos – aliás, como todos nós deveríamos fazer. Por isso, prepare-se para o próximo encontro com seu médico.

De início, descreva cada medicamento que estiver usando, quem o prescreveu, quando foi prescrito e em que condição. Anote a potência do medicamento, qual a dose e quando o toma. Acrescente a essa lista qualquer medicamento sem prescrição médica que também estiver tomando – ou que tenha tomado recentemente, como suplementos vitamínicos, antiácidos ou aspirina.

Quer esteja fazendo um exame rotineiro, quer vá se consultar sobre um problema específico, você certamente terá perguntas a fazer. Então, escreva-as e deixe-as à mão, para lembrar-se de fazê-las ao médico.

Se você estiver fazendo uma consulta para resolver um problema médico específico, forneça informações sobre seus sintomas. Detalhar os sintomas é um dos três principais meios que seu médico usa para descobrir o que está errado com você. Os outros dois são o exame físico, no qual ele olha, sente e escuta; e os exames, que vão desde medir a temperatura até fazer exames de sangue ou exames de imagem sofisticados. Mas na maioria das vezes, uma descrição precisa de seus sintomas conduzirá o médico ao diagnóstico correto, que ele pode confirmar depois com os exames e testes.

Certa vez fiz a autópsia em uma mulher que foi fazer uma consulta e descreveu apenas um sintoma ao médico: uma dor na parte inferior do abdome. Não muito depois, ela morreu de meningite. Nunca havia mencionado nenhum sintoma de meningite, como febre, dor de cabeça, rigidez na nuca e vômitos, então o médico tratou a dor abdominal. As pistas que você fornece são um guia para seu médico e, sem elas, fica difícil para ele tratá-lo direito. O paciente terá um tratamento bem melhor se detalhar tudo que sente. Por exemplo, se estiver com alguma dor, seja tão específico quanto possível sobre o tipo de dor que está sentindo. É uma dor fraca, uma palpitação, uma dor aguda ou um desconforto mais generalizado? Onde? Você só sente a dor em um lugar, ou ela aparece em lugares diferentes? Detalhe esses lugares. A dor começa em um local e então parece mover-se para outro? Nesse caso, descreva como isso acontece. Também faça um histórico sobre quando a dor começou e por quanto tempo você a sentiu. Alguns problemas podem surgir sem nenhuma dor, é claro, por isso é importante informar qualquer mudança que achar significativa. Pense nisso: quem conhece seu corpo melhor que você? Seja honesto com seu profissional de saúde.

Você pode seguir outras dicas simples para assegurar que sua consulta seja produtiva. Tome notas, ou leve alguém junto para ajudar a entender as explicações e lembrar-se das informações. Caso não compreenda alguma coisa, peça ao médico para explicar com mais detalhes. Peça instruções escritas, também. Quando achar que entendeu, repita o que ouviu, assim não restarão mais dúvidas. Se o médico usar palavras ou expressões que não conhece, peça que as esclareça. Praticamente toda a linguagem médica pode ser traduzida de modo compreensível. Quando você participa ativamente do processo e ajuda seu médico a entender o que está errado, você é muito mais bem atendido. Trata-se de seu corpo, e você tem que assumir a responsabilidade por ele.

OS PRINCIPAIS EXAMES PARA AS MULHERES: QUAIS SÃO E QUANDO DEVEM SER FEITOS

Exame	Quando
Índice de massa corporal (IMC)	A cada consulta.
Exame de colesterol	Regularmente, começando aos 40 anos (mais cedo se você tem diabetes, pressão alta, histórico familiar de problemas no coração ou for fumante).
Exame de pressão arterial	Pelo menos a cada dois anos. A pressão alta era tradicionalmente definida como 140/90 ou mais, mas dados recentes mostram que você deve tentar manter a pressão sanguínea próxima do normal, que é de 120/80.

Exame de glicose	A partir dos 45 anos de idade, a cada três anos.
Rastreamento de câncer colo-retal	A partir dos 50 anos de idade, e entre um e dez anos depois, dependendo do resultado.
Exame clínico de mama	A partir dos 20 anos a cada três anos; depois dos 40, anualmente.
Mamografia	Anualmente, a partir dos 40 anos.
Exame citopatológico	A partir dos 18 e 20 anos, o exame deve ser anual. Depois dos 30, a cada três anos, dependendo do exame e dos resultados anteriores.
Exame odontológico	A cada seis meses. (As pessoas com problemas na gengiva são mais propensas a sofrer ataque cardíaco, derrames ou obstrução das artérias. Foram achadas bactérias bucais em plaquetas arteriais que podem induzir a um processo de coagulação do sangue.)
Teste de HIV	Pelo menos uma vez; testes adicionais serão importantes se você tiver comportamento de risco.

Fonte: U.S. Department of Health and Human Services

OS PRINCIPAIS EXAMES PARA HOMENS: QUAIS SÃO E QUANDO DEVEM SER FEITOS

Exames	Quando
Índice de massa corporal (IMC)	A cada consulta.
Exame de colesterol	Regularmente, começando aos 35 anos (mais cedo se você tem diabetes, pressão alta, histórico familiar de problemas no coração ou for fumante).
Exame de pressão arterial	Pelo menos a cada dois anos. A pressão alta era tradicionalmente definida como 140/90, ou mais alta, mas dados recentes mostram que você deve tentar manter a pressão sanguínea próxima do normal, que é de 120/80.

Exame de glicose	A partir dos 45 anos de idade, a cada três anos.
Rastreamento de câncer colo-retal	A partir dos 50 anos de idade, e entre um e dez anos depois, dependendo do resultado.
Exame da próstata	A partir dos 50 anos. Converse com seu médico sobre o tipo de exame mais indicado, se o PSA ou o exame retal.
Aneurisma da aorta abdominal	Se você tem entre 65 e 75 anos de idade e fumou alguma vez (cem cigarros em toda a vida), faça o exame para o aneurisma da aorta abdominal, que é um segmento anormalmente grande da aorta, a principal artéria do coração.
Exame odontológico	A cada seis meses. (As pessoas com problemas na gengiva são mais propensas a sofrer ataque cardíaco, derrames ou obstrução das artérias. Foram achadas bactérias bucais em plaquetas arteriais que podem induzir a um processo de coagulação do sangue.)
Teste de HIV	Pelo menos uma vez; testes adicionais serão importantes se fizer parte dos grupos de risco.

Fonte: U.S. Department of Health and Human Services

VACINAS PARA PREVENIR DOENÇAS

Vacina	Quando
Tríplice viral (MMR)	Pelo menos uma vez, se nunca foi vacinado e nasceu depois de 1956 (caso contrário, você já tem imunidade). Houve recentes eclosões de caxumba nos Estados Unidos, e o risco potencial de contaminação por sarampo vindo de outros países continua alto.
Tétano e difteria (Td)	Uma vez a cada dez anos. Uma vacina tríplice tétano-difteria-coqueluche (pertussis), DTaP, deve ser ministrada antes dos 65 anos. Essa vacina também ajudará a proteger os mais jovens com quem você entra em contato.

Contra gripe	Todos os anos, depois dos 50, ou antes se você tiver alguma doença nos pulmões, coração ou rins, diabetes ou câncer; se trabalhar na área de saúde; ou se estiver infectado com HIV. Eu recomendo que todos os adultos tomem a vacina contra a gripe anualmente. A gripe e suas complicações continuam a ser um de nossos maiores assassinos, e dos mais evitáveis.
Pneumonia	Uma vez aos 65 anos, para adultos saudáveis. Aqueles com doenças crônicas devem receber vacinas mais cedo e podem precisar de doses adicionais.
Hepatite B	Se você tiver comportamento sexual arriscado, sofreu de alguma doença sexualmente transmissível nos últimos seis meses, injetou drogas, exerce um trabalho que envolve contato com sangue humano ou com produtos à base de sangue humano ou viaja a regiões onde a hepatite B é comum. Esta vacina, dada uma vez numa série de três aplicações, é também usada em crianças.
Herpes-zóster	Se você tem 60 anos ou mais, considere seriamente esta vacina, dada em uma dose apenas, porque a herpes pode ser uma doença dolorosa e devastadora.
HPV (contra o câncer cervical)	Três doses, aplicadas em série, para meninas de 11 anos ou mais, ou para mulheres de 13 a 26 anos que foram vacinadas anteriormente.

Fonte: U.S. Department of Health and Human Services

VIRE O JOGO: Conheça seu risco de desenvolver câncer para se proteger melhor

Minha avó teve câncer de mama, elevando a chance de que esse câncer seja uma tendência em minha família. Para compreender melhor seu próprio risco, descubra os tipos de câncer que sua família já teve e leve esse dado a seu médico. Se sua história familiar o colocar em alto risco, talvez você precise realizar exames com mais freqüência.

VOCÊ PODE CONFIAR EM SEU DIAGNÓSTICO? QUANDO PEDIR UMA SEGUNDA OPINIÃO?

Em 2006, descobri que meus ovários tinham crescido de maneira anormal. Meu médico suspeitou que eu estivesse com câncer de ovário, que é um dos mais insidiosos e mortais entre os tipos de câncer. Dizer que fiquei apavorada é suavizar a história. Tinha acabado de me casar de novo, e esse susto mudou o ritmo de minha nova vida. A primeira esposa de Mark tinha morrido de câncer no ovário; aqui estava ele, possivelmente enfrentando a doença de novo, desta vez comigo. Foi um período assustador demais para nós dois. Seguimos nossa vida, cientes de que uma doença como aquela poderia mudá-la totalmente. Todos os planos, todas as esperanças que tínhamos para o futuro foram congelados.

Recorri a um oncologista para uma segunda opinião e fiz muitas perguntas diferentes. Ele apresentou todas as minhas opções e reafirmou que eu precisava da cirurgia para determinar se tinha mesmo câncer. Se não tivesse gostado das opções, não teria hesitado em procurar até mesmo uma terceira opinião.

É sempre uma boa idéia buscar uma segunda opinião quando estiver enfrentando a necessidade de uma cirurgia, tiver recebido o diagnóstico de doença séria ou se sentir incomodado com as recomendações de seu médico. Você precisa ter confiança em seu tratamento. Não se sinta envergonhado nem tenha medo de insultar seu médico se procurar outra opinião. Diga algo como: "Acho que gostaria de uma segunda opinião, você se importa?". Ou: "Eu respeito seu conselho, mas estou pensando em ouvir uma segunda opinião". De vez em quando, um ou outro médico poderá ficar zangado. Se isso acontecer, vá embora, rapidamente! Você precisa de um médico que apóie as decisões que vão ao encontro de seus interesses.

Procure conseguir uma segunda opinião objetiva, também. É importante que seja uma avaliação independente, feita por um profissional que não esteja ligado de nenhuma forma ao seu próprio médico. Também é importante que você disponibilize seu histórico médico para quem vai lhe dar uma segunda opinião.

Quanto à minha situação, meu médico me chamou depois da cirurgia para dar notícias fabulosas: os exames adicionais não tinham detectado nenhum câncer. Quando ouvi isso, todos os músculos de meu corpo relaxaram. Sorri e chorei ao mesmo tempo. Agora, poderia seguir com minha vida.

Se você estiver vivendo com medo de médicos, o custo para sua saúde poderá ser alto. Quando os problemas são descobertos mais cedo, o prognóstico pode ser muito bom. Seu médico tem um papel crucial em sua saúde global, mas ele não poderá ajudar se você se recusar a vê-lo. A medicina pode ser maravilhosa, mas é inútil se não aproveitarmos seu poder curativo.

LIÇÕES DE VIDA: SEXO ORAL PODE PROVOCAR CÂNCER DE CABEÇA E PESCOÇO

Durante grande parte de minha carreira na medicina, aprendi que o câncer de cabeça e pescoço era causado pelo hábito de fumar, pelo uso excessivo de álcool e especialmente pela combinação dos dois. Agora há mais um culpado: o *papilomavírus* (HPV), o vírus que causa o câncer cervical. As infecções por HPV parecem multiplicar o risco de certos cânceres de cabeça e pescoço, particularmente aqueles nas amígdalas, de acordo com os pesquisadores. Estudos descobriram que uma cepa do HPV estava presente em células cancerígenas de tumores da boca e da garganta de algumas pessoas, e que ela poderia ter sido transmitida por sexo oral. Especialistas médicos dizem que a vacina contra o HPV, que é altamente eficaz contra o câncer cervical, também poderia reduzir a incidência de tumores de cabeça e pescoço.

CAPÍTULO 2

PRESCRIÇÕES MORTAIS

FINAL INFELIZ

Estava angustiada, porque teria de assinalar na certidão de óbito de Nancy Walls, de 37 anos, que sua causa de morte era indeterminada. Durante vários meses, procurei entender o que a tinha matado. Fiquei tentando descobrir o que poderia ter passado despercebido, mas o caso continuava me deixando perplexa.

Sua trágica história começou em uma noite como qualquer outra, quando Nancy disse boa noite ao marido Gordon, de 40 anos. Com duas crianças, e trabalhando como recepcionista para equilibrar o orçamento, ela normalmente se recolhia cedo. Nessa noite, Nancy estava na cama antes das 10h da noite. Duas horas mais tarde, Gordon se juntou a ela. Às três da madrugada, aproximadamente, ele ouviu um barulho que parecia estar saindo do ar-condicionado. Bateu no aparelho um par de vezes, antes de perceber que o som estranho não estava vindo do condicionador de ar, mas da respiração arquejante da esposa.

Naquele momento, Gordon acendeu a luz. O que ele viu logo o fez pular da cama. O estômago de Nancy havia inchado como um pão repleto de fermento. Chocado e com medo, discou o número da emergência. Momentos depois, Nancy parou de respirar, e Gordon começou a fazer RCP. Quando os paramédicos chegaram, eles conseguiram reanimá-la, mas Nancy estava por um fio.

Depois de chegar ao hospital, ela foi levada à unidade de terapia intensiva, pois já havia entrado em coma. A palavra coma, que em grego significa sono profundo, é usada para designar o mais profundo dos sonos imagináveis, no qual o cérebro é totalmente incapaz de responder ao que o circunda. Nem mesmo o barulho mais atordoante ou a dor mais penetrante despertará o paciente.

Finalmente, o cérebro de Nancy deixou de funcionar. Durante as 24 horas seguintes, entretanto, sua respiração foi mantida por um respirador artificial. Os médicos realizaram extensas análises do coração, uma tomografia e uma bateria de exames. O diagnóstico se revelou inconclusivo. Apenas alguns dias antes, Nancy era uma mulher jovem e saudável, sem nada de errado. E no instante seguinte, a família soube que ela estava morta. O hospital não deu nenhuma resposta sobre o motivo pelo qual a jovem mãe tinha morrido. Desolado, Gordon quis que fizessem uma autópsia na mulher. Então, por causa das circunstâncias misteriosas que cercaram sua morte, Nancy Walls se tornou minha paciente.

Durante o exame, descobri que os tratamentos de emergência aplicados em Nancy no hospital deixariam minha tarefa mais complicada. O balão intra-aórtico usado para manter a circulação havia dilacerado a aorta de Nancy. O cérebro dela também estava extremamente macio, resultado da prolongada manutenção artificial da vida, o que os patologistas chamam de cérebro de respirador. Fiquei pensando quais outras testemunhas físicas teriam sido silenciadas para sempre.

Quando manuseei suavemente os órgãos internos, enquanto procurava algumas pistas, descobri um indício que o hospital não tinha analisado completamente. O intestino dela, ou cólon, estava dilatado, cheio de líquido e de ar. Inspecionei a área mais adiante. Embora boa parte do cólon se mostrasse saudável, a porção esquerda tinha morrido ou se tornado pouco viável. Estava coberta pela cor azulada escura de um órgão morto. O intestino morto explicaria a rápida distensão da barriga na noite de sua morte — que acontece comumente logo após os intestinos serem privados do fluxo de sangue adequado e de oxigênio.

Quando o cólon é privado de oxigênio, ele perde a integridade. As bactérias escoam para a cavidade abdominal e, às vezes, para a circulação sangüínea. Isso pode causar queda da pressão sanguínea e fazer o coração parar. Foi claramente o cólon que iniciou a espiral descendente de Nancy, mas por que exatamente o cólon morreu? Nenhuma causa parecia óbvia. E mais, aquela doença, conhecida pelos médicos como colite isquêmica, tipicamente acomete os idosos.

Chamei Gordon, à procura de mais pistas. Ele estava perturbado emocionalmente – e como poderia não estar? A mulher que ele amava, mãe de seus dois filhos, tinha morrido de repente e ninguém conseguia lhe dizer o motivo. Pedi-lhe que me desse tempo, e ele respondeu que eu poderia levar o tempo que quisesse. Entretanto, adverti-o de que havia a chance de nunca descobrirmos o que causara a colite isquêmica. Eu precisava prepará-lo para isso.

Comecei meu trabalho posterior à autópsia, e enviei amostras do sangue de Nancy e de outros órgãos para que fossem analisados no laboratório de toxicologia. Mas os resultados vieram negativos. Revisei as lâminas de todos os órgãos da falecida, mas não encontrei nenhuma razão para a morte do intestino.

As semanas viraram meses e as preocupações de Gordon viraram desespero. Ele me disse que, enquanto não soubesse o motivo da morte da esposa, não conseguiria levar a vida adiante.

Justo quando eu estava a ponto de declarar a causa da morte como indeterminada, fiz uma tentativa final para desvendar o mistério. Reexaminei todas as evidências que tinha, inclusive as mais insignificantes. Enquanto examinava pelo microscópio algumas amostras do baço de Nancy, tropecei em algumas pistas. O baço tem o formato de um punho, e parece um favo de mel composto por pequenos vasos sanguíneos, através dos quais o sangue é lentamente filtrado. Consegui enxergar pequenos enfartes naquele baço (áreas de tecido morto causado por coágulos). Coágulos semelhantes provavelmente também tinham bloqueado o fluxo de sangue até seu intestino esquerdo, ativando a colite isquêmica. A parede do intestino não continha bilhões de bactérias que normalmente contém, e algumas delas penetraram na circulação sanguínea. Sua pressão caiu até o ponto em que o coração deixou de bater.

Mas outro mistério fundamental permaneceu. O que poderia ter causado os coágulos em uma pessoa tão jovem? Mergulhei na literatura médica em busca de uma resposta. Finalmente a encontrei no *Journal of Gastroenterology*. Na publicação havia um estudo feito durante nove anos com mulheres na casa dos 30 que haviam sido acometidas de colite isquêmica. A maioria delas tinha uma coisa em comum: estavam tomando pílulas anticoncepcionais.

De acordo com Gordon, Nancy decidira tomar contraceptivos orais pela primeira vez na vida justamente seis meses antes de sua morte. Embora a pílula seja considerada uma das mais seguras e efetivas formas de controle de natalidade, as embalagens trazem advertências específicas. Uma delas se destacou: as pílulas anticoncepcionais podem aumentar o risco de coágulos sanguíneos.

Obviamente, apenas uma pequena porcentagem de mulheres que usam pílulas já teve esse problema. Na maioria das vezes, esse tipo de coágulo não é fatal. Porém, minha pesquisa me levou a acreditar que Nancy estava entre a minúscula minoria. Depois de meses debruçada sobre o caso, eu tinha certeza de que Nancy tinha morrido de colite isquêmica por ter tomado pílulas anticoncepcionais. Contei a Gordon minhas novidades.

Decidimos nos encontrar pessoalmente. Aquilo era muito comovente para mim porque sabia o quanto ele havia sofrido. Eu era praticamente a única pessoa com quem ele poderia conversar sobre a morte da esposa. Nosso encontro o ajudou a entender por que Nancy não estava mais a seu lado. Na medida em que os fatos sobre a morte dela começaram a ser apreendidos, Gordon iniciou o seu processo pessoal de cura. Para os amigos e familiares, minhas descobertas são quase sempre o capítulo final da vida de seus entes queridos – é a palavra final que, pode oferecer a paz de espírito tão ansiada.

Na maioria dos casos, a medicação pode salvar vidas. Ela cura as infecções, alivia a dor, controla as doenças, previne sintomas. Mas com esses benefícios, a medicação tem o potencial de causar danos quando usada incorretamente ou em conjunto com substâncias que causam interações perigosas. Há também os exemplos raros, mas trágicos, de pessoas perfeitamente saudáveis que morrem apesar de tomar a medicação exatamente como prescrita.

Isso pode ser assustador, mas não há necessidade de pânico. Você não deve ter nenhum problema contanto que saiba o que lhe foi prescrito, como tomar as doses exatas e quais são os possíveis efeitos colaterais – e se estiver disposto a prestar atenção nas advertências.

COMO NÃO MORRER POR CAUSA DE INCIDENTES INFELIZES COM MEDICAMENTOS

Você vai ao médico, recebe uma receita, vai à farmácia e depois toma seu medicamento. O que mais precisa saber sobre ele? Muita coisa.

Nenhum remédio é 100% seguro para todo mundo. Os medicamentos úteis, conhecidos e eficientes, desde um simples analgésico para curar uma dor de cabeça até diuréticos usados para tratar a pressão alta, têm riscos e benefícios. Alguns podem causar efeitos colaterais graves; outros apresentam perigo de reações alérgicas, dependência ou interações tóxicas se forem misturados a outras substâncias. Qualquer remédio, incluindo os vendidos sem prescrição médica, pode causar aquilo que os médicos chamam de efeito adverso, especialmente se for tomado de maneira incorreta. Os efeitos adversos podem ser causados por interações com remédios, interações entre alimentos e remédios e interações com substâncias tais como álcool, tabaco e fitoterápicos.

O QUE VOCÊ DEVE SABER SOBRE OS EFEITOS ADVERSOS

EFEITOS COLATERAIS

Um medicamento não atua em um local específico, ele se espalha por cada canto e cada abertura do seu organismo. Ao longo do caminho, ele pode provocar incalculáveis efeitos colaterais praticamente em qualquer lugar. Esses efeitos colaterais variam desde algo moderado e temporário até um efeito que pode ameaçar a vida, mesmo quando os medicamentos são tomados exatamente como foram prescritos. Por exemplo, um único comprimido de aspirina pode resultar em um ataque de asma que ameace a vida de uma pessoa sensível a ela.

As informações sobre efeitos colaterais estão nos medicamentos prescritos e na maioria dos remédios que não precisam de prescrição médica. Nem todo mundo reage do mesmo modo a um medicamento. Você pode ter uma reação a certa droga, enquanto outra pessoa pode não apresentar nenhum tipo de problema. A maioria dos efeitos colaterais depende do estágio da doença, da idade, do peso, do sexo, do grupo étnico, da genética e da saúde como um todo. Os efeitos colaterais são normalmente moderados e diminuem com o tempo de uso. Às vezes, entretanto, eles podem ser graves – vômitos prolongados, sangramentos, alterações na visão ou na audição e fadiga acentuada, por exemplo.

Esses são sinais de alerta de que alguma coisa está errada. E, caso eles surjam, você deve entrar em contato com seu médico o mais rápido possível.

VIRE O JOGO: PREVINA O CÂNCER DE PELE

Verifique na bula para saber como o medicamento pode aumentar a sensibilidade de seu corpo à exposição solar. Use um protetor solar de amplo espectro (FPS 30 ou mais alto), porque ele vai protegê-lo dos raios UVA e UVB. Preste atenção às advertências, limite sua exposição ao sol e use o protetor solar para prevenir o câncer de pele.

POLIFARMÁCIA

Quase 1/3 de todos os adultos toma mais de cinco medicamentos diferentes. Alguns pacientes tomam até 25 remédios por dia! O conceito de usar diversos medicamentos ao mesmo tempo é chamado de polifarmácia, e os idosos (65 anos ou mais) são particularmente vulneráveis a ele. Quanto maior o número de medicamentos ingeridos (sejam prescritos ou não), maior o risco de reações adversas. Por exemplo, um antiácido pode fazer com que um medicamento anticoagulante (que afina o sangue) seja absorvido muito lentamente, enquanto a aspirina, tomada com o mesmo medicamento, aumentará o risco de hemorragia.

Evite a polifarmácia. Peça a seu médico, ou médicos, para revisar seu tratamento pelo menos a cada três ou quatro meses. Os medicamentos que você não precisa mais tomar devem ser descartados.

INTERAÇÕES ENTRE ALIMENTOS E MEDICAMENTOS

Os alimentos podem interagir adversamente com as drogas, fazendo-as agir mais rápido ou mais devagar, ou mesmo impedindo que funcionem. Aqui estão alguns exemplos: o suco de laranja e outras frutas cítricas pode aumentar os níveis sanguíneos se associado a alguns medicamentos, como sedativos ou bloqueadores de canais de cálcio (usados para tratar doenças cardíacas), aumentando a chance de efeitos colaterais. O cálcio presente nos laticínios prejudica a absorção de tetraciclina e do ciprofloxacino, antibióticos largamente utilizados. Pergunte ao seu médico sobre as interações entre os alimentos e os remédios e sempre leia as informações da bula.

MEDICAMENTOS E ÁLCOOL

Muitas pessoas não pensam duas vezes quando se trata de tomar um drinque, mesmo quando estão sob o uso de medicação. Mas, por favor, saiba que o uso continuado de álcool pode causar alterações no fígado que aceleram o metabolismo de alguns remédios, inclusive anticoagulantes e medicamentos para diabetes. Os remédios, que até podem salvar vidas, se tornam, assim, menos eficazes porque não ficam tempo suficiente no organismo.

Bebedores assíduos também podem danificar o fígado de forma que o órgão se torne incapaz de metabolizar ou processar certos medicamentos. Nesse caso, eles ficam tempo demais no sistema. O paracetamol, um analgésico muito comum que não necessita de receita médica, pode se tornar especialmente perigoso se for combinado com o uso abusivo de álcool. Ambos são tóxicos para o fígado e podem provocar uma sinergia mortal.

O álcool debilita o sistema nervoso central (SNC). Quando ingerido com um tranqüilizante, por exemplo, pode atrapalhar o desempenho, o julgamento e a agilidade. Se essa mistura inclui barbitúricos, diazepam ou propoxifeno, o resultado pode ser fatal. Remédios e álcool não se misturam! As mortes causadas pela combinação de bebidas e tranqüilizantes são uma ocorrência quase diária em meu necrotério.

MEDICAMENTOS E FITOTERÁPICOS

Praticamente uma em cada cinco pessoas nos Estados Unidos diz usar um fitoterápico para resolver algum problema de saúde ou para melhorar a qualidade de vida. Mais da metade não informa isso aos médicos ou enfermeiras, de acordo com as pesquisas. Esse tipo de tratamento silencioso gera problemas, especialmente se você combina alguns medicamentos fitoterápicos com remédios prescritos por seu médico.

Por exemplo, a erva-de-são-João, um fitoterápico muito popular para tratar a depressão, pode aumentar o risco de confusão mental, náuseas e diarréias – sintomas de excesso do neurotransmissor serotonina – se tomada junto com antidepressivos, como Prozac. O ginkgo biloba pode causar hemorragia se tomado com warfarina, um anticoagulante oral. A ioimbina, um fitoterápico que age contra a impotência masculina, pode provocar hipertensão quando combinada a antidepressivos trifásicos.

Os suplementos fitoterápicos tomados sozinhos também podem causar problemas. Alguns deles foram contaminados com chumbo, selênio ou arsênico, e outros foram adulterados com esteróides. Alguns fitoterápicos, como o ginkgo biloba ou o alho, podem influir no sucesso de uma cirurgia ao diminuir a eficácia da anestesia, provocando perigosas complicações, como hemorragia ou pressão alta. Sempre diga a seu médico que tipo de fitoterápico você está tomando.

REMÉDIOS E FUMO

A nicotina e outros produtos com tabaco podem acelerar o metabolismo de alguns medicamentos. Assim, se você for fumante, pode precisar de doses maiores de medicamento. E se você deixar de fumar, essa dosagem talvez precise ser mudada. Todos os tipos de reações adversas podem ocorrer se os medicamentos forem associados ao fumo.

EFEITOS ADVERSOS DOS MEDICAMENTOS: LUTE CONTRA O RISCO

Desde que me formei na faculdade de medicina em 1982, chegou ao mercado uma quantidade tão grande de medicamentos que é impossível para qualquer médico manter-se informado sobre todas as possíveis interações medicamentosas. Só nos Estados Unidos, havia em 2004 cerca de nove mil medicamentos genéricos e 33 mil remédios de marca!

Você, o paciente, tem de fazer sua parte para ajudar. Sempre que seu médico puxar o talão de receitas, lembre-se de contar a ele sobre todos os outros remédios, medicamentos sem prescrição médica, suplementos e vitaminas que estiver tomando. Melhor ainda, mantenha uma lista atualizada para que possa mostrar a ele. Também avise seu médico caso tenha alergia a remédios e informe-o se está sendo tratado de algum problema diferente por outro médico. Conte se você fuma, usa álcool, ou está grávida ou amamentando. Esse tipo de informação vai ajudar seu médico a minimizar a possibilidade de interações prejudiciais à sua saúde e garantir que você não esteja tomando algum remédio de que não precise. Outra maneira de reduzir os riscos de efeitos adversos é ler a bula que sempre acompanha os medicamento. A bula apresenta possíveis interações medicamentosas negativas. Você pode procurar por informação no site dos laboratórios.

Antes de sair do consultório com sua receita, certifique-se de que você compreendeu o que está escrito. Se você não conseguir lê-la, é possível que seu farmacêutico também não consiga. Outra dica: pergunte ao médico ou à enfermeira para que serve o medicamento, com que freqüência deve tomá-lo e por quanto tempo, se deve ser ingerido com o estômago vazio ou cheio, se é preciso evitar certas comidas, bebidas ou alguma atividade, quais são os efeitos colaterais mais comuns e quais os incomuns. Muito importante: pergunte ao médico o que fazer se esses efeitos colaterais surgirem. Anote a informação.

A menos que seja essencial, não use nenhum medicamento no período de dois anos após sua aprovação. Na última década, o FDA[4] retirou do mercado mais de uma dúzia de medicamentos por causarem efeitos adversos catastróficos que não eram conhecidos na época em que foram lançados. Se um número relativamente pequeno de estudos mostra que um medicamento é seguro e funciona, o FDA o aprova. Mas uma vez no mercado durante dois anos, a droga passa a ser usada por milhões de pessoas, e problemas sérios e não previstos podem aparecer.

Lembro-me de quando os novos inibidores de cox2 foram lançados como tratamento para artrite. Meu médico fez os maiores elogios a eles e me deu uma sacola cheia de amostras grátis para que eu tratasse a artrite na base do meu polegar. Não os tomei porque eram novos demais. O ibuprofeno e a aspirina funcionavam muito bem. Com o tempo, alguns dos inibidores de cox2 (antiinflamatórios não-esteróides), tão amplamente anun-

---

4. FDA – *Food and Drug Administration*: órgão vinculado ao governo norte-americano que controla novos alimentos, medicamentos, cosméticos, equipamentos médicos e materiais derivados do sangue humano. Eles são minuciosamente testados e estudados antes de serem aprovados para comercialização. (N.T.)

ciados, foram retirados do mercado por causa da possibilidade de aumentar o risco de ataques cardíacos e derrames.

A menos que haja um novo medicamento aprovado para tratar do câncer de que você sofra, fique com aquele que já foi testado e não sucumba aos anúncios que lhe empurram novos medicamentos.

Ao tomar qualquer tipo de remédio, é importante ler a bula antes. Algumas vezes, a bula é difícil de entender. Por exemplo, se ela diz quatro vezes ao dia, isso significa que você deve tomar uma dose a cada seis horas, durante as 24 horas, ou só durante o tempo em que estiver acordado? Qualquer um pode ficar gravemente doente se exceder a dosagem indicada. Caso tenha lido a bula e ainda tiver dúvidas, peça ajuda a seu médico, enfermeira ou farmacêutico.

BACTÉRIAS *VERSUS* ANTIBIÓTICOS

Os médicos ouvem isto a toda hora: "Estou resfriado. Me dê um antibiótico".

O problema é que os antibióticos combatem as bactérias. E os resfriados são causados por vírus. Ainda assim, os pacientes exigem antibióticos para doenças que não precisam deles, e os médicos os prescrevem.

Essa exposição maciça aos antibióticos e seu uso excessivo causa uma situação muito grave: dúzias de diferentes tipos de bactérias – apelidadas de superbactérias – desenvolveram resistência a mais de um antibiótico. Como resultado, as infecções que antes eram facilmente curadas por antibióticos mais tradicionais e antigos agora requerem drogas novas e mais caras. E algumas dessas bactérias são resistentes a quase todos os antibióticos.

Seja inteligente: não tome e não peça antibióticos, a menos que realmente precise deles.

O PERIGO DOS REMÉDIOS VENDIDOS SEM PRESCRIÇÃO MÉDICA: SUPLEMENTOS DIETÉTICOS

Os pesquisadores estimam que aproximadamente 50% dos adultos nos Estados Unidos usem suplementos dietéticos, e que 33% tomem suplementos polivitamínicos/poliminerais. Muitas pessoas acham que esses suplementos dietéticos comprados diretamente na farmácia sem receita são seguros, mas muitos podem causar efeitos colaterais prejudiciais, especialmente se consumidos em doses altas. As vitaminas e os minerais podem causar problemas se forem ingeridos com outros medicamentos. E muitas pessoas não consultam o médico antes de fazer regimes suplementares. Elas fazem uso dos suplementos sem saber das possíveis interações ou efeitos colaterais.

MORRER PARA SER JOVEM

Este assunto me traz à mente um dos casos mais enigmáticos e mais demorados que já investiguei – o de Lisa Aarons, de 49 anos, encontrada morta em sua casa em Orlando, em abril de 2004, numa manhã de segunda-feira. Não havia nada suspeito no local; parecia ser apenas uma morte súbita e inesperada.

A morte de Lisa foi um verdadeiro mistério para mim desde o começo. Pelo que pude observar, aquela mulher esbelta e morena parecia muito saudável. Ela fazia exercícios todos os dias. Seguia religiosamente sua dieta e mantinha o peso ao redor de 55 kg. Não bebia, não fumava e nem usava drogas. Nunca havia mencionado suicídio e nem parecia deprimida. Seu marido, Peter, contou-me que, na manhã de sua morte, por volta das 2h30 da madrugada, foi despertado por um som estranho – um suspiro. Suspeitei que o som pudesse ter sido o último suspiro de Lisa.

Peter saiu para o trabalho como sempre fazia na segunda-feira, achando que sua esposa estava dormindo. Ele não sabia que ela já estava morta.

Durante a autópsia, um enredo incomum começou a tomar forma. Nem o exame interno, nem o exame externo revelaram qualquer coisa que pudesse explicar aquela morte. Não havia evidência de qualquer ferimento, problemas congênitos ou doença. Pelo que se podia dizer, Lisa deveria estar ainda viva. Essas mortes súbitas e inexplicáveis são raras, e a falta de pistas me deixou aborrecida.

Mantive a esperança de que a avaliação microscópica e o exame toxicológico pudessem me dar respostas. O laboratório preparou quase 30 lâminas com amostras do tecido do coração de Lisa. Certas irregularidades nas funções cardíacas podem freqüentemente levar a uma morte súbita. Passei várias horas olhando as lâminas no microscópio, apenas para me decepcionar. Não havia nenhuma anormalidade no coração, fosse na autópsia ou no microscópio.

As amostras dos tecidos e fluidos corporais de Lisa tinham sido enviadas para o laboratório para uma triagem de milhares de substâncias, inclusive drogas, álcool e tóxicos. Mas, para minha surpresa, nenhuma substância suspeita parecia ser a causa da morte. Ainda assim, não queria desistir do caso até concluir que tinha examinado todas as possibilidades. Chamei o marido de Lisa para ver se ele poderia me dar qualquer informação adicional sobre aquela morte repentina. O que percebi foi que ele era um homem muito apaixonado pela mulher. Peter me tratava como se eu fosse a última médica de Lisa, e achei que eu devia isso a ele – ajudá-lo a passar por aquele processo. Em lugar de declarar o caso como morte indeterminada, o que era uma opção, Peter e eu decidimos tentar descobrir a verdade.

Por meio de uma série de telefonemas e encontros pessoais com Peter durante muitos meses, surpreendentes revelações surgiram. Nos dias e nas semanas que antecederam sua morte, Lisa havia demonstrado mudanças de humor. Em vez de demonstrar sua personalidade doce e afável, passou a ter súbitas explosões de irritabilidade. Lisa não estava dormindo direito. Perguntei a Peter sobre o cabelo dela. Nas fotografias, era espesso e cheio, mas parecia fino e desigual na autópsia. Sim, ele me disse, o cabelo dela estava caindo e Lisa tinha começado a usar peruca.

Mas foi a lembrança seguinte de Peter que se mostrou a mais perturbadora de todas – poucas semanas antes de sua morte, Lisa vinha sentindo palpitações.

Para mim, a lista de sintomas desconectados apontava para algum tipo de desequilíbrio hormonal. Mas Peter insistiu que a saúde da esposa era excelente. Enquanto falava sobre o estilo de vida extremamente saudável da mulher, Peter revelou inadvertidamente uma pista que jogou luz no caso: Lisa estava tomando perto de 40 suplementos dietéticos e vitamínicos todos os dias.

Naquele ponto, comecei a suspeitar que os suplementos pudessem estar ligados à sua morte, só por causa da enorme quantidade que ela estava tomando. Com a ajuda do marido, meu próximo passo era determinar quais os suplementos que Lisa tomava e de onde eles vieram. Vasculhamos suas receitas e frascos de pílulas. Descobrimos que ela estava gastando mais de 200 dólares por mês com os suplementos, alguns importados e proibidos nos Estados Unidos. Enquanto examinávamos tudo, um deles se destacou: o DHEA.

O DHEA (abreviatura para desidroepiandrosterona) é um hormônio natural produzido nas glândulas supra-renais (minúsculas bolsas que se situam acima dos rins) e que ajudam a fabricar os hormônios sexuais estrogênio e testosterona. Sua produção cresce rapidamente durante a puberdade, mas cai muito quando envelhecemos. Os fabricantes desses suplementos vinham promovendo o DHEA como a cura para tudo, de obesidade até doenças no coração, inclusive do envelhecimento, algumas vezes com base em débeis evidências científicas. Aquela moda parecia efervescer. Eu também quero ficar jovem; e quem não quer?

Mas sempre que você estimula os hormônios sexuais no organismo, como o DHEA faz, você se arrisca a desenvolver alguns efeitos colaterais bem estranhos. Alguns especialistas sugeriram que grandes quantidades de DHEA, especialmente quando tomadas em conjunto com outros suplementos dietéticos, podem alterar as contrações do coração, fazendo com que ele bata irregularmente. Uma arritmia cardíaca assim poderia ser fatal, mesmo se acontecesse apenas uma vez.

Lisa estava tomando diariamente uma dose sete vezes maior do que a recomendada. Peter também estava usando o mesmo suplemento e também tinha reclamado de palpitações. Suas palpitações terminaram quando ele deixou de tomar DHEA depois da morte de Lisa. Não acho que isso tenha sido coincidência.

Minhas suspeitas de que a morte de Lisa pudesse ter sido causada pela dose excessiva de DHEA permaneceria sendo apenas uma teoria, a menos que eu pudesse provar que ela apresentava níveis anormais de hormônio em seu sistema, na hora da morte. Pedi ao nosso laboratório para checar os níveis de hormônio no sangue. Infelizmente, as amostras do sangue de Lisa estavam degradadas demais para descobrir qualquer sinal de DHEA, e comprovar minha teoria.

Em certas ocasiões, não consigo provar as coisas de modo a não restar dúvida alguma. Neste caso, tive que ler nas entrelinhas e ir em frente, amparada na preponderância de evidências circunstanciais, que incluíam os sintomas de Lisa e os efeitos colaterais conhecidos do DHEA. Uma vez que o suplemento pode afetar o coração, as megadoses desse hormônio, combinadas com outros suplementos, pareciam ter prejudicado o organismo de Lisa. Na noite em que ela morreu, a batida do seu coração estava irregular. Como resultado, o sangue não foi bombeado para os tecidos. O corpo e o cérebro sofreram com a falta de oxigênio, e Lisa morreu de repente. Concluí que Lisa Aarons morreu de arritmia cardíaca causada pelo uso excessivo de suplementos.

Esse caso mostrou uma das ironias mais cruéis da vida. Aqui estava uma mulher que tomava uma quantidade enorme de suplementos dietéticos para se manter jovem e saudável, mas, no fim, eles encurtaram sua vida. Nós precisamos ficar alertas em relação ao que colocamos em nosso corpo. O corpo é uma linda máquina. Ele se regula sozinho na maioria das vezes, particularmente com uma boa nutrição advinda dos alimentos, e não precisa ser entupido de quantidades enormes de suplementos.

O que talvez você não saiba é que, enquanto muitos norte-americanos consideram os suplementos como medicamentos, a lei os trata de maneira diferente. Em 1994, o Congresso americano aprovou uma lei que essencialmente limita a competência do FDA para regular os suplementos dietéticos – lei que foi promulgada depois do lobby feito pelos fabricantes de suplementos. Desde então, o FDA ficou impotente para avaliar a segurança desses produtos antes de serem lançados no mercado.

Acredito que não há problema em se tomar uma cápsula de polivitamínico todos os dias, e talvez de outros suplementos, dependendo da recomendação de seu médico. Porém, há muitos deles que não se sabe exatamente o que são, e ingeri-los pode ser muito prejudicial. A ciência relacionada aos suplementos é complexa e freqüentemente insuficiente. Veja o caso do cálcio, por exemplo. Os suplementos de cálcio são conhecidos por serem úteis e geralmente seguros, porém os comprimidos de cálcio podem aumentar o risco de morte devida a problemas cardiovasculares em mulheres mais velhas. O excesso de vitaminas pode ser tóxico. Por exemplo, altas doses de vitamina E (400 IU por dia ou mais) aumentam o risco de hemorragia, e o excesso de vitamina A pode causar danos ao fígado, queda de cabelos e problemas neurológicos. E até mesmo o óleo de peixe, que reduz o risco de ataques do coração na maioria dos pacientes, foi apontado em um recente estudo como responsável por aumentar o risco de morte súbita em certos pacientes do sexo masculino com problemas cardíacos, pois ele pode causar batimentos irregulares.

Toda terapia, até mesmo com suplementos dietéticos, tem riscos e benefícios. Sempre confira com seu médico se deve tomar ou não esses suplementos. Ingerir grandes quantidades de suplementos nunca substitui uma dieta saudável, e é improvável que eles prolonguem sua vida significativamente.

NÃO FOI O QUE O MÉDICO RECEITOU

IDENTIDADE ERRADA

Lidei com milhares de casos como patologista forense. Certas mortes nunca desaparecem da memória, porque me relaciono com elas em um nível pessoal. Um dia, quando era médica-legista em Bexar County, no Texas, me vi frente ao corpo de um de menino de dez anos, deitado na mesa de aço. Ali estava um caso que me tocaria profundamente. Normalmente, não me envolvo emocionalmente com o meu trabalho, que é achar respostas e propor uma *causa mortis*. As pessoas confiam que eu deixe minhas emoções de lado. Mas nesse caso, não pude evitar o pensamento de que o menino nunca se formaria na escola secundária ou na faculdade, nunca compraria o próprio carro, nunca se apaixonaria e formaria uma família – todos os sonhos que eu acalentava para meu próprio filho de dez anos...

Aquele menino morreu por causa de um erro trágico e terrível. A história de como ele veio parar em nosso necrotério naquele dia, e a forma como foram descobertas as circunstâncias de sua morte, ensinam algumas lições importantes sobre a maneira como os patologistas realizam seu trabalho.

Foi bem difícil, a princípio, determinar o motivo da morte do garoto. Ele apresentava um histórico de asma, e nós especulamos que isso talvez o tivesse matado. Mas depois da autópsia e das análises no microscópio de algumas amostras do pulmão, ficou claro que a asma não era grave o bastante para ser fatal. Então, nos concentramos nos testes de laboratório para tentar descobrir a causa da morte.

O relatório da toxicologia revelou que havia um alto nível de metadona no sangue da criança, o suficiente para matá-la. A metadona é uma droga legal, indicada para ajudar os viciados em heroína. É freqüentemente usada como analgésico, e seu uso ilícito é um problema crescente.

Devia haver algum engano, pensamos. Como uma criança de dez anos conseguiria pôr as mãos em metadona? Aquilo não fazia sentido, assim repetimos os testes. Mais uma vez, deram positivo, apontando para níveis letais do analgésico.

Conversamos com a mãe do menino. Ela usava metadona? Alguém na família usava a droga? A criança estava se comportando mal e a metadona tinha sido uma tentativa para acalmá-la? As respostas foram não, não e não.

Descobrimos que o menino estava em tratamento para o distúrbio de déficit de atenção (DDA) e tomava o medicamento mais usado para esses casos, a Ritalina. Durante vários dias antes de morrer, ele tinha se sentido grogue e sonolento. Preocupada, sua

67

mãe notificou o médico, que sugeriu diminuir a dose de Ritalina pela metade. Ela assim o fez, mas a letargia continuou até o dia em que o garoto foi encontrado morto na cama. Testamos os comprimidos e constatamos que não eram Ritalina. Eram metadona.

O nome genérico da Ritalina é metilfenidato – muito próximo, alfabeticamente, da metadona. O inconcebível tinha acontecido: um erro na farmácia. Esse caso era trágico, embora não mais trágico que muitos outros com os quais lidei. A diferença é que esse me tocou, porque eu era mãe de um menino da mesma idade. Meu coração compadeceu-se daquela mãe, que estava fazendo tudo direito para ajudar o filho, mas, no fim, deu tudo errado por causa de um sistema de saúde às vezes imperfeito. Nunca me esqueci daquele caso.

Infelizmente, essa não é uma ocorrência isolada. As farmácias se enganam. Alguns erros, como um endereço mal escrito, por exemplo, não ferem ninguém, mas muitos outros erros podem causar graves danos, inclusive a morte. Na realidade, o *Institute of Medicine* dos Estados Unidos estima que, anualmente, cerca de 1,5 milhão de pessoas adoece, se machuca ou morre devido ao uso de medicamentos errados. Os relatórios do FDA informam que aproximadamente 10% de todos os erros em relação a medicamentos têm origem na confusão quanto ao nome do remédio, e a Organização Mundial de Saúde (OMS) diz que esse é um problema mundial crucial.

Felizmente, a maioria dos erros é evitável se você ficar atento. Aqui estão algumas das melhores maneiras de proteger a si mesmo e à sua família:

- Quando pegar seu medicamento na farmácia ou no hospital, pergunte: "Este é o remédio que meu médico prescreveu?". Os pesquisadores do *Massachusetts College of Pharmacy and Health Sciences* descobriram que 88% dos erros em relação à medicação envolviam o remédio errado ou a dose errada. Compare o que você anotou no consultório médico com o que foi comprado na farmácia.

- Cuidado com remédios com nomes semelhantes. Houve numerosos relatórios sobre farmacêuticos (e médicos) que confundiram os remédios, levando um grande número de pacientes ao hospital.

- Encontre uma farmácia confiável e compre sempre lá. Pode ser que um farmacêutico que o conheça note algo incomum em sua receita médica.

- Converse sobre sua receita com o farmacêutico, se possível, especialmente se for uma receita nova. Ele pode lhe informar sobre os possíveis efeitos colaterais e interações com outras drogas, além de confirmar que você está com o medicamento certo.

- Lembre-se da cor e forma dos comprimidos que toma regularmente. Isso o impedirá de tomar o medicamento errado. Muitos laboratórios têm website, que conta com fotos dos medicamentos.

- Examine os comprimidos. Grande parte deles apresenta o nome do medicamento gravado. Examine também o rótulo do frasco e verifique se os dados conferem com a prescrição do médico; em caso negativo, notifique o farmacêutico.

- Leia as informações da receita. Se não entendê-las, peça para seu farmacêutico explicá-las.

- Cheque tudo antes de sair da farmácia. Muitas pessoas simplesmente pagam e vão embora. É sabido que os farmacêuticos costumam colocar o medicamento na sacola errada. Ou o balconista pode lhe dar o pedido de outro cliente por engano. Garanta que tudo o que estiver levando seja seu.

- Se você se sentir mal depois de tomar um remédio, informe os sintomas imediatamente a seu médico. Não demore.

Do ponto de vista clínico, os erros de medicamento estão sendo reduzidos pelo uso de prescrições eletrônicas. Os prontuários eletrônicos permitem que o médico envie a receita diretamente para a farmácia por e-mail ou a imprima para fácil entendimento. Um estudo feito em Harvard apontou que o erro de prescrição de remédios caiu pela metade porque os farmacêuticos não tinham mais de decifrar os hieróglifos do médico ou digitar a prescrição no próprio computador. Outra abordagem que está sendo defendida para ajudar a minimizar os erros é fazer o médico indicar a razão do uso de determinado medicamento. É raro que dois remédios que tenham pronúncia similar, ou que sejam soletrados de modo parecido, tenham a mesma indicação.

Essas são inovações maravilhosas para nos proteger de erros relacionados aos medicamentos. Mas, honestamente, são as soluções menos tecnológicas que o impedirão de morrer. Isso significa assumir um papel mais ativo em seus cuidados com a saúde, conhecendo seus medicamentos, monitorando-os e buscando ajuda médica imediata se ficar doente por causa de um remédio.

VOCÊ DEVERIA MUDAR PARA UM MEDICAMENTO GENÉRICO?

Eu economizo onde puder, assim gosto dos medicamentos genéricos porque eles me ajudam a gastar menos com remédios. A economia gira em torno de 30 a 40%, mas pode chegara até 80% em alguns casos. As drogas genéricas têm os mesmos princípios ativos de suas contrapartes mais caras, com marca. Para um medicamento genérico ser aprovado pelo FDA, o laboratório que o produz precisa fornecer dados suficientes que provem que o produto tem o mesmo efeito que aquele com marca registrada. Peça para seu médico escrever o nome genérico ou indicar na prescrição que o farmacêutico pode substituir o remédio de marca por um equivalente genérico. Lembre-se, quando mudar para um medicamento genérico, ele terá cor e aparência diferentes.

CAPÍTULO 3

CÓDIGO AZUL[5]

ERRO FETAL

Com auxílio de um instrumento, comecei a tirar o sangue da cavidade abdominal da menina de 18 anos. Eu quis medir quanto sangue tinha escoado de seu sistema cardiovascular. A quantidade me chocou: uns dois litros, quase metade de todo o sangue do corpo da garota. O que tinha matado a jovem estava claro: ela havia sangrado até morrer. Mas por quê?

A adolescente era Isabel Foster, recém-formada na escola secundária, um espírito independente e ávida dançarina. Isabel decidira estudar teatro musical quando entrou na faculdade no outono. Quando morreu, ainda estava vivendo na casa dos pais – e recuperando-se de um dos eventos mais traumáticos de sua vida: uma gravidez não planejada. Na semana anterior, ela procurara o hospital, reclamando de uma hemorragia vaginal incomum. A equipe hospitalar fez-lhe um ultra-som de útero. O exame não mostrou nenhum embrião, mas o teste de gravidez deu positivo. O médico informou a Isabel que a hemorragia fora causada por um aborto precoce.

Chocada com a experiência, Isabel voltou para casa. Depois de mais dois retornos, seu sofrimento parecia terminado. Então, apenas um dia e meio mais tarde, enquanto assistia à tevê no sofá, Isabel adormeceu. Quando os pais tentaram acordá-la, ela não respondeu. Algo estava terrivelmente errado. O pai de Isabel chamou o serviço de emergência imediatamente. Os paramédicos a levaram rapidamente para o hospital, mas era muito tarde. Isabel já estava

---

5. Atendimento de emergência quando ocorre uma parada cardiorrespiratória. (N. T.)

morta. Foi então que me enviaram seu corpo para descobrir o que tinha acontecido.

A morte súbita de Isabel aturdiu os pais e encheu minha mente de perguntas. Isabel morreu como resultado de uma complicação do aborto? A morte poderia ter sido evitada? Os abortos podem acontecer em até 20% dos casos de gravidez. Eles freqüentemente são o mecanismo natural do corpo para rejeitar um bebê malformado. Embora emocionalmente traumáticos, os abortos normalmente não causam nenhum problema físico. Em raras ocasiões, eles podem causar uma infecção grave, mas estava claro que não fora isso o que matara Isabel.

Durante o exame interno, prestei atenção ao que poderia ter causado a volumosa hemorragia interna da garota. Freqüentemente, a hemorragia interna é causada por uma lesão em um órgão importante, como o fígado ou o baço, ou quando os vasos sanguíneos são feridos ou rompidos por ossos fraturados. Mas no caso de Isabel, suspeitei que a hemorragia estivesse relacionada ao aborto.

Também me perguntei se a garota havia passado pelo procedimento de dilatação e curetagem, em que o médico raspa o revestimento do útero para remover qualquer resíduo da concepção que possa ter sobrado. Nesse caso, as complicações teriam advindo daí. Esse procedimento limita o sangramento e reduz o risco de infecção. Embora seja um procedimento simples, não deixa de ser uma cirurgia, e em até 10% dos casos podem ocorrer complicações, que variam de infecções até lesões uterinas causadas por perfurações. O exame do tecido uterino poderia revelar por que o aborto ocorreu. Se Isabel tivesse passado pela curetagem, a hemorragia intensa poderia ter sido causada pela perfuração de um vaso sanguíneo. Mas sem registros médicos completos, eu não poderia ter certeza de que a garota tivesse passado pelo procedimento.

Aprofundei-me no exame dos órgãos reprodutivos de Isabel em busca de pistas. O útero parecia intacto – nenhuma perfuração causada por curetagem. Em vez disso, achei o culpado a apenas alguns centímetros do útero: um buraco de 1,8 cm em uma das tubas de Falópio. As tubas de Falópio são canais finos que levam os óvulos do ovário para o útero. De alguma maneira, a tuba esquerda de Isabel havia sido rasgada. Percebi imediatamente o que teria causado a ruptura na tuba de Falópio de Isabel – uma gravidez tubária.

A gravidez tubária ocorre quando o embrião se desenvolve fora do útero. A gravidez saudável ocorre dentro do útero, onde há espaço suficiente para o feto se desenvolver. Mas a cada 40 casos de gravidez, o óvulo fertilizado fica preso em uma das tubas de Falópio — ou porque a tuba é muito estreita, por causa de uma cicatriz cirúrgica ou por causa de uma doença sexualmente transmissível. O embrião se implanta sozinho na tuba e, conforme cresce, se aprofunda cada vez mais no canal, até que suas paredes já não agüentam a gravidez e se rompem.

Apesar do risco de uma ruptura fatal, a gravidez tubária nem sempre termina em morte. Isso porque os médicos podem remover o embrião cirurgicamente para que a tuba de Falópio não se rompa. Mas o hospital não havia diagnosticado a gravidez tubária de Isabel. Em vez disso, eles a trataram como se ela tivesse sofrido um aborto de uma gravidez uterina normal.

Isabel não morreu de complicações do aborto, simplesmente porque nunca fez um. Ela também não passou por curetagem, o procedimento que se segue a um aborto e que teria alertado os médicos de sua gravidez tubária. Se ela tivesse recebido o diagnóstico correto, ainda estaria viva. De repente, uma pergunta explosiva surgiu em minha mente: como o hospital poderia ter cometido um erro tão vergonhoso?

Os pais de Isabel nunca processaram o médico ou o hospital, mas, para mim, a conclusão final estava clara. Se a gravidez tubária for diagnosticada corretamente antes que a tuba de Falópio se rompa, não há como morrer disso. Ela é tratável. Não consigo entender como pode acontecer tal fato nos dias de hoje. Realmente, não é meu trabalho culpar ninguém, mas nesse caso, Isabel caiu no buraco existente em nosso sistema médico. Gostaria que alguém tivesse diagnosticado corretamente o problema dessa jovem. Uma morte como essa é sempre devastadora para quem fica, mas é dolorosamente cruel por ser evitável.

Ver pessoas como Isabel Foster morrer de forma tão inesperada mantém a minha humildade. Fico agradecida por estar viva e mais sábia quando observo as muitas coisas que posso fazer para diminuir minhas chances de morrer prematuramente. Casos como o dela também me fazem agradecer à autópsia.

Até mesmo hoje, neste mundo médico de alta tecnologia, a autópsia comum – não a autópsia forense ostensiva que é glorificada na tevê, mas a autópsia rotineira feita nos necrotérios – provê valiosos meios de controle de qualidade e de conhecimento. Ela expõe enganos e maus hábitos, avalia os diagnósticos e os tratamentos, e até ajuda a descobrir novas doenças. Acho que talvez seja a ferramenta mais poderosa da história da medicina, responsável pela maioria de nosso conhecimento de anatomia e das doenças, e permanece vital para o avanço da ciência médica.

As autópsias também podem impedir que os erros médicos se repitam. Como o caso de Isabel Foster exemplifica, os médicos e os hospitais também deixam passar coisas. Mas sem as autópsias, eles não sabem quando deixaram passar alguma coisa fatal e poderão fazer isso de novo. Eles também perdem a chance de aprender com seus erros, e esses erros poderiam ser enterrados para sempre.

COMO NÃO MORRER NO HOSPITAL

A verdade é que a maioria das pessoas entra e sai das clínicas e dos hospitais sem nenhum problema, seja para fazer um tratamento corriqueiro ou uma cirurgia. Mas nesses lugares ainda há riscos, e o hospital pode ser um local perigoso. De acordo com o *Institute of Medicine*, um número impressionante de americanos, entre 44 e 98 mil, morrem a cada ano em conseqüência de erros médicos – diagnósticos errados, tratamentos inadequados, infecções evitáveis, incapacidade técnica e outros –, e tudo isso apenas nos hospitais. Mais gente morre desse modo do que em acidentes de carro, por câncer de mama ou AIDS. Tais erros não são causados apenas por incapacidade. Eles freqüentemente são resultado de falhas de sistema ou institucionais, causadas por problemas de comunicação. Normalmente, um efeito dominó se inicia em um ponto e continua até resultar em um grave problema ou em morte.

Para deixar as coisas ainda piores, nem sempre é apenas um médico que cuida do paciente no hospital; às vezes são vários – o que não é incomum, especialmente se a pessoa estiver muito doente. Deus ama esses médicos, eles estão fazendo tudo o que podem para ajudar, mas algumas vezes parece que ninguém se dá ao trabalho de dizer ao paciente claramente o que está acontecendo. Às vezes, a pessoa nem sabe o nome desses médicos enquanto permanece no hospital. E, com bastante freqüência, o primeiro médico que atendeu o paciente não continua a acompanhar o tratamento.

Com tantas coisas passíveis de dar errado em um hospital, o doente pode se sentir desamparado e descontrolado. É possível dizer, a partir de minha experiência, que uma das melhores coisas que você pode fazer para proteger sua saúde no hospital é tomar a devida precaução sempre que tiver de ser submetido a qualquer espécie de cirurgia ou procedimento. Não seja passivo quando se internar no hospital. Tenha um papel ativo em relação ao seu tratamento, para eliminar pelo menos alguns dos riscos. Aqui estão algumas sugestões do que fazer.

PROCURE HOSPITAIS EM QUE CONFIA

Mesmo que você tenha um plano de saúde particular, provavelmente poderá escolher entre alguns dos hospitais associados. Se for assim, escolha aquele onde o tratamento ou a cirurgia de que você precisa já tenham sido realizados em vários pacientes. Os estudos mostram que os pacientes tendem a obter melhores resultados quando são tratados em hospitais que têm grande experiência no tratamento da doença que os acomete. A prática freqüente sempre evita muitos erros.

E onde obter essa informação? Em primeiro lugar, investigue

a acreditação do hospital. Descubra se ela atende aos padrões de acreditação determinados por alguma entidade respeitável[6].

Se você precisa fazer um procedimento especial, ligue para cada hospital e pergunte com que freqüência ele realiza aquele procedimento. Se os hospitais não mantiverem registro, procure a Secretaria de Saúde e pergunte se eles têm essa informação. Faça a mesma coisa em relação ao cirurgião. Se a informação ainda não estiver disponível, pergunte aos cirurgiões que você está considerando com que freqüência eles realizam o procedimento por ano, quantas vezes fizeram isso em sua carreira e qual a taxa de infecção desses procedimentos.

CONTE SUAS ALERGIAS PARA TODO MUNDO

REAÇÃO FATAL

Adrienne Michaels, uma mulher de 56 anos, de Kissimmee, na Flórida, escorregou no chuveiro e sofreu uma fratura de compressão na coluna. Tais fraturas, na verdade, são lesões agudas na medula espinhal e são extremamente debilitantes. Um dos tratamentos mais promissores para corrigir esse tipo de fratura chama-se vertebroplastia, em que um tipo de cimento (feito de acrílico) é injetado na vértebra para estabilizá-la. Foi isso que Adrienne fez.

Logo depois do procedimento aparentemente rotineiro, Adrienne morreu inexplicavelmente. Para descobrir o motivo, tive de levar em conta seus sintomas anteriores à morte, em conjunto com aquilo que descobri durante a autópsia. No caso de Adrienne, informaram-me que ela havia reclamado de um caroço na garganta. Momentos mais tarde, ela passou a respirar com dificuldade e logo perdeu a consciência. Em minutos, Adrienne sofreu uma parada respiratória e, então, seu coração parou.

O que aconteceu com ela chama-se anafilaxia, um violento ataque do sistema imune do organismo, normalmente em respos-

---

6. No Brasil, uma das instituições é a ONA, Organização Nacional de Acreditação: www.ona.org.br (N. T.).

ta a alguma substância ingerida ou injetada. Ele é tão avassalador que pode deixar virtualmente todos os sistemas do corpo em colapso, e tão feroz que o paciente pode morrer em minutos, mesmo que receba o melhor tratamento médico. Outros sintomas que sinalizam essa reação incluem coceiras, náuseas e vômito. Os sintomas de Adrienne, em conjunto com o que descobri na autópsia, contaram toda a história: ataque cardíaco causado por uma reação alérgica ao cimento acrílico.

As alergias e as reações podem ser um problema grave e às vezes fatal, e algumas delas são desconhecidas, como esse caso ilustra. É provável que seu médico ou a enfermeira perguntem, mas mesmo assim informe a eles sobre suas alergias a medicamentos ou a outros produtos químicos, como antibióticos, tintura de contraste, aspirina ou látex, e faça isso assim que for hospitalizado: não se esqueça de nada.

O QUE VOCÊ PODE CONTRAIR NO HOSPITAL

Os hospitais dos Estados Unidos estão equipados com as mais recentes tecnologias e equipamentos médicos para ajudar você a ficar bem. Infelizmente, eles também estão repletos de bichinhos sórdidos – que não são do tipo que vive no jardim ou no quintal. Estou falando sobre os vírus e bactérias que podem deixar você gravemente doente. Acho que não existe nenhum lugar onde se tenha mais probabilidade de adoecer do que em um hospital. De acordo com os *Centers For Disease Control and Prevention* (CDC), existe 1,7 milhão de casos de infecções por ano associadas a serviços de saúde, e isso é um bom motivo para ficar atento caso se torne paciente de um hospital.

MORTO AO CHEGAR

Não faz muito tempo, fiz a autópsia de um homem de negócios de Chicago, de 34 anos, chamado Hunter Burke, que estava participando de uma convenção em Orlando. Ele se sentiu mal, com fortes dores nas costas, e ligou para seu médico para contar o que acontecera. Tudo o que o médico fez foi receitar ibuprofeno e paracetamol. Ele seguiu as ordens médicas, mas sem resultado. Hunter ficou tão mal que chamou a emergência. Na ambulância, sofreu uma parada cardíaca e chegou morto ao hospital.

Sua morte assombrou todo mundo, inclusive a mim. Ele era jovem e musculoso – jogava rúgbi – e morrera tão subitamente, sem nenhuma razão aparente. O dia em que seu corpo chegou ao necrotério estava atipicamente calmo, então peguei o telefone e liguei para sua esposa, para conseguir algumas informações sobre o rapaz, embora normalmente meus investigadores façam isso. A esposa confirmou que ele sempre tivera boa saúde, embora uma coisa estranha tivesse ocorrido há várias semanas. Hunter tinha sido mordido por uma aranha, mas a picada já estava melhor, supostamente por causa do uso de antibióticos. A picada tinha sido nas costas e ele vinha reclamando de dores naquele local desde então.

Então, lá estava Hunter Burke, deitado na mesa de aço inoxidável de meu necrotério. Acredite se quiser, mas algumas pessoas têm boa aparência, mesmo quando estão mortas; já outras ficam horríveis, como se estivessem profundamente doentes, e Hunter era uma delas. A pele estava salpicada de manchas difusas, diferente da típica descoloração arroxeada conhecida como lividez, na qual as células sanguíneas se depositam de acordo com a força da gravidade. Havia ainda um material marrom escuro na boca que se parecia com borra de café, o qual nós, médicos, denominamos de vômito de borra de café, um vômito de sangue com pequenos coágulos de cor castanho-avermelhada, resultado do sangue parcialmente digerido. Ele costuma ser um sinal de hemorragia gastrointestinal.

Enquanto iniciava a autópsia, comecei a listar mentalmente algumas teorias preliminares para o caso de Hunter. A dor nas costas podia indicar uma série de problemas, como um aneurisma na aorta ou uma doença nos rins. Ou talvez uma ruptura retardada do baço, causada por uma pancada enquanto jogava rúgbi. O baço fica próximo da superfície do corpo e uma forte pancada, muito comum em esportes de contato, poderia muito bem ter causado uma lesão grave nesse órgão, o mais suscetível de todos os órgãos abdominais. Esse caso parecia uma daquelas latas sem rótulo que temos no armário da cozinha. Você pode sacudi-la um pouco, tentar adivinhar o conteúdo pelo seu tamanho, mas nunca saberá o que tem dentro se não abri-la.

Então, foi isso o que fiz. A maioria de seus órgãos internos parecia bem, exceto seus pulmões. Foi lá que percebi o primeiro sinal de problemas: eles pareciam contaminados. Pincelei as paredes e colhi amostras do sangue para que o laboratório pudesse preparar uma cultura e identificar se existia algum agente infeccioso crescendo no tecido. Também colhi algumas amostras para olhar no microscópio.

Depois, removi os intestinos, para que pudesse dar uma olhada melhor no retroperitônio, o espaço anatômico que fica atrás da cavidade abdominal. Lá também encontrei uma infecção terrível. Ela havia causado um abscesso cheio de pus no músculo psoas, que corre do baixo ventre até a coxa. O pus estava escoando para todos os lugares. O quadro completo sugeria uma grave infecção.

Também colhi algumas amostras do músculo. Tinha um palpite sobre que tipo de infecção era aquela, já que 80% das infecções que atacam o músculo psoas são de um mesmo tipo, mas preferi esperar os microbiologistas estudarem as culturas do tecido e do sangue.

De volta a meu escritório, coloquei as lâminas no microscópio, girei o botão para ajustar o foco e vasculhei a paisagem celular. O que vi confirmou aquilo de que já suspeitara durante a autópsia. O tecido muscular estava necrosado (ou morrendo), inflamado e repleto de células brancas que lutavam contra a infecção. A infecção fervilhava em Hunter Burke. Mas foi a forma da bactéria que confirmou a causa da infecção. Elas se agrupavam como minúsculos cachos de uva – prova de uma infecção por estafilococo (a palavra grega "staphyle" significa "cachos de uvas"). Alguns dias mais tarde, o resultado das culturas deu positivo para estafilococo, mas não de qualquer tipo.

SARM: A BACTÉRIA SUPER-RESISTENTE

Embora Hunter Burke não soubesse, a mancha vermelha nas costas, que tanto ele quanto seu médico acharam ser a picada de uma aranha, era o primeiro sinal de que seu organismo estava afetado por um tipo de bactéria potencialmente perigoso, conhecida como SARM (*Staphylococcus aureus* resistente à meticilina), um tipo de estafilococo resistente à maioria dos antibióticos que existe hoje. Por isso, as infecções por SARM são difíceis de ser tratadas. Uma vez em sua circulação sanguínea, Hunter desenvolveu uma grave septicemia. A pressão sanguínea caiu, o coração parou, e ele morreu.

A SARM, inicialmente localizada em hospitais e enfermarias, espalhou-se pelas comunidades. É possível contraí-la por contato físico direto e, raramente, pelo ar. Uma pessoa pode se contaminar ao pegar toalhas, lençóis, roupas, bandagens e outros artigos que foram contaminados por uma pessoa infectada. No início, a infecção fica do tamanho de uma espinha e freqüentemente é diagnosticada por engano como uma picada de aranha. Pode ser nada além de uma infecção chata ou se transformar em um monstro, espalhando-se rapidamente até tornar-se fatal.

Suspeitei que Hunter Burke tivesse pegado a infecção de outro jogador de rúgbi, já que a SARM tende a infectar pessoas que entram em contato físico íntimo, como membros de times esportivos, recrutas, crianças em creches, pacientes nos hospitais e enfermarias e prisioneiros nas cadeias. Logo que a SARM causou a infecção de pele em Hunter, ela passou despercebida para a circulação sanguínea e se estabeleceu no psoas, um músculo que poderia estar desgastado pelo rúgbi, portanto mais vulnerável. Quando um tecido está danificado, é um convite irresistível para o estafilococo. Depois de se banquetear no psoas e criar o abscesso, o estafilococo se espalhou pela corrente sanguínea com incrível rapidez, debelando suas defesas e matando Hunter. Deixando de lado as histórias assustadoras, há maneiras de prevenir a contaminação pela SARM, tanto na comunidade quanto no hospital.

A melhor proteção contra a SARM, ou contra qualquer outra contaminação hospitalar, é um simples hábito de higiene: lavar as mãos. Algumas vezes, a quantidade de bactérias sob as unhas é maior do que em toda a mão. Felizmente, nesta época em que os antibióticos estão se tornando cada vez menos eficazes, o hábito de lavar as mãos continua sendo uma notável defesa contra a propagação de infecções. Não deixe que as pessoas toquem em você antes de tê-las visto lavar as mãos. Isso serve para qualquer um, inclusive médicos e enfermeiros.

Faz alguns anos, corri com meu filho Eric para a emergência, onde ele levaria alguns pontos na boca. Ele tomara uma pancada tão forte jogando basquete que lhe arrancara dois dentes. Havia três pessoas na sala de exames: uma tossindo, outra com um termômetro na boca e outra com um talho na perna. Quando entramos, a enfermeira retirava o termômetro, começava a verificar os pulmões daquele que tossia e examinava a perna no outro. Então, quando nos viu chegar, dirigiu-se a Eric para olhar seu machucado, mas eu não deixei que ela chegasse mais perto. A enfermeira não tinha lavado as mãos entre um paciente e outro, e isso era repugnante! Saímos de lá o mais rápido que pudemos e fomos procurar outro lugar.

Enquanto estiver no hospital, peça às pessoas que cuidam de você que lavem as mãos – mesmo antes de vestirem as luvas de proteção. Se as mãos não estiverem limpas, as luvas também poderão ficar contaminadas.

O gel é mais fácil de usar do que água e sabão, e geralmente é muito eficaz para matar as bactérias. E os dosadores de gel costumam ser colocados em locais convenientes, dentro ou do lado de fora do quarto, ao lado da porta. Por conta dos incontáveis problemas de infecções hospitalares em todo o mundo, não há desculpa para que os profissionais de saúde não cuidem o me-

> **VIRE O JOGO:** Cuidado com as gravatas dos médicos
>
> As gravatas balançam, fazendo contato com vários objetos, e são manipuladas por aqueles que as usam. Isso é um problema. Elas acabam sendo o local de colônias de bactérias e raramente são lavadas – e é por essa razão que meu marido não usa gravata durante suas rondas no hospital.

lhor possível da higiene das mãos.

CLOSTRIDIUM DIFFICILE: UMA BACTÉRIA QUE SE COMPORTA MAL

O *Clostridium difficile* é um bichinho odioso que às vezes inflama o cólon do paciente mesmo depois de ele tomar antibióticos. Mesmo algumas pessoas saudáveis, cerca de 2%, abrigam no cólon o *Clostridium* juntamente com outras bilhões de bactérias, mas a maioria contrai a bactéria durante sua estada no hospital.

Ele é normalmente inofensivo até que uma terapia indiscriminada de antibióticos mate as bactérias normais do intestino, poupando o *Clostridium*. A bactéria, então, parte para a ação, proliferando-se rapidamente e produzindo toxinas que atacam o cólon. O resultado é diarréia, inflamação na mucosa do cólon (colite) e, às vezes, morte. Os médicos podem tratar a maioria dos casos parando o antibiótico e prescrevendo outros que sejam eficazes contra o *Clostridium*. Alguns pacientes, porém, precisam da remoção de urgência de todo o cólon como um último esforço para salvar sua vida. A pessoa pode se infectar ao tocar superfícies ou objetos que contenham quantidades microscópicas de esporos de *Clostridium* oriundos de fezes contaminadas, e depois colocar a mão na boca ou nas mucosas. Os profissionais de saúde podem levar as bactérias a outros pacientes ou contaminar as superfícies com a mão.

Infelizmente, há uma nova e altamente virulenta linhagem de *Clostridium*, que produz muito mais toxina que suas antecessoras e é altamente letal. Essa versão perigosa da bactéria torna ainda mais necessário que as pessoas contaminadas pela bactéria ou aqueles que cuidam desses pacientes lavem bem as mãos com água e sabão depois de qualquer contato com material infectado, evitando, assim, a propagação do germe ou mesmo sua própria contaminação. Também é importante que os médicos e pacientes trabalhem juntos para usar antibióticos com mais cuidado – um acordo que seja mais criterioso do que o adotado atualmente – e reservá-los para situações em que eles sejam realmente necessários.

Para proteger os pacientes do *Clostridium*, alguns médicos dão a eles doses de suplementos probióticos após o uso de antibióticos. Os probióticos são suplementos dietéticos ou alimentos, como iogurte, que contêm bactérias boas, benéficas, normalmente encontradas no organismo. Esses microorganismos podem ajudar na proteção contra as bactérias prejudiciais, pois eles mantêm a população bacteriana mais resistente.

ENFRENTE A PNEUMONIA

A pneumonia é outra infecção hospitalar comum e pode ser muito grave. Este foi o caso de Barry Miller, de 72 anos, um de meus vigias quando eu trabalhava no Texas. Ele caiu do trem quando viajava de Dakota do Norte para o Novo México e bateu a cabeça, mas não havia nenhum outro ferimento significativo, seja interna ou externamente. Foi levado ao hospital de San Antonio de helicóptero, e seu estado era tão grave que ele foi ligado a um respirador artificial, porque não conseguia respirar sozinho. Mais tarde, os médicos lhe fizeram um procedimento conhecido como traqueostomia, por meio do qual um tubo é deslizado pela garganta até a traquéia, para que o respirador artificial possa bombear mais oxigênio nos pulmões. Apesar do tratamento emergencial e dos cuidados adequados que recebeu na UTI, Barry Miller nunca recobrou a consciência. E depois de duas semanas no hospital, morreu.

Enquanto executava a autópsia, descobri que os pulmões de Barry estavam cheios de pus e fluidos, e deduzi que ele tinha contraído pneumonia, uma infecção pulmonar geralmente grave. As pessoas que estão ligadas a respiradores artificiais correm grande risco de contrair infecções pulmonares porque os tubos do aparelho driblam as defesas normais do trato respiratório e abrigam bactérias e outros microorganismos. Até cerca de 30% desses pacientes desenvolvem pneumonia e até 50% deles morrem por causa da infecção. No caso de Barry, a infecção não era apenas grave: foi ela que o matou, no final das contas.

Quanto ao motivo pelo qual caiu do trem, concluí no final da autópsia que ele havia sofrido um ataque cardíaco maciço. Foi isso o que desencadeou a série de eventos. Barry, provavelmente, sentiu falta de ar, saiu para respirar um pouco, desmaiou e caiu do trem. Foi hospitalizado, ligado ao respirador artificial e contraiu pneumonia. O tipo de pneumonia de Barry, associado ao respirador artificial, é o mais comum e mortal, mas qualquer pessoa hospitalizada pode contrair pneumonia por uma série de motivos. Durante o período em que um paciente se recupera de uma cirurgia ou de qualquer outro tratamento, ele naturalmente respira mais superficialmente já que, deitado de costas, a respiração mais profunda pode ser dolorida. Depois da cirurgia, o tecido pulmonar poderá entrar parcialmente em colapso – uma complicação chamada atelectasia –, o que aumenta os riscos adicionais de pneumonia. Muitos pacientes hospitalizados sofrem uma alteração no tipo de bactéria que vive na boca e na garganta. Essas novas bactérias podem causar infecções. São esses os fatores que permitem que a bactéria causadora da pneumonia consiga atacar.

Então, quais são as maneiras de minimizar os riscos hospitalares? Respirar profundamente é uma delas, e a equipe do hospital deve fornecer ao paciente um aparelho chamado espirômetro – a pessoa deve soprá-lo várias vezes ao dia para fortalecer a capacidade pulmonar. Assim que possível, o paciente deve se levantar da cama e caminhar pelo hospital com a ajuda de alguém. Deve fazer isso diversas vezes ao dia. A movimentação evita a atelectasia. Se necessário, um terapeuta ensinará o paciente a respirar, o que pode fazer uma grande diferença para a saúde dos pulmões. E, como sempre, lavar as mãos continua essencial.

INFECÇÕES URINÁRIAS

As infecções do trato urinário são o tipo mais comum de infecção hospitalar. As bactérias podem entrar pelos cateteres urinários do paciente – e essas infecções podem ser desanimadoramente persistentes. Os cateteres urinários também limitam a mobilidade e, às vezes, as pessoas se referem a eles de forma divertida, como controle de ponto. Ficar amarrado a um cateter urinário, porém, não é nada divertido, já que a imobilidade enquanto se está hospitalizado aumenta o risco de coágulos, pneumonia e perdas musculares.

Embora o cateter urinário seja imprescindível em diversos casos, quanto mais tempo ele ficar inserido, maior o risco de a pessoa contrair uma infecção ou ter qualquer outra complicação. É possível evitar o uso do cateter e eliminar o risco de infecção no trato urinário usando fraldas ou uma comadre.

UMA INFECÇÃO SOBRE A QUAL NINGUÉM FALA

Enquanto uma pessoa está internada no hospital, é possível que ela tenha de tomar freqüentes medicações intravenosas e fazer transfusões de sangue e reposição de fluidos e/ou nutrientes através de um cateter venoso central colocado em uma das artérias principais. Esse cateter pode ficar inserido durante dias ou meses, dependendo do tipo de cateter necessário.

O cateter venoso central é essencial para prover os cuidados necessários durante a hospitalização, mas ele pode ficar contaminado caso as bactérias cresçam dentro ou ao redor dos fios, podendo espalhar-se na corrente sanguínea. Para prevenir esse tipo de infecção, a equipe do hospital adota vários procedimentos, como lavar as mãos, mudar as bandagens ao redor dos cateteres e garantir que eles não fiquem inseridos em uma artéria mais tempo que o necessário.

Você também pode ajudar. Tenha certeza de que a equipe do hospital lava as mãos antes e depois de mexer nos cateteres. Não tenha medo de lembrá-los de fazer isso. Observe como a equipe limpa sua pele antes de inserir o cateter e que medidas tomam para baixar o risco de infecção. Evite se contaminar; não toque nos cateteres ou em outros tubos, já que os medicamentos e fluidos são injetados através de acessos venosos e cateters inseridos nos braços.

ANESTESIA: COMO EVITAR OS PERIGOS

Assim como muitos pacientes, eu também acho a anestesia o aspecto mais amedrontador de uma internação hospitalar. O que me incomoda é a perda de controle e de consciência. Ser colocada para dormir por meio de uma anestesia geral é como andar de avião: você põe sua vida temporariamente nas mãos de uma pessoa que você espera que seja bem experiente.

Hoje em dia, no entanto, a anestesia está muito segura, graças aos avanços da anestesiologia, inclusive as centenas de novos e mais seguros anestésicos. Os anestesiologistas também monitoram os pacientes mais de perto. Existe um bom controle de qualidade antes e depois que um paciente é anestesiado – controle de qualidade de altos padrões que são considerados modelo para melhorar a segurança do paciente em todas as áreas de cuidados médicos.

Embora o risco de complicações seja baixo, tome algumas precauções. Peça para se encontrar com o anestesiologista para conversar sobre as suas opções. Certos procedimentos médicos requerem apenas anestesia local, enquanto outros exigem anestesia geral. Revise as vantagens e desvantagens de cada uma.

Algumas pessoas são alérgicas a certos anestésicos, embora isso seja raro. Informe ao médico se algum membro de sua família alguma vez sofreu uma reação a qualquer anestésico. Caso você suspeite que possa correr risco, faça alguns testes antes da cirurgia. Garanta que seus médicos saibam quais medicamentos você está tomando, inclusive suplementos dietéticos e medicamentos que não exijam prescrição médica. Também informe ao médico caso você beba muito (mais de alguns poucos drinques na maioria dos dias da semana). Para quem bebe muito, a abstinência do álcool pós-operatória pode levá-lo a correr risco de vida. Mais uma dica: se você fuma, pare de fumar pelo menos duas semanas antes da cirurgia. Isso vai ajudar seus pulmões a se adaptarem melhor aos efeitos da anestesia.

O QUE VOCÊ DEVE SABER ANTES DE ENTRAR NA FACA

A cirurgia pode transcorrer normalmente, mas algumas coisas também podem dar errado. Um caso que me é memorável, porque a mulher parecia estar com ótima saúde, foi o de Sandra Collins, uma aposentada de 84 anos. Normalmente, quando o morto tem mais de 65 anos e não há sinais de trauma nem circunstâncias suspeitas e o local da morte está inalterado, eu peço um teste toxicológico e mais nada. Não faço uma autópsia completa. Mas Sandra tinha um enorme inchaço suspeito na parte de trás da cabeça. Ela havia sido encontrada morta no fim de um lance de escadas, do lado de fora de seu prédio.

Quando examinei o corpo, ele parecia mais com o de uma pessoa que poderia subir degraus do que com o de alguém encontrado inerte no final da escada. Ela estava em ótima forma e obviamente tomava muitos cuidados com a saúde. Os amigos e familiares confirmaram que ela era cheia de vida para a sua idade. De fato, Sandra dizia que planejava viver até os 104 anos, e todos acreditavam nisso. Achar que ela havia morrido de causas naturais não parecia correto, pelo menos para mim. Eu precisava descobrir o que havia causado o inchaço na cabeça. Será que alguém batera nela ou ela tinha caído por acidente?

Depois que abri o crânio de Sandra, achei evidências de um trauma cerebral. Em primeiro lugar, ela apresentava um hematoma subdural, um acúmulo de sangue que ocorre quando uma veia se rompe e o sangue se deposita entre o cérebro e o crânio. Em segundo, o crânio estava fraturado. Foi a fratura que a matou, mas o que havia causado a pancada?

O próprio ferimento me deu a resposta. Dentro do crânio de Sandra, diretamente abaixo do local da fratura, e do lado direito da parte de trás da cabeça, observei uma pequena contusão no cérebro. Mas havia uma grande contusão na parte esquerda dianteira do cérebro, do lado exatamente oposto à fratura. Quando existe uma contusão no lado oposto de onde a cabeça bateu, chamamos de contragolpe. Ele se dá quando o cérebro bate no lado oposto do crânio de onde o impacto aconteceu. A lesão me disse que Sandra havia morrido porque sua cabeça se chocou contra alguma coisa, e não porque alguma coisa se chocou contra sua cabeça. Uma pancada no crânio causada por um assaltante teria produzido um ferimento muito diferente. O de Sandra era bastante condizente com uma queda. Ela tinha caído do lance de escadas e sofrido uma lesão fatal na cabeça.

Mas não considerei o caso encerrado. Ainda existia uma pergunta em aberto: por que Sandra Collins tinha caído? Fui atrás dos amigos de Sandra e de seus familiares, em busca de pistas. A primeira pessoa com quem conversei foi Elizabeth, uma de suas amigas mais íntimas. Na medida em que Elizabeth compartilhava informações sobre a vida de Sandra, acabou revelando um detalhe surpreendente sobre os últimos dias da aposentada. Aquele era o elo perdido, e não constava dos registros médicos. Sandra tinha passado por algum tipo de cirurgia a laser para corrigir a visão. A cirurgia não tinha corrido bem e deixou Sandra quase cega.

As outras peças do quebra-cabeça encaixaram-se facilmente. Na noite em que Sandra morreu, ela saiu de seu apartamento no segundo andar e, com a visão prejudicada, perdeu o equilíbrio e caiu para trás, batendo a parte de trás da cabeça no degrau. Dentro da cabeça, o cérebro de Sandra chicoteou para a frente, batendo contra a parte frontal do crânio. Foi essa batida que criou o contragolpe fatal.

Para a maioria das pessoas, a cirurgia a laser melhora consideravelmente a miopia, o astigmatismo e a presbiopia. Porém, para alguns outros desafortunados como Sandra, essa cirurgia piora a visão para sempre.

Toda cirurgia contém riscos, mesmo as mais comuns e rotineiras das quais se ouve falar diariamente. Avalie os riscos, as alternativas e os prognósticos com seu médico – e adote os passos seguintes para diminuir a chance de um erro cirúrgico e evitar complicações:

- Avalie quais são os riscos e como eles podem ser minimizados.

- Garanta que você, seu médico e o cirurgião saibam exatamente o que será feito.

- Faça com que seu médico marque suas iniciais diretamente no local que será operado, antes da cirurgia. Dessa forma, será menos provável que seu caso seja parte da manchete: "Médico remove o rim errado".

- Quando uma enfermeira vier lhe dar um remédio, pergunte o que é e por que você precisa dele. Faça com que ela cheque a sua pulseira de identidade e veja se ela confere com a prescrição. Tomar medicamentos errados é um fato muito comum nos hospitais.

- Peça a um membro da família ou a um amigo para ficar com você, caso não possa manifestar suas opiniões sozinho.

- Fale sempre que tiver dúvidas ou preocupações. Você tem o direito de questionar qualquer um que esteja envolvido em seus cuidados médicos.

- Para minimizar o risco de infecções nas feridas cirúrgicas depois da cirurgia (que representam cerca de 20% de todas as infecções hospitalares), preste atenção nas recomendações dos cirurgiões relacionadas a como cuidar delas. Os médicos também fazem sua parte para prevenir infecções, lavando as mãos cuidadosamente, usando luvas e aventais, preparando a pele antes da operação e prescrevendo antibióticos para prevenir infecções. Alguns procedimentos relativos a situações particularmente propensas a infecções, como a substituição de articulações, devem ser realizadas dentro de espaços esterilizados ou a equipe cirúrgica deve vestir roupas de astronautas.

- Hemorragias não controladas depois da cirurgia podem ser outra séria complicação. Felizmente, o sangramento depois de uma cirurgia não é mais o problema que já foi, devido a técnicas cirúrgicas aprimoradas. Mesmo assim, há maneiras de diminuir os riscos. Informe a seu médico sobre todas as medicações e vitaminas – incluindo suplementos e fitoterápicos – que você usa. Medicamentos comuns como ácido acetilsalicílico e ibuprofeno podem afinar seu sangue, aumentando o risco de hemorragia. A mesma coisa faz a vitamina E, o alho, o Ginkgo biloba e muitos outros suplementos dietéticos. É muito provável que seu médico peça que você pare de tomar qualquer medicamento ou suplemento que possa causar esse efeito uma ou duas semanas antes da cirurgia.

- No ato da alta do hospital, pergunte ao cirurgião qual o tratamento que fará em casa e que tipo de precauções deverão ser tomadas. É importante saber desde quais os remédios que você tomará até a data em que poderá retomar suas atividades normais. Peça que essas instruções sejam feitas por escrito. Revise todas as informações e certifique-se de que você compreendeu tudo.

NÃO FIQUE PARADO: PREVINA COÁGULOS MORTAIS

Uma pessoa internada em um hospital corre outro risco grave, o de desenvolver uma trombose venosa profunda (TVP), — um coágulo sanguíneo que se forma nas pernas ou na pélvis quando a circulação venosa (o sangue que retorna ao coração) fica comprometida. Ela pode acontecer durante longos vôos de avião, mas o maior perigo é depois de uma cirurgia. A TVP, que pode ser descoberta pelo ultra-som e por exames de sangue, torna-se uma ameaça à vida quando parte do coágulo da perna ou da pélvis se desprende e migra pelas artérias dos pulmões, baixando os níveis de oxigênio do sangue. Se for grande o bastante, o coágulo pode reduzir ou parar os batimentos do coração. Essa complicação, chamada embolia pulmonar, pode causar morte instantânea. A cirurgia amplia os riscos de TVP por algumas razões. Ficar imobilizado na cama retarda a circulação venosa, e o sangue pode ficar propenso a se acumular e coagular nas pernas. O trauma da cirurgia em si também aumenta as probabilidades da coagulação do sangue.

Felizmente, o uso cuidadoso de anticoagulantes e da compressão pneumática intermitente nos hospitais podem evitar o risco de TVP sem aumentar o risco de hemorragias. Sendo assim, você deve sempre perguntar se irá receber os tratamentos preventivos. Todos os hospitais fornecem esse tipo de tratamento, mas deslizes ocasionais podem deixar um paciente que esteja no pós-operatório ou imobilizado desprotegido.

Outro método para reduzir o risco de TVP pode ser feito pelo paciente ainda no hospital. É preciso que ele se movimente o máximo que puder antes e depois da cirurgia. Caminhe logo que for possível, para manter o sangue circulando nas veias e evitar que ele se acumule em um único local. Se for apropriado, use meias cirúrgicas elásticas. Elas comprimem as veias para manter o sangue circulando.

CUIDADO COM OS ESCORREGÕES FATAIS

As quedas dentro do hospital podem causar ferimentos e até a morte – por isso os médicos provavelmente avaliarão seu risco de queda depois de interná-lo. Seu risco aumenta de acordo com os medicamentos que você estiver tomando. Sedativos, narcóticos ou anestésicos, por exemplo, podem torná-lo um candidato a quedas, e você provavelmente ficará sob observação para evitar quedas e escorregões. Laxantes e diuréticos também estão ligados a fatores de risco de quedas. Se você estiver tomando vários remédios, será imediatamente considerado de alto risco.

Mas você pode se proteger. Deixe o botão para chamar a enfermeira bem a seu alcance e garanta que as grades da cama estejam colocadas do modo apropriado. Garanta ainda que limpem seu quarto de uma maneira que evite tropeções. Use chinelos antideslizantes ao caminhar pelo quarto. Se sofrer de incontinência urinária, peça para colocarem uma comadre ao lado da cama.

DÁ PARA CONFIAR NOS RESULTADOS DO LABORATÓRIO?

Você provavelmente pressupõe que seu médico leia corretamente os resultados de seus exames. Todos os anos são realizados bilhões de exames de laboratório nos Estados Unidos, seja em clínicas, nos hospitais ou nos próprios consultórios médicos. Na grande maioria dos procedimentos não há problemas: os resultados são precisos e corretos tanto para os médicos quanto para os pacientes. Mas técnicos e médicos cometem erros ao realizar e interpretar os exames. Por causa do grande volume de exames e da margem de erro inerente ao ser humano, não é possível garantir 100% que não haverá engano na interpretação dos exames. Às vezes, um erro pode ter implicações de longo alcance.

Foi precisamente isso que aconteceu a Richard Taylor, um balconista de 29 anos e fã de futebol, que morava na região sudoeste de San Antonio. Conhecido como um carismático mentor pelos adolescentes locais, Richard promovia a construção de campos de futebol em sua comunidade, de forma que as crianças tivessem mais lugares onde praticar esse esporte tão popular.

Uma noite, depois de assistir à tevê, Richard reclamou de dores no peito. Uma hora depois, ele deu entrada em um hospital de San Antonio. Enquanto estava sozinho e esperando pelo atendimento em uma sala de triagem, sofreu uma convulsão e caiu no chão. Depois de ser levado rapidamente para a UTI, os médicos descobriram que Richard tinha sofrido um ataque cardíaco. A equipe do hospital e seus familiares ficaram chocados, porque ele era muito jovem e aparentemente saudável. Na seqüência, veio outro choque: o exame de urina revelou a presença de um estimulante perigoso – a anfetamina. A anfetamina e sua droga irmã, a metanfetamina, são estimulantes altamente vicadores que traumatizam o sistema nervoso central. As anfetaminas têm um papel legítimo no tratamento de certas doenças, mas Richard nunca tinha recebido uma receita médica para usar a droga. E, quando usadas em excesso, as anfetaminas podem provocar convulsões e até ataques cardíacos.

Depois de uma semana em coma, Richard faleceu. Em sua certidão de óbito, o hospital escreveu "ataque cardíaco devido a uso de anfetamina". A mãe protestou. Ela reclamou que o filho nunca usara drogas de nenhum tipo e se manteve inflexível quanto a isso. Para evitar o estigma de uma morte relacionada ao uso de drogas sobre o nome do filho, ela queria que a história fosse esclarecida. O corpo de Richard foi transferido ao meu necrotério, e a responsabilidade de dizer quem estava certo – o hospital ou a mãe aflita do jovem – passou a ser minha.

Para começar, realizei um exame externo completo, enquanto procurava qualquer evidência que pudesse indicar o uso de drogas, como rastros de droga recentes, contusões minúsculas ou ulcerações na pele dos braços e dos pés. Não achei nada. Porém, ele poderia ter tomado a droga por via oral.

Logo, tive de olhar dentro do corpo, onde outros sinais de uso de droga poderiam ter deixado algumas pistas. Inspecionei cada um dos órgãos de Richard e colhi amostras de fluidos corporais. Estava particularmente interessada em examinar o coração dele. As anfetaminas podem elevar a pressão sanguínea a níveis perigosos, levando a um alargamento e ao crescimento do coração. O que encontrei foi um coração gravemente danificado. Seu ventrículo esquerdo estava extremamente aumentado, por causa da pressão muito alta.

Então, abri as artérias coronárias, os vasos que levam sangue para o coração. Descobri um coágulo em uma artéria coronária gravemente estreitada (aterosclerose). Foi esse coágulo que causou o ataque cardíaco fatal. A descoberta da aterosclerose confirmou o diagnóstico de uma doença coronariana há muito existente. Mas teria sido o uso intenso de anfetamina que provocou o coágulo e depois o ataque cardíaco e a morte?

Para resolver o enigma, tivemos de localizar a amostra de urina original, de uma semana antes, e fazer uma nova checagem, mais sofisticada, para verificar a presença de anfetamina. Também procurei a mãe de Richard para tentar descobrir mais coisas sobre o histórico médico do filho. O que apurei correspondia às condições encontradas durante a autópsia. Sua mãe me contou que eles tinham um histórico familiar de casos de jovens que sofriam de ataques cardíacos. E mais, Richard tinha reclamado de dores no peito à mãe, que recomendara que ele procurasse um médico com urgência. Ela continuava inflexível em sua posição de que o filho nunca usara anfetaminas.

Quando os resultados do novo teste de urina voltaram, deram negativo para anfetaminas. A mãe de Richard tinha razão desde o princípio.

Os testes realizados nos hospitais às vezes não conseguem distinguir os estimulantes presentes em medicamentos para gripe das anfetaminas. O pessoal do hospital pode ter feito uma suposição apressada por causa da gravidade do caso. A mãe de Richard foi forçada a aceitar a perda do filho, mas não conseguiu aceitar a explicação do hospital. Ela agradeceu por nossas descobertas terem confirmado aquilo que sabia no fundo do coração desde o princípio.

Embora muitos erros feitos pelos laboratórios estejam fora de seu controle, há outros passos que você pode dar para aumentar as chances de obter resultados precisos. Se puder ver o tubo do exame, confira se seu nome está afixado nele. Se você estiver internado, procure ver se o nome em sua ficha está correto, de forma que seus exames não se misturem com os de outra pessoa. Informe ao médico sobre qualquer medicamento, suplemento ou alimento que tenha tomado recentemente; alguns deles podem interferir no resultado dos exames. Se o resultado do exame for uma surpresa, pergunte ao médico: "Você esperava isso? Você acha que é isso que eu tenho?" Se a resposta for negativa, peça que o exame seja refeito. Consiga uma cópia de todos os seus exames e relatórios. Você tem direito a eles, que podem ser valiosos no fututo.

NÃO SE DEMORE

Embora as companhias de seguro vejam com maus olhos as internações hospitalares muito longas, apenas o seu médico pode determinar quando será sua alta. Ele sabe que, quanto mais rápido você sair dali, melhor. Quanto mais tempo você ficar no hospital, maiores serão os riscos de infecções, escaras ou coágulos. Faça tudo o que a equipe do hospital recomendar, assim você poderá ter alta rapidamente. Em muitos casos, será melhor continuar a recuperação em casa, longe do zumbido das máquinas, do ruído dos talheres se chocando contra o carrinho que traz a comida ou das conversas em voz alta das enfermeiras no corredor.

Os cuidados médicos modernos são extraordinários, mas muito complexos. As coisas que podem dar errado em um hospital são tantas que se tornam quase inumeráveis. Mas isso não faz com que sejam corretas ou aceitáveis. Os cuidados com a saúde, em vez de ajudar você, podem lhe causar problemas desnecessários e, às vezes, até matar. Por isso acredito que nosso atual sistema de saúde precisa ser urgentemente melhorado. Mas até que isso aconteça, é necessário que você faça o que puder para garantir que sua estada no hospital o leve ao caminho da recuperação – e não ao necrotério.

CAPÍTULO 4

A RODOVIA DO NECROTÉRIO

COLISÃO COM A MORTE

Shannon Johnson ficava deitada na cama do hospital, completamente imóvel, todos os dias. As enfermeiras e os médicos entravam e saíam, aplicavam medicações com agulhas hipodérmicas, faziam perguntas e movimentavam seus membros enquanto as máquinas zuniam e vibravam. Em um dia de primavera, 11 meses antes, seu mundo mudara para sempre. Momentos depois de deixar o marido Eric no trabalho, o carro de Shannon foi abalroado por outro veículo em um terrível acidente. Quando os paramédicos chegaram, o carro estava de cabeça para baixo e ela, presa no meio dos destroços. Os médicos no hospital deram as más notícias a seus familiares e amigos que se acotovelavam do lado de fora da UTI: Shannon estava viva, mas paralisada do pescoço para baixo. O impacto da colisão havia danificado a coluna cervical e ela tinha ficado quadriplégica.

Desde o acidente, Shannon havia permanecido hospitalizada. Eric e o resto da família passavam com ela as 24 horas do dia, mas a extensão dos problemas de Shannon começou a abalar seus familiares. Semanas depois do acidente, Eric entrou em conflito com a família da mulher e teve discordâncias com sua sogra, Patricia.

Durante os nove meses seguintes, o estado de Shannon continuou a piorar, mas então ela se recuperou. Durante vários dias, pareceu que ela poderia voltar para casa quadriplégica, até que, numa reviravolta para pior, Shannon entrou em coma por dez semanas, até que finalmente morreu. Os médicos determinaram que a morte foi resultado de infecções bacterianas sistêmicas, uma complicação causada pelo acidente de 11 meses atrás.

Como a morte de Shannon foi classificada como acidental, relacionada diretamente aos ferimentos sofridos no acidente de carro, o corpo foi transferido para meu necrotério, onde o caso seria revisado para que eu emitisse a certidão de óbito. Inicialmente, não concordei com a necessidade de uma autópsia. Ela tinha estado no hospital durante meses, e os médicos sabiam há muito tempo que os prognósticos eram ruins.

Mas havia um problema. De acordo com meu investigador, Patricia acreditava que a morte da filha não tinha nada que ver com o acidente. Os familiares disseram que, três meses antes de sua morte, Shannon entrou em delírio e de repente se recusou a tomar os medicamentos porque tinha medo de que alguém tentasse envenená-la. Aquele alguém era Eric, segundo Patricia.

Como patologista forense, sei que os sobreviventes algumas vezes têm medos irracionais sobre as causas da morte de seus entes queridos. Eric, que era claramente dedicado a Shannon, negou a acusação. O mais importante é que os registros do hospital não mostravam nenhuma evidência de crime. Normalmente, um simples telefonema de minha parte e uma explicação dos fatos médicos elimina esse tipo de preocupação, mas isso nem sempre acontece. Tentei explicar a Patricia que a quadriplegia faz surgir complicações com bastante freqüência, mas ela sentia que alguma coisa sinistra tinha acontecido à filha enquanto ela estava internada no hospital. E culpava Eric.

Decidi obedecer aos desejos de Patricia quanto à autópsia. Senti que devíamos oferecer um pouco de paz àquela mulher. Mas conseguir essa paz mostrou-se uma tarefa difícil. Esperava fazer isso descobrindo a causa exata da piora súbita do estado de saúde de Shannon e entender por quê, no final das contas, ela entrou em coma. Procedi com a autópsia não para confirmar que ela tinha morrido por causa das infecções bacterianas – já sabíamos disso –, mas para ver se havia mais alguma coisa que indicasse por que ela entrara em coma dez semanas antes. Também esperava que a autópsia revelasse uma razão clínica por trás das acusações que Shannon levantou em seu leito de morte. O caso trágico daquela mulher se tornara agora um mistério com diversas facetas.

Comecei a autópsia examinando cuidadosamente o exterior do corpo de Shannon, prestando a máxima atenção aos sinais de sua longa batalha contra a infecção. Eu podia ver claramente que Shannon sofrera com as escaras. As vítimas de paralisia, como ela, enfrentam muitas complicações que oferecem risco de vida. A maioria são infecções nos pulmões ou no trato urinário, mas infecções mortais também podem ser desencadeadas pelas escaras. Quando uma pessoa está imóvel, o tecido macio que cobre os ossos, como o cóccix, a coluna, os quadris e os ombros, é comprimido pelo peso constante do corpo, que, se não for aliviado, pode resultar em falta de circulação sanguínea na área. As feridas que surgem em conseqüência disso podem corroer a pele, o músculo e o osso, causando infecções em todo o corpo. Shannon também era obesa, e a obesidade aumentou as escaras. A grande pressão por causa do peso causou feridas tão graves que ela desenvolveu osteomielite, uma infecção nos ossos.

Depois de completar a análise externa do corpo de Shannon, comecei o exame interno. Assim que o corpo foi aberto, os fluidos foram retirados para testes de toxicologia. Eu não podia fazer o exame para verificar a presença de venenos, porque o envenenamento alegado por Shannon ocorrera meses atrás. Embora eu esperasse encontrar evidências das infecções mortais, fiquei chocada pela extensão dos danos; seus rins e fígado estavam devastados, e as cavidades pulmonares estavam cheias de pus.

O que havia matado Shannon era indiscutível – uma infecção bacteriana sistêmica –, mas eu ainda não tinha as respostas para Patricia. Por que Shannon tinha reclamado que estava sendo envenenada, e o que poderia ter acontecido com ela para que entrasse em coma tão de repente?

Talvez um órgão pudesse me dar a resposta: o cérebro. Depois de removê-lo e preservá-lo em formaldeído, fui procurar o dr. Gary Pearl, um neuropatologista especializado em doenças do cérebro, para ver se ele conseguiria descobrir qualquer coisa fora do normal. Durante a dissecação, dr. Pearl descobriu uma anomalia: a evidência de uma lesão no hipocampo, a região no lobo temporal que desempenha um papel fundamental na memória. Além disso, o dr. Pearl pôde calcular que a lesão cerebral acontecera aproximadamente três meses antes, mais ou menos na mesma época em que Shannon piorou consideravelmente. A periódica sucessão de infecções provavelmente tinha causado a lesão cerebral. Não é incomum que a pressão sanguínea caia por causa de graves infecções. E foi isso que suspeitei ter ocorrido. A queda de pressão do sangue, induzida pelas infecções, diminuiu o fluxo de sangue até o cérebro, o que causou a lesão descoberta pelo dr. Pearl.

A longa agonia de Shannon começou no dia de seu acidente de carro. Durante o impacto, a força da colisão danificou a coluna cervical e a deixou quadriplégica. No hospital, confinada a uma cama, Shannon desenvolveu uma série de infecções, inclusive graves escaras. Ao longo de quase um ano, suas infecções se tornaram resistentes a quase todos os antibióticos. Ela inclusive perdera a audição por causa da toxicidade dos poderosos antibióticos que recebeu. As infecções fizeram com que sua pressão sanguínea caísse. Durante um desses períodos, o cérebro de Shannon ficou sem oxigênio. E partes dele começaram a morrer.

Shannon passou a sofrer de delírios, possivelmente devido a suas episódicas quedas de pressão, causadas pelas próprias infecções e como resultado dos medicamentos que recebia, ou ainda por depressão. Foi quando estava nesse estado que Shannon acusou o marido e outras pessoas de a estarem envenenando. Então ela teve um evento hipotensivo muito sério, que a levou irreversivelmente ao coma. Como as infecções não mais respondiam aos antibióticos, espalharam-se rapidamente por todo o corpo. Destruíram os rins e danificaram severamente o coração, o fígado e os pulmões. Semanas depois, Shannon morreu por causa das infecções – exatamente como o hospital havia informado. Não havia nada nos registros do hospital, na autópsia e nas investigações que sugerisse que ela tivesse sido envenenada pelo marido ou por qualquer outra pessoa. Acreditei ter chegado a uma explicação provável para o curso clínico de Shannon e sua morte. Ela tinha morrido pelas infecções e não havia sido envenenada.

A cada 30 minutos, mais ou menos, ocorre um acidente de carro em algum lugar dos Estados Unidos. Com as taxas de mortalidade atuais, um bebê nascido hoje tem uma chance em 70 de morrer em um acidente automobilístico. Isso é uma das coisas inesperadas que acontecem na vida, e para os familiares das vítimas, cada acidente é uma enorme tragédia pessoal. Em minha área de competência na Flórida, onde temos algumas das mais perigosas estradas do país, aproximadamente um em cada cinco dos meus casos é vítima de acidente de carro. Os acidentes de automóvel são a principal causa da morte, em todo o país, de pessoas entre 2 e 34 anos. Como o caso de Shannon Johnson, os acidentes fatais apresentam conseqüências que repercutem na vida das vítimas e de suas famílias.

INVESTIGAÇÃO NA CENA DO ACIDENTE

Para as forças policiais, todo acidente de carro é uma jornada científica que não começa no necrotério, mas sim no local do acidente. A polícia rodoviária da Flórida investiga mais de 3,2 mil acidentes fatais por ano. Cada evidência ajuda a encontrar a verdade por trás do acidente.

Uma das primeiras coisas que eles precisam fazer é analisar cuidadosamente os destroços. A equipe de homicídio da polícia rodoviária é treinada para mapear habilmente a cena, tirando fotos e as medidas de todos os componentes envolvidos no acidente. Eles procuram por marcas de derrapagens, olham os danos nos veículos, as impressões deixadas na estrada, tudo aquilo que possa contar a história do acidente. Os investigadores precisam agir rapidamente. Uma noite chuvosa, por exemplo, pode lavar as marcas de uma derrapagem. Algumas vezes, o local do acidente apresenta centenas de marcas de pés. Os corpos podem não mais estar no carro, e isso dificulta descobrir quem estava dirigindo. Nada deve sair do local do acidente até que um de meus investigadores dê uma olhada. Todas as informações chegam com o cadáver ao necrotério. Em todos os acidentes, todas as peças devem ser reunidas para que se descubra o que aconteceu. Tempo ruim, sonolência, alta velocidade, freios com defeito, álcool, ataque cardíaco, convulsões, tentativa de suicídio, tentativa de homicídio – todo destroço tem uma história para contar. Um acidente de carro pode significar o fim, mas para mim é apenas o começo de uma investigação. Minhas descobertas podem influenciar pedidos de seguro, acusações criminais e até novos projetos automobilísticos.

CARROS E ESTRADAS MAIS SEGUROS, MAS OS MESMOS MOTORISTAS

Quase 43 mil pessoas morrem todos os anos em acidentes de carro. Apesar desse número inacreditável, os carros nunca estiveram tão seguros quanto hoje. Entre 1980 e 1998, a indústria automobilística desenvolveu uma enorme variedade de itens de segurança para evitar que mais pessoas morram em acidentes.

Quando uma colisão acontece, tanto o veículo quanto os passageiros têm energia cinética. Quando o carro pára de repente, as energias cinéticas do veículo e a dos passageiros têm de ser absorvidas. A energia do carro é absorvida através da deformação mecânica, quando suas folhas de metal ficam amassadas. Aquilo que parece uma massa de metal retorcida é na verdade um evento cuidadosamente criado, projetado para diminuir a taxa de desaceleração durante uma colisão. Os engenheiros querem que as partes de um carro dobrem como um acordeão durante o impacto.

Como os passageiros viajam na mesma velocidade do veículo, reduzir a taxa de desaceleração também reduz o risco de morte e de ferimentos mais graves, até mesmo nos tipos de colisão mais perigosos. Os cintos de segurança e os *airbags* dentro do carro também controlam as forças de desaceleração remanescentes, mantendo os passageiros na posição e prevenindo ferimentos causados por choques contra o volante, os pára-brisas ou o painel do veículo. O resultado dessas criações dos engenheiros é a redução de 20% nas mortes em acidentes automobilísticos.

Outras inovações de segurança incluem *airbags* laterais, freios antitravamento, volantes desmontáveis, melhora da iluminação exterior e dispositivos de retenção muito mais aperfeiçoados. Os *airbags* dianteiros agora incluem sensores que identificam crianças e adultos mais baixos. O *airbag* é acionado com menos força para minimizar os ferimentos dos passageiros. Até mesmo mudanças aparentemente pequenas podem fazer uma grande diferença. Os carros equipados com luz de freio central, por exemplo, reduziram as colisões traseiras em até 4%.

Parece incrível? Você ainda não viu nada! Está nascendo uma era de tecnologia em segurança automobilística superdesenvolvida, na qual os carros vão nos proteger como se fossem tanques, mesmo nos mais violentos acidentes. Logo vão surgir tecnologias mais avançadas para evitar acidentes, como dispositivos parecidos com sensores eletrônicos que vão detectar o perigo logo à frente e, então, afastar o veículo do perigo; já existem sistemas que ajudam a controlar a distância entre um carro e o veículo da frente; e câmeras que oferecem uma visão melhor enquanto o motorista tenta estacionar em vagas apertadas e executar outras manobras com a visibilidade limitada. Pneus mais seguros estão a caminho, projetados para percorrer distâncias mais longas se estiverem furados. Essas inovações de segurança não serão baratas; muitas já estão disponíveis em carros de luxo. Porém, com o passar do tempo, os fabricantes de automóveis prometem que essa tecnologia será padrão para uma série de automóveis e mais barata.

Nossas estradas também são mais seguras atualmente, com o uso mais adequado de luzes refletoras, semáforos mais bem distribuídos, pistas mais largas, curvas mais suaves, sinalização melhorada e superfícies menos escorregadias. Combater a morte nas rodovias tem sido um sucesso de engenharia e tecnologia.

Ainda assim, apesar dessas inovações maravilhosas, as mortes no trânsito continuam a crescer. Por quê? No fim das contas, não é tanto o carro que você dirige, mas como você o dirige.

O erro humano permanece sendo a causa principal de acidentes de carro. Não existem maravilhas da engenharia capazes de acabar com decisões ruins e maus hábitos na direção.

COMO NÃO MORRER EM UM ACIDENTE DE CARRO

A maioria das pessoas nunca viu o que um acidente de carro fatal pode fazer com o corpo, mas eu vejo isso quase diariamente. Os danos de um acidente de carro podem ser absolutamente brutais: as forças da desaceleração podem ser tão intensas que tudo o que está dentro de você vai tentar sair. Eu vi corpos com a aorta separada, diafragmas rasgados pela metade, órgãos abdominais que foram parar na caixa torácica e lesões na cabeça que iam do topo à primeira vértebra cervical. Algumas lesões são tão impressionantes que parecem um filme de horror esdrúxulo capaz de revirar o estômago dos não iniciados.

Será que se o socorro fosse melhor e mais rápido seria possível reduzir essas mortes tão horrorosas, ou será que a redução poderia vir de uma prevenção de danos mais eficaz ou ambos?

Faz muitos anos colaborei para um estudo com um grupo de cirurgiões especializados em trauma da Universidade do Texas, a fim de ajudar a responder a essas perguntas. Nós classificamos 753 mortes nas rodovias como terapeuticamente não evitáveis, possivelmente evitáveis e evitáveis. Também revisamos os registros das vítimas de acidente procurando fatores como intoxicação, o uso do cinto de segurança e o uso de capacete nos motociclistas, que poderiam ter evitado ou diminuído a gravidade de seus ferimentos. As causas das mortes primárias incluíram lesões no cérebro e na coluna vertebral; choque irreversível, danos múltiplos; falência múltipla dos órgãos ou infecção; e em alguns poucos casos, embolia pulmonar (coágulo nos pulmões).

Nosso estudo concluiu que apenas 13% das vítimas fatais poderiam possivelmente sobreviver se recebessem cuidados de traumas mais aperfeiçoados, como, por exemplo, a prevenção da falência múltipla dos órgãos e de coágulos ou a detenção das infecções. As vítimas restantes apresentavam ferimentos irreversíveis. Aqui está o ponto: embora tenham sido feitos avanços maravilhosos no tratamento de traumas, a prevenção dos danos permanece sendo o único modo de reduzir as mortes nas rodovias.

Na realidade, a maioria das mortes nas estradas é tão evitável que os especialistas em tráfego não se referem a elas como acidentes. Eles agora usam o termo colisões. Pergunte a qualquer policial ou investigador de tráfego e você vai descobrir que quase toda colisão em que eles já trabalharam era evitável de algum modo. Se você dirigir de maneira defensiva sempre, vai evitar se envolver (ou morrer) em um acidente de automóvel. E não vai colocar os outros em risco. Veja, a seguir, algumas dicas de como evitar acidentes.

DESACELERE PARA ESCAPAR DA MORTE

Vejo muitas colisões por causa da velocidade excessiva. A cada vez que você acelera 20 km/h, seu risco de morrer cresce na mesma proporção. Então não acelere! Se você acelerar não vai economizar tanto tempo assim. Se andar mais devagar, seu filho vai chegar dez minutos atrasado ao ensaio da banda, em vez de oito minutos –, mas você vai diminuir o risco de ferir ou de matar alguém. A escolha é óbvia.

Resista ao desejo de acelerar na luz amarela. A maioria dos semáforos demora 50 segundos para abrir. Atravessar no cruzamento pode pôr sua vida em risco. Nunca acelere nos estacionamentos, também. Existem pedestres ali.

POR FAVOR, COLOQUE O CINTO DE SEGURANÇA

Existem pessoas que estariam vivas hoje se estivessem usando o cinto de segurança. (No acidente de carro que matou a princesa Diana, o único sobrevivente estava usando cinto de segurança.)

Se eu puder dobrar minhas chances de sobrevivência usando o cinto, por que não farei isso? Os cintos de segurança funcionam porque eles mantêm motoristas e passageiros dentro dos veículos.

Se você se envolver em uma colisão, há uma grande estrutura ao seu redor. O interior do carro é um ambiente muito mais generoso do que o lado de fora. Quando uma pessoa é lançada para fora de um veículo por causa de um acidente, coisas perigosas podem acontecer. Tão importante quanto tê-los, é preciso usar os equipamentos do modo como foram planejados. Se você colocar um cinto que prende a cintura sem prender a alça do ombro, por exemplo, correrá perigo de vida por causa do risco de lesões internas. Já vi pessoas quase cortadas ao meio por esse tipo de cinto porque as alças dos ombros não estavam fixadas. Essa alça ajuda a manter os órgãos e o corpo em harmonia e os mantêm longe do painel. Se o encosto do banco estiver reclinado, os dispositivos de contenção se tornarão muito menos eficazes, senão inúteis, porque a alça do ombro ficará longe do passageiro.

Os *airbags* também salvam a vida dos passageiros. Os especialistas em segurança recomendam que os assentos devam ficar o mais afastado possível do *airbag*, para que eles protejam melhor quando se abrirem.

MANTENHA AS CRIANÇAS A SALVO

Para garantir a melhor proteção possível, mantenha o bebê numa cadeirinha presa ao banco traseiro e use-a até o limite de peso ou de altura – normalmente até o bebê atingir o primeiro ano de vida e pelo menos 8 kg.

Quando as crianças forem grandes demais para usar a cadeirinha, elas devem usar cadeiras de segurança presas ao banco de trás, pelo menos até os 4 anos de idade.

Quando elas ficarem maiores, devem sentar-se nos bancos de trás e é preciso verificar se o cinto de segurança já serve para elas. O cinto pode ser usado quando a alça do ombro prender-se firmemente ao peito da criança.

Quando seus filhos estiverem com pelo menos 8 anos, eles devem continuar usando o cinto de segurança no banco traseiro. Nessa idade, o cinto poderá ser ajustado normalmente.

PARAR NO ACOSTAMENTO: UM ERRO MORTAL

Com muita freqüência, as vítimas de acidentes de carro estão simplesmente no lugar errado na hora errada. Eu jamais paro meu carro no acostamento de uma auto-estrada, por exemplo. Já tive casos nos quais os motoristas pararam para trocar um pneu e foram abalroados e mortos. Tive dois casos de policiais que morreram desse modo.

Se alguma coisa acontecer de errado com seu carro, não encoste até conseguir chegar a uma rampa de saída, uma rua lateral ou um posto de gasolina. Uma vez, quando eu estava numa auto-estrada, uma luz acendeu no painel. Meu filho queria que eu parasse o carro. Eu sabia que aquela luz do motor não iria me matar, mas uma parada no acostamento poderia fazer isso, então esperei até encontrar um local mais seguro para ver o que estava acontecendo.

DIRIGIR DISTRAÍDO

Para algumas pessoas, o carro é o lugar perfeito para retocar a maquiagem, falar ao telefone e tomar um café – enquanto procuram manter um olho na estrada e outro na direção. Hoje em dia, algumas pessoas acham que o carro é um bom lugar para enviar mensagens de texto. Mas qualquer coisa que o distraia ao dirigir pode ter terríveis conseqüências. A falta de atenção no trânsito causa mais ou menos 25% de todos os acidentes nos Estados Unidos. Uma vez fiz uma autópsia em uma garota linda e jovem que tinha morrido em um acidente de carro. As testemunhas disseram que ela tirou os olhos da estrada para mexer no seu CD player. Naquele milésimo de segundo, ela perdeu o controle do carro e bateu numa barreira.

Outras coisas que podem tirar a atenção incluem virar o pescoço para o lado (especialmente para a estrada onde houve um acidente!), distrair-se com os passageiros (pense nas crianças pequenas) e usar o celular. Falando nisso, o problema não é tanto tagarelar ao telefone e sim o conteúdo da conversa. Por exemplo, uma discussão com o cônjuge pode provavelmente interferir mais com sua atenção e tempo de reação do que uma chamada rápida para avisar que você saiu tarde do trabalho.

Sei muito bem o que a desatenção pode causar. Uma das poucas vezes em que me envolvi em um acidente foi quando eu estava tirando o carro da garagem enquanto gritava com meu filho — e bati no carro de meu marido estacionado na calçada.

Algumas vezes as distrações são inevitáveis.

Uma vez um pobre homem, motorista de caminhão, morreu quando uma abelha entrou na cabine, e é por isso que eu recomendo dirigir com os vidros fechados. Se eles não estiverem completamente fechados, então abra-os totalmente. Se o vidro da janela estiver parcialmente aberto, você pode se machucar ainda mais se for lançado parcialmente fora do carro.

Mantenha os olhos na estrada e concentre-se na direção. Isso inclui olhar adiante e se antecipar ao que vem à frente. Esquadrinhe as laterais e o espelho retrovisor o tempo todo. Verifique os pontos cegos e tente se ajustar a eles. Quando puder fazer isso com segurança, observe não só os carros à sua volta, mas também os motoristas. Informações como a idade do motorista e seu grau de atenção – se está falando ao telefone, fazendo a barba ou coisas assim – podem alertar você quanto aos perigos potenciais.

> **VIRE O JOGO:** CUIDADO COM OS OBJETOS VOADORES.
>
> Qualquer coisa que esteja solta dentro do carro pode se transformar num míssil perigoso: cabos soltos, comida, equipamentos esportivos e muitos outros itens. Coloque tudo nos porta-malas, que foram especialmente projetados para seu carro.

NÃO PERMITA QUE SEUS AMIGOS (OU VOCÊ) GUIEM DEPOIS DE BEBER

Pode parecer um clichê, mas existe uma ligação forte e indiscutível entre a concentração de álcool no sangue e o risco de uma colisão. Com sardas e cabelo vermelho, Jimmy Fredericks, de 19 anos, parecia um garoto americano comum que jamais se envolveria em apuros. Quando foi preso por dirigir bêbado, seus pais ficaram chocados. Mas de algum jeito ele conseguiu se livrar da acusação de dirigir alcoolizado. Na última noite de sua vida, decidiu celebrar sua vitória sobre a lei. Parou numa loja de conveniência e persuadiu alguém a lhe comprar uma caixa com seis cervejas. Dirigindo a cerca de 100km/h nas ruas de um subúrbio de Orlando, perdeu o controle e bateu com tanta força em uma árvore que o carro se dividiu em dois. Ele morreu instantaneamente. E eu me encontrei com Jimmy na manhã seguinte – no necrotério.

O álcool prejudica a capacidade de dirigir, e quanto mais grave for a colisão, maior a probabilidade de o álcool estar envolvido. Pelo menos 40% das pessoas que morrem em acidentes de trânsito apresentam álcool no organismo. Eu jamais me aproximaria do volante de um carro depois de beber uma taça de vinho, porque uma taça já me é suficiente.

LIÇÕES DE VIDA: OS OITO ERROS PRINCIPAIS QUE CAUSAM COLISÕES

1. Velocidade excessiva
2. Violações no trânsito
3. Conversão proibida
4. Ultrapassagem imprópria
5. Seguir muito perto do outro carro (andar colado no carro da frente)
6. Dirigir na pista da esquerda
7. Abuso de álcool ou drogas
8. Motoristas distraídos

DIRIGIR CANSADO DEMAIS

Motoristas sonolentos são responsáveis por aproximadamente cem mil acidentes por ano. Tais acidentes normalmente envolvem apenas um veículo, embora ocorram terríveis colisões de frente.

Outro de meus casos, um estudante de 21 anos chamado Jeremy Decker, estava dirigindo de volta para Tallahassee depois de ir a um casamento em Miami. Ele queria voltar a tempo para as aulas, então, decidiu dirigir de noite. Depois de parar num restaurante *fast food* para um café-da-manhã cheio de carboidrato, Jeremy voltou para a estrada. Logo depois disso, seu carro saiu da rodovia, bateu em um dique e explodiu em chamas. Ele morreu em um inferno. Jeremy não tinha nenhuma gota de álcool no organismo e, até onde pudemos verificar, não existia nenhum problema mecânico com o carro. Concluímos que ele havia dormido na direção.

Antes de pegar a estrada, tenha uma boa noite de sono. Se for fazer uma viagem longa, uma boa idéia é ter pelo menos dois motoristas para alternar a direção. Se você estiver guiando, não ignore os sinais de sonolência como bocejos, sensação de pálpebras pesadas, dificuldade em focalizar a imagem, dificuldade em manter a cabeça erguida e assim por diante. Dê uma parada e tire um cochilo. Nas longas viagens, faça intervalos freqüentes, pelo menos uma vez a cada duas horas ou a cada 160 km. Fazer refeições pesadas ou repletas de carboidratos o deixará sonolento, então opte por lanches leves ricos em proteína. Beber algumas xícaras de café também ajuda. Embora eu seja uma péssima cantora – minha família pediu para eu desistir de cantar no chuveiro –, descobri que em viagens solitárias é muito útil tocar CDs e cantar junto para ficar alerta.

AS PIORES HORAS PARA DIRIGIR

As horas mais perigosas para pegar a estrada são sexta-feira à noite e sábado, entre a meia-noite e as três da madrugada (hora em que os bares normalmente fecham). Pessoalmente não gosto de baladas noturnas e procuro ficar fora das ruas nesse horário. Um de meus filhos ainda não começou a dirigir, mas depois que ele tirar a carteira de motorista, não vai ficar muito contente quando eu obrigá-lo a também evitar esses horários.

> **LIÇÕES DE VIDA:** MOTORISTAS E PEDESTRES ENFRENTAM MAIORES RISCOS DO QUE OS VIAJANTES DE AVIÃO
>
> O que mais me espanta não é que o mundo seja assim tão cheio de riscos, mas o fato de sermos pouco capazes de avaliá-los. A maioria das coisas que tememos, como sofrer um acidente de avião, é muito improvável de acontecer. Na realidade, as chances de morrer num acidente de avião é de apenas uma em 5.552. Estatisticamente, é mais provável que você morra em um acidente de carro, cuja chance de ocorrer é de uma em 84. Sua chance de morrer atropelado por um carro é de uma em 631. Se o carro estiver a 30 km/h, sua chance de morrer é de 5%; se ele estiver a 50 por hora é de 40%, a 70 km/h, é de 80% e a 90 km/h ou mais, sua chance de morrer é de 100%.

VOCÊ É UM MOTORISTA EXALTADO?

Você corre um grande risco de se machucar ou de morrer se entrar em uma disputa no trânsito, mesmo se apenas buzinar ou encarar outro motorista – hábitos que muitos homens não conseguem abandonar. Qualquer um que levante o dedo médio na estrada está brincando de roleta-russa.

Os motoristas hostis e estressados estão sempre prontos para brigar assim que se sentam atrás de um volante. Suas reações aos outros motoristas, que discutem ou agem agressivamente contra eles, podem gerar colisões fatais e outros resultados violentos. Os motoristas agressivos, geralmente homens, atacam os outros com a arma possivelmente mais perigosa de todas – os próprios automóveis.

Já vi o que acontece quando as discussões no tráfego se tornam fatais. Em uma extensão de uma rodovia de Orlando, no verão de 2007, Ray Strickland dirigia para o trabalho em uma manhã comum, quando se envolveu em um duelo na estrada. O motorista Hank MacLaren o fechou, e eles saíram da rodovia e entraram numa rua do subúrbio. Hank parou no sinal vermelho perto de Ray, saiu do carro, começou a xingá-lo e então passou a bater na janela de Ray. Ray saiu do carro, então Hank deu um tiro e o matou. Meu conselho: nunca subestime a capacidade do outro motorista de criar desordem e destruição – ou de matar.

DE OLHO VIVO NO CRUZAMENTO

Mais de 65% de todas as colisões acontecem nos cruzamentos, ou sofrem alguma influência deles, segundo o Departamento de Segurança no Trânsito do governo americano. A velocidade média de um motorista, ao passar em um cruzamento, é de mais de 80 km/h! Isso é o que torna os cruzamentos um lugar muito perigoso. Ainda assim, nós passamos por eles freqüentemente de forma negligente. Os acidentes nos cruzamentos estão entre os mais fatais, porque geralmente um carro bate na lateral de outro veículo, posição em que os *airbags* e cintos de segurança são menos eficazes. Por outro lado, você pode diminuir em quase 70% as chances de se envolver em uma colisão se ficar mais atento nos cruzamentos. Além disso, nunca entre num cruzamento se não puder atravessá-lo livremente. É extremamente perigoso fechar um cruzamento e, então, esperar o tráfego fluir. E isso ocorre com freqüência quando os veículos entram à esquerda nos cruzamentos. Quando você decidir fazer uma volta à esquerda, tente completá-la do modo mais rápido e seguro possível, minimizando a exposição ao tráfego que está vindo.

PERCEPÇÃO NO TRÂNSITO

Proteja-se no trânsito. Ande na faixa central ou na direita e deixe bastante espaço dos quatro lados de seu veículo. Se os outros carros estiverem aglomerados ou muito grudados, procure se ajustar à pouca habilidade dos motoristas. Dessa forma, você terá mais opções no caso de uma emergência. E é mais fácil se livrar dos maus motoristas quando eles estiverem à sua frente. Deixe-os passar. E sempre use o pisca-alerta, também. Permita que os outros motoristas conheçam sua intenção. Mas não espere a mesma cortesia da parte deles.

SAIBA QUANDO DESLIGAR O CARRO

As estatísticas mostram que os motoristas acima de 75 anos sofrem mais acidentes por quilômetro do que qualquer outra faixa etária, exceto os adolescentes. O lugar onde moro, a Flórida, concentra as taxas mais altas desse tipo de acidente. Nós temos a maior população de idosos no país – 18% – e o número mais alto de casos fatais em acidentes automobilísticos, o que não é surpresa. O governo do Estado, em um esforço para reduzir o índice de mortalidade dos idosos, aprovou uma lei em 2006 exigindo que os motoristas com 79 anos ou mais realizem exames de visão quando forem renovar a licença.

Como se sabe, as habilidades na direção tendem a diminuir a partir dos 65 anos, e muitos motoristas mais velhos reconhecem esse fato e se ajustam a ele. Muitos deles deixam de guiar à noite, evitam os horários de tráfego mais intenso e dão voltas no quarteirão, para evitar as conversões à esquerda nos cruzamentos (algo que venho fazendo desde os 16 anos), que são a principal causa de acidentes. O nosso desafio é identificar as pessoas mais velhas que guiam mal e não compensam suas falhas e tentar dirigir defensivamente quando estivermos perto delas.

MATANÇA NA ESTRADA

A idade e a pouca habilidade na direção foram os fatores responsáveis pela morte de Ricardo Sanchez, de 81 anos, encontrado morto em seu apartamento em uma manhã. De acordo com os relatos conhecidos, amigos e familiares viram Ricardo pela última vez quatro dias antes, quando ele saiu para um encontro pouco antes do anoitecer. Ele não gostava de dirigir à noite por causa de sua idade e tinha um pequeno problema de visão.

Descobrimos, ao conversar com sua família, que Ricardo era um homem vigoroso e com grande senso de humor. Durante os últimos anos de sua vida, passou a maior parte do tempo com a família e desfrutando da aposentadoria. Como muitos aposentados, Ricardo, que vivera sozinho por dez anos depois do divórcio, apegara-se fortemente à sua independência. Ele teimava em dirigir a fim de não depender dos outros para locomover-se. Ele também se recusava a receber qualquer tipo de cuidado médico em casa, apesar de sofrer de um grave problema na artéria coronária, ter pressão alta e diabetes. De acordo com seus familiares e amigos, Ricardo chegou são e salvo naquela noite, pelo menos até onde sabiam. Quatro dias depois, porém, ninguém tinha tido notícias dele. O filho e a filha de Ricardo o encontraram de bruços no chão, usando a mesma roupa que usara no encontro familiar dias antes.

A princípio, a morte de Ricardo foi classificada como natural e seu corpo levado para o velório, mas horas depois a família fez uma descoberta alarmante, que levantou novas suspeitas. O carro dele tinha desaparecido.

Será que ele tinha sido vítima de um crime? Decidi retirar seu corpo do velório, fazer alguns raios-X e examiná-lo externamente, na busca de algum sinal de ferimento. Não encontrei nada fora do normal e por isso não fiz uma autópsia completa. Devolvemos o corpo de Ricardo à funerária.

A grande maioria das mortes que fazem parte da jurisdição de nosso distrito não requer autópsias. Recebemos milhares de chamadas referentes a idosos que morreram. Não preciso fazer autópsia na maioria desses casos, porque o custo seria proibitivo para o município. As autópsias forenses são realizadas apenas em determinadas circunstâncias, que incluem casos envolvendo violência criminal, homicídio, suicídio, acidentes ou circunstâncias suspeitas e incomuns. Estas últimas incluem a morte de alguém que não tenha um histórico médico significante ou quando alguém morre na cadeia ou sob custódia da polícia. Não realizo uma autópsia, porém, se a morte for causada por problemas médicos como ataque cardíaco, enfisema ou câncer, desde que exista um histórico clínico para apoiar o diagnóstico – o contrário ocorreria se houvesse alguma causa suspeita.

Logo após o corpo de Ricardo ser liberado do meu necrotério, a polícia de Orlando me ligou com uma informação surpreendente. O carro de Ricardo tinha sido localizado em um estacionamento de carros abalroados. O velho aparentemente não fora vítima de um crime, mas tinha se envolvido num acidente de carro no dia de sua morte. Por conta das circunstâncias incomuns relacionadas à morte de Ricardo, e para acabar com a dor da família, decidi realizar uma autópsia completa. E o corpo foi trazido imediatamente ao necrotério pela segunda vez.

Descobri o que havia acontecido com Ricardo Sanchez e por que ele havia morrido, em função do que observei durante a autópsia e também por outros fatos. Depois de deixar os amigos e a família, Ricardo dirigiu para casa em um horário próximo do crepúsculo. A poucos quilômetros de casa, sua viagem foi interrompida. Aparentemente, ele tentou fazer um retorno e foi atingido por um carro que vinha na outra direção.

A força do impacto lhe causou um hematoma subdural, uma hemorragia debaixo da dura-máter, a membrana protetora que recobre o cérebro. Com aquele único achado, pude ver com certeza o que havia matado Ricardo Sanchez – um grave ferimento na cabeça. E também descobri como o ferimento fatal aconteceu: num acidente de carro.

Caso ele tivesse pedido ajuda médica no momento do acidente, talvez tivesse sobrevivido, mas provavelmente não percebeu a gravidade da situação, por duas razões. A primeira: a hemorragia pode ser lenta e não causar nenhum problema. Além disso, como muitos indivíduos idosos, o cérebro de Ricardo havia encolhido com a idade, e era de fato mais capaz de acomodar a hemorragia.

Um dos maiores desafios para os adultos e seus pais é a questão de como dirigir. Quando um pai mais velho começa a guiar de forma perigosa e errática, é necessária uma conversa séria sobre a hora de guardar as chaves do carro. Seja persistente se você for o filho, e realístico se for o pai. A preocupação aqui é segurança – a sua e a dos outros.

Toda vez que eu vejo as vítimas de um acidente de carro, penso: eles não deveriam estar mortos. Vejo esses trágicos resultados diariamente, e é claro que eles causam um grande impacto sobre mim. Estou sempre falando sobre segurança: cuidado com os motoristas desatentos, não corra, nunca entre em um carro com um irresponsável dirigindo ou alguém que tenha bebido – tudo isso. Meu trabalho me incita a me tornar uma motorista melhor todas as vezes que me sento atrás de um volante. E isso, mais uma vez, me lembra do quanto a vida é o bem mais precioso que temos.

FIQUE VIVO: DICAS DE SEGURANÇA PARA MOTOCICLISTAS

O perigo é maior para os motociclistas do que para os motoristas. É 37 vezes mais provável que o motociclista morra num acidente do que alguém que esteja num carro. Aqui estão algumas dicas de segurança:

- Use um bom capacete. Um motoqueiro sem capacete tem mais chances de sofrer um grave ferimento na cabeça do que alguém que esteja protegido. Muitos motociclistas querem manter seu direito de escolha sem se ater a esse tipo de conselho. Deixe-me lhe dar a chance de fazer uma, então: quando estiver numa moto, escolha entre colocar na cabeça um capacete ou um chapéu de burro.

- Use um traje apropriado para se proteger contra impactos e escoriações.

- Evite o tráfego pesado. Não ande por rodovias congestionadas e sim por ruas que estejam menos movimentadas.

- Assuma que você é invisível a todos os outros motoristas durante todo o tempo e pilote de forma defensiva.

- Nunca faça acrobacias, como costurar em ziguezague no trânsito.

- Se você for um motoqueiro com pouca experiência, ou está sem andar de moto por bastante tempo, é bom praticar em um estacionamento deserto. Além disso, dedique algum tempo para entender as características de sua moto.

CAPÍTULO 5

PESO MORTO

RISCOS PESADOS

O corpo deitado à minha frente viera de uma sala de emergência das redondezas, embrulhado em lençóis hospitalares. Ela era jovem, apenas 28 anos, e residente de um abrigo para os sem-teto em Orlando. Um em cada 15 corpos que vêem ao necrotério, todos os anos, é de um sem-teto. E quase nenhum tem um histórico médico que me ajude a descobrir a causa da morte.

Mas esse caso era uma exceção e veio com um histórico médico. Ele não era particularmente revelador, mas o estudei mesmo assim. A moça tinha um histórico de pressão alta e estava supostamente grávida de 11 semanas, não fumava e não fazia uso de drogas. O que me confundia é que ela contara ao pessoal do abrigo que sofria de câncer nos ovários, porém não encontrei nada nos registros médicos que confirmasse essa alegação.

Quando se trabalha em medicina legal, somos obrigados a descrever a origem racial de uma pessoa, especialmente com o propósito de identificação. Essa mulher era branca, e seu nome, Veronica Murphy. Sabia muito pouca coisa sobre ela, exceto que estava morta – e que era muito gorda, 150 kg, o que é considerado obesidade mórbida. Uma pessoa é considerada obesa mórbida se pesa mais do que o dobro de seu peso ideal ou se está com um sobrepeso maior que 50 quilos ou mais.

Cerca de 300 mil americanos vão morrer prematuramente neste ano por causa da obesidade, e muitos milhões irão conhecer a mesma agonia. Qualquer um que esteja engordando vários quilos ano após ano corre o risco de ficar com sobrepeso, de ficar obeso ou ser classificado como obeso mórbido, a menos que o processo gradual de ganho de peso seja interrompido logo no início. É preciso um pequeno passo para você deixar de ter sobrepeso (o que a maioria dos americanos apresenta) e ser considerado oficialmente obeso.

Aproximadamente 25% das crianças americanas têm sobrepeso ou são obesas. Os estudiosos acreditam que essa atual geração de crianças obesas terá uma expectativa de vida menor que a de seus pais. E as coisas não estão caminhando de modo positivo em termos globais, também. Estima-se que 250 milhões de pessoas, em todo o mundo, sejam obesas. Se as tendências atuais continuarem, a batalha contra a obesidade vai sobrepujar o fumo como a principal causa das mortes evitáveis.

Mas continuava obscuro se o peso de Veronica tinha tido algo que ver com sua morte. Quando um caso envolvendo uma pessoa com sobrepeso ou obesa chega ao necrotério, existe uma longa lista de possibilidades em relação à sua morte.

Esse era um caso triste, com certeza. Meu investigador relatou que Veronica chegou ao abrigo trazendo duas crianças, um menino de 6 anos e um bebê de seis meses, depois de sair de um relacionamento abusivo e de ter passado por momentos realmente difíceis. Ela estava cheia de esperanças e queria deixar para trás seus sofrimentos. Seis dias depois de ser admitida no abrigo, porém, Veronica subitamente caiu no chão, inconsciente. Os paramédicos chegaram. Enquanto era levada para a ambulância, ela abriu os olhos e disse a seu filho: "Mamãe está bem, logo estarei de volta".

Ela não poderia estar mais enganada. Antes de chegar à sala de emergência, Veronica morreu.

Meu trabalho de descobrir a causa da morte começou com um exame exterior do corpo da mulher. Queria determinar antes de qualquer coisa se não havia sinais de traumas, já que ela havia relatado ter sido vítima de violência doméstica. Não havia nada. Depois de tirar as medidas e o peso, tiramos várias fotos de todos os ângulos.

A segunda parte da autópsia foi o exame interno. Não havia nenhuma evidência de câncer nos ovários, apenas alguns cistos, mas estes eram benignos e não teriam causado sua morte.

Como descartei o câncer nos ovários como causa da morte, quis verificar se ela estava grávida no momento em que faleceu. Cuidadosamente chequei o útero, procurando não romper o saco amniótico. Pude ver um feto. Parecia normalmente desenvolvido, com mais ou menos seis centímetros. Calculei que Veronica estava grávida havia mais ou menos 12 semanas. Ela engravidara apenas três meses depois de ter dado à luz seu segundo filho.

Esses fatos acenderam a luz vermelha. As mulheres obesas e com sobrepeso são duas vezes mais suscetíveis a desenvolver coágulos sanguíneos perigosos nos pulmões durante a gravidez, se comparadas às mulheres com peso normal. E muitas vezes a pessoa não sabe que está correndo riscos, a não ser tarde demais.

Mas no minuto em que vi o coração de Veronica, comecei a pensar que ela havia morrido de outra causa, não de embolia pulmonar. Um coração normal tem o tamanho de um punho. O coração dela tinha o dobro do tamanho – o maior coração que eu vira em muito tempo. Um coração tão aumentado é freqüentemente atribuído à pressão alta, conhecida como hipertensão em termos médicos. Por causa da pressão alta, o coração tem de trabalhar muito mais para bombear sangue através das artérias. Esse exercício interminável faz com que ele cresça. Mas, ao contrário de outros músculos do organismo, ficar maior não quer necessariamente dizer ficar melhor, no caso do coração. Um coração aumentado pode provocar tensão indevida no músculo e resultar em parada cardíaca súbita.

O tamanho não era o único problema com o coração de Veronica. Ele também apresentava cicatrizes no tecido, conhecidas como fibrose. Porções do tecido cardíaco tinham sido destruídas e substituídas por cicatrizações, algo incomum em uma pessoa tão jovem.

Todo o caso teria sido encerrado bem ali, se não fosse por uma coisa. Encontrei enormes coágulos em seus pulmões. Eles eram compridos, quase do tamanho de dedos e vermelhos. Finalmente, eu tinha em mãos todas as peças do quebra-cabeça. Comecei a colocá-las em ordem para tentar reconstruir os momentos finais de Veronica.

Quando Veronica deu entrada no abrigo, apresentava dois graves fatores de risco para desenvolver os coágulos mortais: obesidade mórbida e uma gravidez de 11 ou 12 semanas. Sua circulação precisava de ajuda para fazer o sangue venoso voltar ao coração. Em circunstâncias normais, essa ajuda vem dos músculos das pernas. Eles ajudam a bombear o sangue até o coração ao comprimir as veias. Mas quando se é obesa, a pessoa não tem músculos fortes o suficiente para fazer isso, então o sangue se acumula nas veias e os coágulos se formam. Quando um coágulo se forma perigosamente nos músculos das pernas, chamamos isso de trombose profunda. Algumas vezes, o coágulo se solta e migra para os pulmões, podendo causar uma morte súbita. Um coágulo profundo nas veias não deve ser confundido com os coágulos sanguíneos que se formam numa placa de aterosclerose nas artérias e bloqueiam o fluxo de sangue até o cérebro, causando um AVC, ou bloqueiam o fluxo de sangue do coração, causando um ataque cardíaco.

No caso de Veronica, vários coágulos profundos da trombose se soltaram. Eles foram bombeados rapidamente até o coração e depois migraram diretamente para as artérias pulmonares, que levam o sangue oxigenado até os pulmões. Um desses coágulos se alojou por lá e bloqueou o fluxo de sangue para os pulmões, causando o ataque cardíaco. Veronica morreu por causa de uma embolia pulmonar. Embora seu coração doente e a pressão alta pudessem tê-la matado a qualquer momento com uma arritmia fatal (batidas irregulares do coração), o coágulo sobrepujou a ambos. Essa grande embolia que evita a passagem do sangue para os dois pulmões é incompatível com a vida.

Será que a morte prematura de Veronica poderia ter sido evitada? Possivelmente, se ela estivesse sob cuidados médicos. Os médicos conseguem identificar fatores de risco como a obesidade, que pode diminuir o fluxo sanguíneo e criar condições para a formação de coágulos. Eles também conseguem diagnosticar os coágulos sanguíneos por meio de exames sofisticados, como a ultra-sonografia, receitar anticoagulantes e reduzir riscos futuros de formação de novos coágulos.

Depois de definir a causa da morte de Veronica, chamei a família, como faço em muitos casos. Essa foi uma daquelas vezes em que os familiares não tiveram a oportunidade de se despedir, e sempre fico solidária a eles. O melhor que poderia fazer era tentar o possível para que compreendessem tudo o que acontecera. Tinha esperanças de que minhas palavras ajudassem a minimizar a dor da perda. Seus filhos, por sorte, conseguiram encontrar um lar carinhoso junto a parentes de Veronica.

A obesidade não seria um grande problema se fosse apenas uma questão de aparência física, mas não é só isso. O peso excessivo cobra um enorme preço do corpo e pode reduzir em até 20 anos a vida de uma pessoa. Sempre que abro um corpo com excesso de peso, sou testemunha dos danos que a obesidade causa. Lá estão os efeitos visíveis da pressão alta, chamados de hipertrofia do ventrículo esquerdo, ou o inchaço do lado esquerdo do coração. Vejo os grânulos de colesterol tingidos de amarelo, que se juntam em placas nas artérias coronárias. Vejo os sacos de diverticulose no cólon daqueles que comem poucas fibras e não fazem exercícios e, como no caso de Veronica, dou de cara com os coágulos fatais.

É muito difícil para os obesos serem completamente saudáveis. Eles vivem sob o risco constante de doenças no coração, derrames, pressão alta, alguns tipos de câncer, diabetes, gota, artrite, cálculo biliar, infertilidade, ferimentos por causa de quedas e complicações no parto – problemas que afetam muito menos as pessoas com peso normal. Mas isso não é tudo. Há outras complicações menos conhecidas, como a apnéia obstrutiva do sono ou a doença hepática gordurosa, ambas potencialmente fatais. A apnéia obstrutiva do sono ocorre quando a pessoa pára de respirar momentaneamente várias vezes durante a noite, porque suas vias aéreas ficaram bloqueadas quando os músculos da garganta relaxam. Entre outros motivos, a gordura ao redor da faringe contribui para o problema. A obesidade é um fator de risco para essa doença, e 30% das pessoas com um índice de massa corpórea acima de 30 desenvolverão apnéia obstrutiva do sono. Se não for tratada, a doença aumenta o risco de ataque cardíaco, derrames e pressão alta. Muitas vezes a pessoa nem sabe que sofre de apnéia, até que seu companheiro ou companheira perceba ou a ouça roncando alto demais. A perda de peso é um dos tratamentos mais simples para a apnéia.

Mais e mais pessoas obesas estão desenvolvendo doença hepática gordurosa, a formação de gordura nas células do fígado que normalmente não causam maiores problemas. Porém, existe um tipo mais grave chamado de esteato-hepatite não-alcoólica, que causa inflamação no fígado e, algumas vezes, a formação de tecido fibroso. Em alguns casos, isso pode levar à cirrose progressiva e até ao câncer de fígado.

A ligação entre obesidade e alguns desses problemas e doenças não foi cientificamente comprovada sem deixar dúvida. Mas nós sabemos disto: quando o indivíduo perde peso – mesmo que seja pouco, como 10 ou 15% – estes problemas melhoram. Isso sugere que a obesidade representa um importante papel no desenvolvimento dessas doenças.

Não estou querendo assustar ninguém, apenas alertar para mais uma coisa: para alguém muito acima do peso, uma pequena cirurgia se torna algo de grandes proporções e enormes riscos. Alguns deles incluem dificuldade na entubação e na anestesia, problemas na cicatrização de feridas, risco de infecções e de coagulação pós-operatória. Sem falar nas dificuldades técnicas que o próprio cirurgião enfrenta com as camadas de tecido gorduroso. Lembro-me de um caso em que uma senhora de meia-idade, obesa, havia sofrido uma cirurgia para colocar uma prótese no joelho (a obesidade causa desgaste nas articulações) e acabou falecendo apenas alguns dias mais tarde. A causa de sua morte permaneceu um enigma até que desmascarei um assassino incomum: glóbulos de gordura de sua medula óssea haviam migrado até os pulmões e causado a morte súbita. Embora a embolia não estivesse diretamente relacionada com a obesidade, o motivo da cirurgia estava. Não existe uma cirurgia 100% sem riscos, mas ela é muito mais arriscada para quem está acima do peso.

E há o sofrimento diário de tentar viver normalmente. Imagine a dificuldade que um corpo enorme enfrenta para tentar se acomodar numa cadeira de braços, fechar um cinto de segurança ou passar por uma catraca. Além disso, um obeso tem muito mais dificuldade em manter a higiene pessoal. Acredite se quiser, mas já encontrei coisas como controles remotos ou maços de cigarro entre as camadas de gordura de pessoas muito gordas.

Tenho observado que há cada vez mais corpos obesos em meu necrotério, o que vem criando problemas de logística para meu trabalho como médica-legista. Faz alguns anos, fiz a autópsia de uma mulher com quase 200 kg e tive de colocar o corpo em duas mesas lado a lado, para poder terminar o trabalho. Hoje, usamos mesas maiores (e mais caras), com bombas hidráulicas para nos ajudar a levantar os corpos pesados. Quando inicio a autópsia numa pessoa obesa, enfrento um procedimento complexo e difícil. Existe tanto tecido adiposo no corpo do obeso (imagine grandes glóbulos que parecem montes de pudim de tapioca), que quem o vê pela primeira vez tem uma visão surpreendente, pois é como trabalhar num barril de graxa. Os bisturis podem escorregar da mão, o que é muito perigoso. Diretores de funerárias me dizem que pessoas obesas não podem ser cremadas porque o corpo não cabe na câmara de cremação ou porque o volume de gordura é tão grande que as chamas podem se espalhar por uma área maior. O problema da obesidade definitivamente se espalhou pelos necrotérios e pela indústria da morte. Mas isso não é o mais importante aqui: você, sim, é quem importa.

ASSUNTOS PESADOS

O assunto urgente é que a obesidade é um risco para a saúde e reduz a expectativa de vida. Mas o que constitui um risco? O índice de massa corpórea, IMC, é um número que os médicos usam para determinar se a pessoa tem um peso saudável. Trata-se basicamente de uma relação entre peso e altura. Qualquer número entre 18,5 e 24,9 é considerado saudável. Um número acima de 25 indica sobrepeso e é potencialmente prejudicial; acima de 30 definitivamente a pessoa está obesa e corre um risco maior de morrer prematuramente. O quadro logo a seguir mostra como calcular seu IMC. Se não quiser caculá-lo, há vários sites que têm uma calculadora online, basta preenchê-la com suas medidas.

QUADRO DE IMC PARA ADULTOS E OUTRAS MANEIRAS DE CALCULAR A OBESIDADE

Um problema com esse índice é que ele não leva em consideração o tipo físico nem a massa muscular, o que significa que uma pessoa alta e musculosa pode ser classificada como obesa. Um bom exemplo é o de David Robinson, que foi jogador de basquete do San Antonio Spurs. Nossos filhos freqüentavam a mesma escola, por isso eu o via com freqüência. Robinson tinha um físico bem definido, mas com 2 metros de altura e mais de 100 kg, seu IMC estaria perto dos 25, o que faria dele um dos jogadores mais gorduchos da NBA. Deixando de lado a brincadeira, o IMC pode ser um índice impreciso, mas ele lhe dará uma idéia bem exata de onde você se situa caso não seja atleta.

Muitos médicos usam métodos adicionais para avaliar os riscos. A circunferência da cintura, por exemplo, é uma boa maneira de detectar gorduras viscerais perigosas – do tipo que recobre os órgãos internos e forma barrigas enormes, predispondo a ataques cardíacos, derrames e diabetes (e dificultando as autópsias). Homens com mais de 100 cm de cintura e mulheres com mais de 80 cm têm maior predisposição a ter problemas. A gordura nas nádegas e nos quadris não é tão perigosa quanto a gordura no abdome, embora ela possa ampliar o risco de artrite degenerativa, uma doença incapacitante nas articulações que afeta milhões de pessoas. Há outras maneiras de verificar o peso: usar a balança, olhar-se no espelho ou ver se as roupas ainda lhe servem. Acho que a gente percebe quando está engordando.

Localize sua altura na coluna da esquerda. Depois siga pela linha até encontrar seu peso. Então, vá até a linha superior para verificar seu IMC.

IMC	19	20	21	22	23	24	25	26	27	28	29	30	35
altura	Peso												
1,47	41,2	43,5	45,3	47,6	49,8	52,1	53,9	56,2	58,5	60,7	62,5	64,8	75,7
1,49	42,6	44,9	47,1	49,4	51,7	53,9	56,2	58,0	60,3	62,5	64,8	67,1	78,4
1,52	43,9	46,2	48,5	50,8	53,5	55,7	58,0	60,3	32,5	64,8	67,1	69,3	81,2
1,55	45,3	48,0	50,3	52,6	55,3	57,6	59,6	62,1	64,8	67,1	69,3	71,6	83,9
1,58	47,1	49,4	52,1	54,4	57,1	59,4	61,6	64,4	66,6	69,3	71,6	74,3	86,6
1,60	48,5	51,2	53,5	56,2	59,8	61,2	63,9	66,2	68,9	71,6	73,9	76,6	89,3
1,62	49,8	52,6	55,3	58,0	60,7	63,5	65,7	68,4	71,2	73,9	76,6	78,9	92,5
1,65	51,7	54,4	57,1	59,6	62,5	65,3	68,0	70,7	73,4	76,2	78,9	81,6	95,2
1,67	53,5	56,2	58,9	61,6	64,4	67,1	70,3	73,0	75,7	78,4	81,1	84,3	97,9
1,70	54,8	57,6	60,7	63,5	66,2	69,3	72,1	75,2	78,0	80,7	83,9	86,6	101,1
1,73	58,6	59,4	62,5	65,3	68,4	71,6	74,3	77,5	80,2	83,4	86,1	89,3	104,3
1,75	58,0	61,2	64,4	67,5	70,3	73,4	76,6	79,8	82,5	85,7	88,9	92,2	107,0
1,77	59,8	63,0	66,2	69,3	72,5	75,7	78,9	82,1	85,2	88,4	91,6	93,8	110,2
1,80	61,6	64,8	68,0	71,2	74,8	78,0	81,1	84,3	87,5	90,7	94,3	97,5	113,3
1,82	63,5	66,6	69,8	73,4	76,6	80,2	83,4	86,6	90,2	93,4	96,6	100,2	117,0
1,84	65,3	68,4	72,1	75,2	78,9	82,5	85,7	89,3	92,5	96,1	99,3	102,9	120,2
1,87	67,1	70,3	73,9	77,5	81,1	84,3	87,9	91,6	95,2	98,1	102,0	105,6	123,3
1,89	68,9	72,5	76,2	79,8	83,4	87,0	90,7	94,3	97,9	101,6	105,6	108,8	126,5
	Normal						sobrepeso				obeso		

onte: Evidence Report of Clinical Guidelines on the Identification, Evaluation, and Treatment Overweight and Obesity in Adults, 1998. NIH/National Heart, Lung, and Blood Institute (NHLBI).

POR QUE SOMOS GORDOS

Por que há tanta obesidade? A resposta óbvia, que é um clichê, mas verdadeiro, é que ingerimos muita comida calórica e não queimamos todas as calorias com exercícios físicos. Se tivéssemos mais força de vontade, o problema não existiria. Mas a coisa não é assim tão fácil.

Quando somos confrontados com os perigos de comer demais, ficamos assustados por um tempo e tentamos melhorar. Então, alguém nos oferece um delicioso bolo de chocolate, a gula sobrepuja a razão e, antes de perceber, voltamos a fazer tudo novamente. Então, por que razão o apetite é um controlador tão poderoso assim do comportamento e, mais importante do que isso, como podemos domá-lo?

Nos últimos anos, a ciência conseguiu estabelecer uma relação entre nosso apetite voraz e os hormônios e genes. Entre os hormônios que abastecem os desejos estão a leptina e a grelina, os hormônios do apetite. A grelina é produzida principalmente pelas células do tecido que recobre o estômago. Sua função é despertar o apetite ao estimular o hipotálamo, que governa o metabolismo. Os níveis de grelina aumentam em quem faz dieta para perder peso e tenta mantê-lo. Seria quase como se o corpo quisesse recuperar a gordura que perdeu. Essa é uma das razões pelas quais é difícil perder e manter o peso.

A leptina desliga seu apetite e é sintetizada nas células de gordura. Baixos níveis de leptina aumentam o apetite e sinalizam ao corpo para que armazene mais gordura. Os níveis altos de leptina acionam sinais opostos. Muitas pessoas obesas desenvolvem uma resistência aos efeitos supressores de apetite da leptina e nunca se sentem satisfeitas, não importa o quanto elas comam. Basicamente, seu organismo usa esses hormônios para ajudar a manter o peso e evitar a perda de gordura – outra razão por que é tão difícil fazer dieta.

A falta de sono estimula a obesidade ao bagunçar os níveis desses dois hormônios. Se você restringe o sono, o nível de grelina sobe, fazendo-o ficar com fome, e o nível de leptina cai, sinalizando a necessidade de ingerir calorias. Durante minha residência, eu vivia com uma falta de sono crônica porque precisava ficar no hospital de plantão. Ganhei muito peso naquele ano e agora sei o motivo. Anos mais tarde, depois de dar à luz meu filho Alex, acrescentei outros quilos, também – dez quilos pela gravidez e outros dez por ficar acordada a noite toda com ele. Alex sofria de cólicas e nunca dormiu mais do que 20 minutos durante os primeiros seis meses de vida. Comecei a perder peso com mais facilidade depois que passei a dormir melhor.

Muitos outros hormônios têm o seu papel na estimulação do apetite, além da grelina e da leptina. Os cientistas vêm tentando encontrar maneiras de controlar os hormônios do apetite, mas nada de muito útil foi descoberto até agora.

A fome não é a única razão pela qual as pessoas comem, comem e comem. Estresse, depressão, enfado, solidão e até a alegria, tudo entra em jogo. E por causa da genética, alguns de nós estamos mais inclinados a ganhar peso do que outros. Os estudiosos ainda não têm muita certeza do quanto a genética influi na obesidade, mas as estimativas vão de 20 até 90%. Em estudos feitos com gêmeos, os pesquisadores descobriram que os irmãos têm peso semelhante, mesmo que tenham sido criados em famílias diferentes, e as crianças adotadas tendem a crescer com um peso muito mais parecido com o dos pais naturais do que com o dos pais adotivos. Os cientistas especulam que parte dos motivos pelos quais muitos são inclinados a desenvolver gordura se deve ao chamado gene econômico. Supostamente, esse é um gene passado por nossos antepassados préhistóricos que comiam muito para construir reservas de gordura, que os ajudaria a sobreviver durante os freqüentes períodos de escassez de alimentos. Geneticamente, isso fazia sentido quando não se sabia se a próxima refeição seria amanhã ou na semana seguinte, mas hoje – quando a próxima refeição está na esquina, no restaurante *fast-food* – isso se tornou um problema.

Outra causa de obesidade, uma que realmente me fascina, tem a ver com um vírus chamado adenovírus-36. Ele vem da mesma família dos vírus comuns que causam resfriados, pneumonia, diarréia e conjuntivite e está presente em 30% das pessoas obesas e em 5% de pessoas não-obesas. Os cientistas descobriram que, quando as células-tronco humanas são expostas ao adenovírus-36, elas se transformam em células de gordura. Essa descoberta é mais uma evidência de que nossa cintura em constante crescimento se deve a outros fatores que não apenas a falta de força de vontade e, em teoria, tal descoberta poderá levar ao desenvolvimento de uma vacina para prevenir a obesidade.

Freqüentemente, a dificuldade de emagrecer também pode ser sintoma de um problema médico oculto. A pessoa pode sofrer de hipotireoidismo (diminuição do funcionamento da tireóide), uma doença que reduz a velocidade do metabolismo e torna difícil perder peso, ou de doença de Cushing, que se caracteriza por altos níveis de cortisol no sangue. O excesso de cortisol aciona o ganho de peso, especialmente no tronco e no rosto. Algumas mulheres têm síndrome do ovário policístico (SOP), uma doença tratável que envolve o desequilíbrio de hormônios. E aproximadamente 30% das pessoas que estão obesas têm compulsão por comer. Os que sofrem disso não mastigam apenas algumas batatas fritas, elas comem o saco inteiro e fazem isso com muita freqüência. E mesmo alguns medicamentos, que podem estar em seu armário neste momento, também podem acrescentar alguns quilinhos a seu peso. Podem ser antidepressivos, estabilizadores de humor, medicamentos contra diabetes, para pressão alta, esteróides, medicamentos anticonvulsivantes, certos hormônios e anti-histamínicos.

Então, talvez exista algum problema médico que acelere o ganho de peso, ou nossos genes e hormônios podem estar conspirando para nos faz comer mais, ou talvez estejamos infectados com um vírus que nos faça engordar. Será que a gente deveria desistir e dizer: "Bem, não posso fazer nada, então ficarei gordinho?". Não, porque a obesidade vai afetar sua saúde e talvez matá-lo. Você terá de se esforçar mais para manter seu peso sob controle.

> **LIÇÕES DE VIDA:** Células de gordura são ativas, não passivas
>
> Temos a tendência de considerar as simples células de gordura – que constroem aqueles blocos de flacidez – como entidades inertes e passivas, mas elas são na realidade mais ativas e espertas do que se suspeitava. A camada de gordura é um órgão endócrino que secreta hormônios e outras substâncias (inclusive a leptina) com efeitos profundos e às vezes prejudiciais ao metabolismo, ao peso e à saúde como um todo – mais uma razão para manter o peso sob constante vigilância.

COMO NÃO MORRER DE SOBREPESO OU OBESIDADE

Certamente, a obesidade é um problema complicado – causado por genes, hormônios, ambiente, fisiologia e psicologia – e ela não ocorre necessariamente por não se ter força de vontade ou pela falta de tentativas de emagrecer. Acho tranqüilizador saber disso tudo porque me ajuda a ser mais decidida ao lidar com minhas frustrantes alterações de peso. A obesidade não responde a um jeitinho ou a um programa de dieta genérico. Como ela pode ter múltiplas causas, você precisa se agarrar a múltiplas estratégias. Veja como fazer:

CONSULTE SEU MÉDICO

A obesidade é um problema médico que pode requerer uma solução médica. Se você notar que vem acumulando peso sem saber a razão ou se está tendo dificuldades em emagrecer, converse com seu médico – preferencialmente alguém qualificado em clínica médica ou em medicina geral. Ele poderá reconhecer o problema e verificar se ele é induzido por algum tipo de disfunção ao pedir vários exames de laboratório e fazer um exame físico. Lembre-se de que há complicações relacionadas à obesidade – desde problemas cardíacos a níveis elevados de açúcar no sangue e apnéia – e elas devem ser abordadas e tratadas por seu médico. Se não forem diagnosticadas e tratadas, tais condições podem resultar em desastre.

O PACIENTE SUECO MORTO

Um exemplo vívido que me vem à mente é o de Kristoffer Andersson, turista sueco de 40 anos. Ele estava passando as primeiras férias em 15 anos em companhia da esposa e da filha. Sua irmã, que morava na Flórida, havia levado meses tentando convencê-lo a visitar Orlando.

De acordo com os detalhes do caso, Kristoffer era cabeça quente e dado a ataques de raiva. No terceiro dia das férias, ficou transtornado em um restaurante onde a família estava tomando o café-da-manhã. Kristoffer achava que tinham cobrado um preço caro demais por um refrigerante. O incidente transformou-se em uma grande discussão. Kristoffer saiu intempestivamente do restaurante e decidiu voltar a pé para o hotel, a uns 15 km dali. Mais ou menos meia hora depois de deixar o restaurante, ele desmaiou em um ponto de ônibus e caiu no chão. Uma testemunha chamou a emergência. Os paramédicos chegaram e tentaram reanimá-lo. Mas era muito tarde. Kristoffer morreu ao lado da estrada.

Depois de ouvir as dolorosas notícias, a família atormentada culpou-se pela morte. Achavam que a discussão no restaurante, mais a longa caminhada de volta ao hotel, tinham feito Kristoffer ter um colapso.

Para mim, a morte dele não tinha nada que ver com isso. A história real só poderia ser contada por meio de uma autópsia completa. Kristoffer agora estava sob minha custódia. E, quando o examinei, ficou claro que ele estava com sobrepeso, pelo menos 25 kg a mais. Não havia sinais de traumas externos por causa da queda, então dirigi minha atenção ao exame interno. Quando alguém cai da maneira como ele fez, sempre procuro os três grandes suspeitos: coágulos no pulmão, um problema cardíaco ou hemorragia no cérebro. Essa é uma boa maneira de ir eliminando algumas causas prováveis de minha lista.

Para começar, os pulmões revelaram que Kristoffer era fumante. Eles apresentavam linhas pretas, mas não havia nenhuma evidência de coágulos. Eliminei a primeira das três possíveis causas.

Em seguida, removi e pesei o coração, que era mais pesado do que deveria ser – uma indicação de que ele devia sofrer de pressão alta. Comecei a dissecá-lo. Quando investiguei as coronárias de Kristoffer, descobri o que o tinha matado. Lá estava em minhas mãos o assassino número um de homens e mulheres: um coração doente. Uma das artérias coronárias de Kristoffer estava 95% bloqueada por uma quantidade mortal de placas de diversas substâncias gordurosas. A artéria estava tão estreita que só uma gota de sangue conseguiria passar.

Ansiando por oxigênio, o músculo do coração ficou inflamado, incapaz de bater normalmente. Começou a tremer, e quando o coração começa a tremer, não está mais bombeando. O coração dele parou e morreu.

A princípio, a família recebeu minhas conclusões com descrença. Kristoffer nunca havia reclamado de dores no peito ou de outros sintomas que pudessem sugerir problemas no coração. Achavam que ele era tão forte quanto um touro.

Na verdade, as doenças cardíacas quase sempre não são diagnosticadas. Cerca de 30% das pessoas que morrem de repente de um ataque cardíaco nunca apresentaram sintomas anteriores. O ataque de coração é o primeiro sintoma deles...

Mas esse tipo de informação não conseguiu convencer a família de que o problema não tinha sido a discussão de manhã e a longa caminhada mais tarde. A raiva realmente pode contribuir para estressar o coração. Mas para obrigar o coração a entrar em arritmia, do modo como aconteceu com ele, é preciso haver um problema cardíaco preexistente. Kristoffer tinha um grave problema no coração, e como não foi diagnosticado nem tratado durante tanto tempo, tornou-se inevitável que sofresse um ataque cardíaco cedo ou tarde.

Passei bastante tempo com sua esposa, sua filha e sua irmã, fazendo diagramas sobre o que havia acontecido e explicando o diagnóstico o mais delicadamente possível. Durante a nossa conversa, elas me contaram que Kristoffer não apenas fumava bastante, mas consumia várias latas de refrigerante por dia, adorava *fast-food* e nunca se exercitava – tudo isso exercera um papel ativo em seu falecimento. Bastariam pequenos cuidados preventivos de sua parte, incluindo perda de peso, e ele teria vivido mais. Nossas conversas acabaram trazendo conforto a elas, que finalmente concordaram que ele poderia ter morrido a qualquer momento, em qualquer lugar, e que não fora sua culpa.

O caso de Kristoffer Andersson traz uma mensagem vital: se você está obeso, precisa dos cuidados de um médico. É preferível que ele descubra as anormalidades e trate delas enquanto você está vivo, do que deixar que um médico-legista faça isso por você.

> **VIRE O JOGO:** PREVINA AS COMPLICAÇÕES MORTAIS DO DIABETES
>
> Se você tiver diabetes e ainda estiver acima do peso, procure perder entre 5 e 7 kg e você poderá melhorar sua saúde e ajudar a prevenir alguns problemas no coração, rins, nervos e olhos.

ACHE UMA DIETA QUE SEJA CONVENIENTE PARA VOCÊ

Essa é a parte mais difícil, e eu gosto de usar meu exemplo para demonstrar a dificuldade. Como vim de uma família italiana, em que a comida sempre esteve ao alcance das mãos, era inevitável que eu tivesse problemas de peso. Não consigo me lembrar de uma refeição que não tivesse pilhas de pratos com espaguete ou lasanha fumegantes e dois tipos de carne – afinal, meu pai era açougueiro. Minha mãe preparava bifes até para nossos cachorros, de tão abundante que a carne era em casa. Quando criança e na adolescência, eu era bem corpulenta e me sentia pouco atraente. E se eu não me cuidasse, provavelmente estaria pensando uns 140 kg. Para deixar as coisas ainda piores, meu primeiro marido e sua família eram magros como varetas (nada de gene econômico na linhagem deles); eram capazes de comer de tudo e não ganhar nem um grama. Comiam panquecas no café-da-manhã, com bolo de sobremesa... Lá pelas 11 da manhã, ofereciam biscoitos a todo mundo. Era muito complicado ficar magra naquele ambiente.

No entanto, continuei tentando perder peso, apenas para descobrir que tinha recuperado tudo que perdera e ainda ganhado mais alguns quilinhos. Todos os anos era a mesma história, vivia ganhando e perdendo peso. Como já mencionei, depois de dar à luz meu filho mais velho, acrescentei toneladas de quilos – quase 20 – e não conseguia me livrar deles. É um mito que você perde peso enquanto amamenta, porque seu corpo se agarra ao que tem para ter bastante caloria para alimentar o bebê. Finalmente, decidi que devia fazer alguma coisa. Juntei-me a um grupo de Vigilantes do Peso, livrei-me do peso extra e me mantive assim. Precisei conhecer o valor calórico e os nutrientes de tudo o que comia. Abandonei boa parte do consumo de carne vermelha, passei a comer pão integral, deixando de lado o pão branco (para minha desgraça) e passei a comer muitas frutas e legumes. E comecei a fazer exercícios – principalmente corrida.

Às vezes, entender o que se deve comer para manter o peso e o corpo saudáveis é quase como juntar as peças de uma autópsia. Há muitos becos sem saída, e se certa dieta não dá certo, você volta à estaca zero. Não defendo nenhuma dieta em particular – todas têm seus prós e contras. Mas penso que a dieta perfeita é aquela na qual você fica contente com aquilo que ingere – não por apenas algumas semanas ou alguns meses, mas para o resto da vida. A dieta perfeita não é realmente uma dieta, mas um modo como você se alimenta a cada novo dia.

Os nutricionistas têm uma idéia bastante clara sobre como fazer isso e muitas evidências para corroborar o que definem. Como regra, eles nos dizem que deveríamos comer muitas frutas e legumes, grãos em vez de carboidrato altamente processado e carne vermelha de vez em quando. E não deveríamos comer mais do que nosso corpo pode absorver.

É aqui que a contagem de calorias entra. Ei, não pule esta parte! Não vou me tornar tediosamente obsessiva sobre esse temido aspecto do controle de peso. Mas se você precisa perder peso ou deseja manter o que já tem, tem de saber um pouco mais sobre as calorias.

No fundo, a regra para perder peso é simples: coma menos calorias do que as que queima. Então, não deixa de ser uma boa idéia se familiarizar com a contagem das calorias de sua comida. Pode ser muito útil usar por alguns dias algum livro que fale sobre a contagem de calorias, calcular as calorias que consome e anotá-las. Não é preciso fazer isso para sempre, apenas o tempo suficiente para se acostumar com isso. Para perder peso, a regra da *American Heart Association* diz que o ideal para as mulheres é consumir entre 1.200 a 1.500 calorias diárias e para os homens, entre 1.500 e 1.800 calorias.

Há alguns modos fáceis de controlar as calorias sem muito alarde. Você pode enganar os olhos e o estômago, por exemplo. Use pratos menores. Coloque sempre as mesmas porções no prato (nenhuma porção deve ser maior do que seu punho ou a palma de sua mão). Se você tem tendência a detonar um pote inteiro de sorvete, experimente tomar sorvete de palito ou em copinhos. Para enganar os hormônios do apetite, comece uma ou duas refeições da semana com uma salada, um pedaço de frutas frescas ou uma xícara de sopa. Cada uma delas vai ajudar a moderar o apetite e a cortar as calorias automaticamente. Frutas e legumes, além de serem nutritivos e de baixas calorias, estão cheios de fibras e vão deixar você satisfeito mais rapidamente.

MEXA-SE

O exercício físico é importante: estudos mostram que ele previne problemas cardíacos, diminui a pressão sanguínea, normaliza os níveis de glicemia, reforça a saúde óssea, melhora a depressão e a ansiedade e mantém o cérebro em paridade com sua idade, entre muitos outros benefícios. Extensas investigações têm demonstrado que as pessoas que se exercitam, mesmo que só um pouquinho, têm tendência de viver mais tempo. Mas muitos de nós não fazemos *jogging* ou aeróbica, não trocamos o carro por caminhadas, optamos por ver tevê ou jogar videogames e evitamos as escadas se podemos usar o elevador. E, para fechar com chave de ouro, quando precisamos mesmo fazer exercícios, temos de espremer essa atividade em nossa agenda já carregada, e eu não sou exceção.

Minha vida no necrotério é muito agitada e é tão louca quanto a que levo assim que chego em casa. Além de dedicada médica-legista, sou também mãe e mulher em tempo integral. E, assim como todas as outras mães e esposas, chego em casa depois do trabalho e verifico se tudo está em ordem com a família: cuido das roupas, vou ver como estão meus filhos e tento descobrir o que teremos para o jantar. Quem tem energia para ainda fazer exercícios? Pois aqui vai uma dica: engane-se! Veja o que eu faço. Tenho uma relação de amor e ódio com a corrida, então sempre digo a mim mesma: "Eu vou dar um pequeno passeio. Vou escutar algumas boas músicas, que irão me ajudar a relaxar". Então, pego meu ipod e começo a andar. Logo passo a caminhar um pouco mais rápido. E depois vem uma música muito legal, e meu sangue começa a bombear – de repente, estou correndo! Já caminhei o suficiente, agora posso correr! Se chegasse em casa e dissesse: "Vou só me esticar um pouco, comer o jantar bem rápido e depois fazer uma longa corrida", jamais conseguiria fazer exercícios. Mas ao me enganar, ao dar uma pequena caminhada, pelo menos consigo começar. E como acabo me sentindo bem, continuo em frente. Tenho certeza de que você já ouviu muitas dessas idéias antes, mas há uma razão pela qual as compartilho novamente: elas dão certo! Eu também tento encontrar formas de me exercitar no dia-a-dia, por isso no trabalho uso as escadas. Quando faço tarefas externas, escolho com prazer a vaga mais distante do estacionamento. Isso não apenas me obriga a andar, como evita que meu carro fique cheio de marcas de batidas de portas. Existem muitas maneiras de se exercitar em sua vida: brinque com seus filhos; se tem jardim em casa, cuide dele; ande pelo shopping quando for fazer compras; leve o cachorro para passear; limpe a casa, cozinhe mais em casa ou vá dançar. Sua escolha quanto ao que fazer dependerá de sua condição física e daquilo que mais gosta, mas a maioria das pessoas pode começar com algumas simples mudanças no estilo de vida ou com uma caminhada.

APROVEITE UMA PEQUENA AJUDA DOS MEDICAMENTOS PARA EMAGRECER

Creio que os medicamentos para emagrecer podem ser úteis se você já tentou de tudo para eliminar o excesso de peso, mas sem sucesso. Às vezes, uma medicação pode ser tudo de que você precisa para conseguir uma mudança positiva e lhe dar um pouco de estímulo. Uma ressalva: esse impulso não irá durar muito, porém – a não ser que você faça um esforço verdadeiro para seguir as boas e velhas recomendações de dieta e exercício físico.

Os medicamentos para emagrecer percorreram um longo caminho desde os dias em que certas drogas foram retiradas do mercado porque causavam problemas cardíacos. Hoje, os medicamentos são melhores e mais seguros. Há dois medicamentos de primeira linha, a Sibutramina, que controla o apetite ao enviar um sinal de satisfação para o cérebro, fazendo você comer menos; e o Xenical (orlistat), que bloqueia a digestão de cerca de 30% da gordura do alimento. Tanto o Xenical quanto a Sibutramina ajudam a perder entre 5% e 10% do peso corporal e ainda fazem mais do que isso: um estudo recente publicado no *British Journal of Medicine* relatou que o Xenical reduz o diabetes, o colesterol LDL e a pressão arterial, e ainda contribui para normalizar os níveis de açúcar no sangue em pessoas com diabetes. A Sibutramina reduz os triglicérides, gordura antes considerada relativamente inofensiva, mas agora considerada perigosa.

Como qualquer medicamento, ambos têm efeitos secundários. Com o Xenical, é preciso seguir uma dieta baixa em gorduras. Se você não fizer isso, aguarde fezes soltas e oleosas, porque o excesso de gordura não absorvido é rapidamente eliminado. A Sibutramina pode às vezes elevar a pressão arterial, aumentando o risco de ataque cardíaco ou de acidente vascular cerebral.

Enquanto pesquisava para este capítulo, descobri que a maconha poderá ser o futuro da perda de peso. Bem, não exatamente isso, mas aqui está o furo jornalístico: enquanto escrevo, há novos medicamentos prestes a serem aprovados, que bloqueiam os receptores canabinóides do cérebro, os mesmos que são estimulados quando se fuma maconha. Basicamente, essas drogas irão controlar suas mastigadelas e parecem realmente promissoras.

Tenho muita fé na ciência e espero que medicamentos mais eficazes venham a ser desenvolvidos para ajudar a conter a onda de obesidade. Se você tem um grave problema de peso e sofre de problemas perigosos como colesterol alto e níveis elevados de açúcar no sangue, não tenha medo de dar o próximo passo. Converse com seu médico sobre qual medicamento pode lhe ajudar a combater a obesidade.

É bom evitar também os charlatanismos ligados à perda de peso. É importante estar atento à questão da perda de peso. Não recomendo tentar nenhuma das maluquices que existem por aí, como pílulas de dieta não aprovadas pelo ministério da saúde, ervas e suplementos que prometem perdas de peso milagrosas. Todos nós devemos ser muito cautelosos com tudo que colocamos no corpo, incluindo os suplementos alimentares.

Então, acredite num médico ou numa médica (como eu, por exemplo) que passa oito horas por dia cortando corpos em um necrotério. Existem muitas coisas que você pode fazer para evitar uma reunião não agendada comigo – e perder peso de maneira segura pode ser uma dessas coisas. Sua vida também pode depender disso.

A GASTROPLASTIA REDUTORA É UMA CIRURGIA PARA VOCÊ?

Há dez anos, eu não iria sugerir esse tipo de cirurgia a ninguém que estivesse pensando em perder peso. Acredito que essa seja uma medida drástica. Mas, de acordo com as pesquisas mais recentes, os riscos da obesidade mórbida são maiores do que os riscos de uma cirurgia. Você será um candidato se tiver um IMC igual ou maior do que 40 ou um IMC igual ou maior que 35 acrescido de uma grave doença relacionada ao sobrepeso, como diabetes ou hipertensão.

Há muitos tipos de cirurgias, mas a mais comum é a gastroplastia redutora. Trata-se do grampeamento do estômago, formando uma pequena bolsa que pode receber apenas poucos gramas de alimento. O alimento vai para a bolsa e então segue diretamente para o intestino delgado. Esse tratamento cirúrgico impede que o corpo absorva as calorias e deixa o estômago tão pequeno que se torna difícil comer demais. A pessoa fica satisfeita com metade de um sanduíche, por exemplo.

A cirurgia do bypass distal faz com que o paciente perca peso com uma boa chance de não recuperá-lo mais. As doenças relacionadas ao excesso de peso como diabetes, pressão alta, colesterol alto e apnéia do sono muitas vezes melhoram ou desaparecem. Mas é preciso se alimentar com cuidado e talvez tomar vitaminas e suplementos minerais para compensar certas deficiências.

Como qualquer outra cirurgia, ela tem risco de infecções, hemorragias, coágulos sanguíneos ou reações à anestesia. Também existe o risco de morte, que depende da idade, das condições gerais de saúde e de quaisquer problemas médicos que a pessoa tenha. A decisão de fazer essa cirurgia precisa ser discutida com seu médico. Sendo honesta, se você for obeso mórbido, é possível que morra por causa da obesidade ou por complicações causadas por ela. Diante dessa possibilidade, eu arriscaria a cirurgia.

CAPÍTULO 6

A ÚLTIMA CHAMADA

A CONDUTORA NUA

Seu nome era Lily Hammon e ela foi encontrada morta e despida na entrada de sua casa, cabendo a mim descobrir se a morte foi natural ou causada por um acidente, uma lesão ou algo mais sinistro. De volta ao trabalho, descobri os detalhes do caso trazidos pelos meus investigadores. Lily, de 41 anos, era uma mulher vibrante com talento para contar piadas. Era viúva e vivia fora da cidade num rancho isolado, que lhe dava condições para que pudesse praticar seu hobby favorito – pilotar quadriciclo.

Mas no dia em que morreu, o lugar onde Lily morava não estava nada calmo. Por volta do meio-dia, num calor opressivo, seu irmão chegou pronto para beber algumas cervejas com a irmã. Mas ele avistou algo estranho. Seu coração afundou-se no peito. Lá no chão, sem roupa, estava Lily.

Quando os investigadores chegaram, prepararam o local como a área de um crime. Eles puseram sacos plásticos nas mãos da vítima para preservar quaisquer provas no caso de ter sido um assassinato.

As informações que chegaram da família vieram aos pouquinhos. Eles disseram que Lily sofria de enxaqueca. A enxaqueca, que de vez em quando pode estar associada a um acidente vascular cerebral, também pode ser desencadeada por alimentos, produtos químicos ou luzes brilhantes. A família admitiu que, depois da morte do esposo de ataque cardíaco, anos antes, Lily tinha passado a diminuir a dor com álcool – muito álcool –, que tomava durante todo o dia. Essa foi uma pista importante para mim, porque quando alguém bebe grandes quantidades de álcool, algumas vezes pode se relacionar com pessoas com quem não deveria e que podem lhe causar problemas. Se for uma mulher, por exemplo, e beber ao ponto de intoxicar-se, o risco de acidentes e de violência sexual é muito alto.

Também descobri que Lily tinha um hábito curioso: ela gostava de pilotar seu quadriciclo sem roupa, para se bronzear por inteiro. Os policiais que trabalhavam no caso acreditavam que esse hábito podia ter contribuído para a sua morte, ao atrair uma atenção indesejada. Será que Lily tinha sido violentada e assassinada? A polícia estava contando comigo para responder a essas questões.

Comecei a pesquisar cuidadosamente, atrás de quaisquer evidências de estupro, começando pelas mãos. Removi os sacos plásticos para procurar sinais de luta. Se alguém tenta estuprar uma pessoa, ela provavelmente irá lutar como louca. Porém, não consegui encontrar nenhuma lesão que caracterizasse uma tentativa de defesa. Também não havia machucados ou contusões em seus órgãos genitais. Se Lily tinha sido atacada, o agressor certamente não deixou quaisquer pistas visíveis. Mas a falta de evidências nem sempre significa que não houve violência sexual. Muitas vezes, especialmente se alguém está entorpecido por drogas ou bebidas, pode não haver nenhum ferimento.

Em seguida, fui procurar pelo tipo de trauma que é mais associado às mortes relacionadas à violência sexual: estrangulamento. Examinei o pescoço em busca de contusões. Infelizmente, o corpo de Lily já tinha ficado verde e rosa – as cores da decomposição – e era impossível identificar manchas roxas sob aquelas condições. Se Lily tinha sido estrangulada, eu teria de provar isso com os exames internos.

Depois que abri sua cavidade torácica, percebi que os órgãos internos estavam surpreendentemente em bom estado, apesar dos anos de alcoolismo. Havia, porém, um órgão com um sinal de doença: o fígado. Ele estava marrom, não o marrom normal de um órgão saudável, e apresentava algumas cicatrizes – todos os sinais que poderiam significar uma cirrose precoce, a doença mais intimamente associada ao alcoolismo. Mas a cirrose não era grave o suficiente para ter causado sua morte.

Como não encontrei mais nada que fosse digno de nota, deixei para o fim a última parte do corpo que poderia me dar algumas respostas: o cérebro de Lily. Eu sabia pelos relatórios que ela sofria de enxaquecas. Seriam elas enxaquecas reais ou alguma coisa a mais, como um tumor, um aneurisma cerebral ou algum trauma recente na cabeça? Se eu examinasse o cérebro poderia conseguir essas respostas.

Assim que o crânio foi aberto, percebi que tinha apenas pouco tempo para trabalhar nele. Em um corpo que está em decomposição acelerada, o cérebro perde a sua forma muito rapidamente. Eu teria de agir com bastante agilidade.

Qualquer patologista forense vai lhe dizer que essa parte de uma autópsia é particularmente horrível de se assistir. É feita uma incisão de orelha a orelha na parte de trás da cabeça. O couro cabeludo é então dobrado sobre o rosto para expor o crânio e ele então se transforma em uma máscara medonha. O técnico liga a serra para cortar o topo do crânio e é possível ouvir a partir daí o lamento da lâmina serrando o osso.

Consegui dar uma rápida olhada na parte externa do cérebro de Lily. Não havia sangramento, de modo que afastei a hipótese de rompimento de um aneurisma, de uma queda fatal ou de uma pancada violenta de um assaltante. Não havia nenhuma evidência de qualquer tipo de trauma. Tirei o cérebro e o segurei em minhas mãos enluvadas. Era como tentar agarrar pasta de dente enquanto ela escorria por meus dedos. O cérebro não oferecia mais nenhuma pista.

Um dos passos finais de uma autópsia é centrar-se no pescoço para procurar sinais internos de estrangulamento. No final da autópsia, todo o sangue já fora drenado do corpo, oferecendo-me uma melhor visibilidade da estrutura interna do pescoço. O primeiro lugar em que olhei foram os músculos pré-tireoidianos, atrás de sinais de hemorragia; não havia nenhum sinal. O próximo lugar foi o osso hióide, um pequeno osso em forma de ferradura que fica logo abaixo da mandíbula. Um osso hióide quebrado é um achado fundamental nos casos de suspeita de

homicídio porque sua estrutura pode ser fraturada durante o estrangulamento. Mas eles estavam intactos, assim como a cartilagem da tireóide, que também é vulnerável ao estrangulamento. Lily não tinha sido estrangulada.
Até então, a autópsia não tinha revelado nada.
Minha última esperança de resposta estava nas amostras do sangue da falecida, mas mesmo elas poderiam levar a nada. Talvez não conseguisse dizer como ela havia morrido porque exames toxicológicos em corpos em decomposição apresentam problemas. O organismo começa a liberar substâncias na corrente sanguínea que normalmente não existem, e as amostras ficam comprometidas.
O mistério da morte de Lily pesava fortemente sobre mim. Mantive os dedos cruzados, torcendo para que o laboratório conseguisse as respostas. Poucas semanas se passaram, e eu recebi o relatório. Na pior das hipóteses, eu esperava um monte de leituras inconclusivas. Mas o relatório continha um elemento de prova surpreendente: seu sangue estava saturado de mais de cinco vezes a definição legal para intoxicação alcoólica. Eu não estava surpresa com a descoberta do álcool, mas fiquei chocada com a quantidade. Lily tinha morrido de envenenamento por álcool, também chamado intoxicação alcoólica aguda.
Como médica-legista, já vi centenas de pessoas mortas pelos efeitos do álcool. São pessoas que, com a intenção de cometer suicídio, procuram se intoxicar porque o o álcool diminui as inibições. Vejo motoristas de caminhão embriagados e as pessoas que eles esmagaram. Vejo pessoas que sofreram convulsões ou falência dos órgãos por causa do alcoolismo. O álcool pode matar de muitas maneiras diferentes e ele nos mantém bastante ocupados no necrotério.
Lily, no entanto, não morreu por causa dos efeitos do álcool em seu comportamento ou pelo impacto do uso prolongado de bebida em seus órgãos internos. Ela bebeu até a morte em uma única vez.
O álcool é uma droga. Como a morfina ou o diazepam, ele deprime o sistema nervoso central e afeta a maioria das funções

vitais do organismo. Normalmente, o fígado consegue processar um drinque – uma taça de vinho ou uma dose de uísque – em uma hora. A concentração de álcool no sangue é expressa em gramas por decilitro. Se você estiver bebendo em um ritmo constante, quando alcançar 0,3 g/dL de álcool seu maravilhoso mecanismo de defesa entra em ação para protegê-lo de si mesmo: você dorme ou desmaia e já não pode beber mais. Mas caso você consuma a bebida muito depressa, o fígado não conseguirá acompanhar o seu ritmo. O nível de álcool no sangue irá aos céus e começará a diminuir a atividade do sistema nervoso central. A respiração diminui e a freqüência cardíaca cai. A menos que você receba cuidados médicos urgentes, entrará em coma e poderá morrer.

Foi exatamente isso o que aconteceu com Lily Hammon. Registrei sua morte como uma overdose acidental. Não acho que ela quisesse morrer.

Compreensivelmente, a família ficou arrasada ao saber que as bebedeiras de Lily tinham adquirido uma feição tão grave. Mas algo bom surgiu dessa morte. Depois da tragédia, o irmão – que também era alcoólatra – foi procurar ajuda ao entrar em um programa de reabilitação, e essa atitude acabou trazendo bastante conforto para a família.

É sempre um grande desalento ver uma pessoa outrora saudável entrar em meu necrotério morta pelo abuso do álcool. Infelizmente, vejo isso o tempo todo. O álcool é o tipo de droga mais usada em grande parte do mundo. De acordo com as pesquisas, o uso excessivo de álcool mata 75 mil pessoas nos Estados Unidos todos os anos. E é a terceira causa de morte relacionada ao estilo de vida no país, vindo logo atrás do tabagismo e da obesidade.

Não há nada de errado em desfrutar de uma bebida responsavelmente de vez em quando. Meu marido Mark é um entusiasta de vinhos, e nós gostamos de aprender sobre o assunto e degustar amostras do mundo inteiro. Mas a nossa vida não gira em torno da bebida.

Quando não se tem a capacidade de limitar o consumo alcoólico, isso pode significar um problema grave. Quando uma pessoa se torna dependente do álcool, ele pode afetar o cérebro e seu comportamento. Por fim a pessoa perde o controle da quantidade de bebidas consumida e, por conseqüência, perde o controle de sua vida. Beber se torna a razão central de viver, mesmo que isso traga péssimas conseqüências, tais como problemas de saúde, dinheiro, relacionamentos e queda no desempenho no trabalho ou nos estudos.

SOB A INFLUÊNCIA DOS EFEITOS AGUDOS DO ÁLCOOL

Existem três maneiras principais pelas quais o álcool e outras drogas podem matar: aguda, crônica e ambiental. Com aguda quero dizer que a morte vem rápida, como aconteceu com a intoxicação alcoólica de Lily Hammon, que a matou depois de uma única farra com as bebidas. O álcool pode até mesmo matá-lo logo na primeira vez em que você abusar dele. Certa vez fiz a autópsia de uma menina de 14 anos cujos pais saíram à noite. Sua irmã mais velha, que supostamente deveria estar tomando conta dela, saiu com o namorado. Sem nenhuma supervisão na casa, um monte de outros adolescentes chegou para uma festa e atacou o bar dos pais. A jovem garota, que nunca antes havia experimentado álcool, ficou muito bêbada. Morreu de intoxicação por álcool. Mortes como essa são relativamente raras. Normalmente recebo não mais do que três corpos ao ano em meu necrotério, mas mesmo um já seria demais.

QUANDO BEBER SAI DO CONTROLE: OS EFEITOS CRÔNICOS DO ABUSO DO ÁLCOOL

Os danos por causa do excesso de álcool podem ocorrer de maneira lenta e crônica ao longo do tempo, mas ainda assim podem matá-lo, porque a maioria dos órgãos e dos sistemas do organismo é duramente atingida pela bebedeira. Não surpreendentemente os alcoólicos sofrem de uma ampla gama de males, incluindo problemas cardíacos, doenças hepáticas e neurológicas. Eles estão listados nas tabelas a seguir.

EFEITOS CRÔNICOS DO ABUSO DE ÁLCOOL

Órgãos e sistemas afetados	Complicações
Sistema nervoso	• Intoxicação por embriaguez e coma • Síndrome de abstinência alcoólica, algumas vezes com convulsões ou *delirium tremens* (DTs) • Demência • Problemas nervosos • Degeneração do cerebelo (deterioração da área do cérebro ligada à coordenação dos músculos e ao equilíbrio)
Sistema gastrointestinal	• Inflamação e irritação da mucosa do esôfago e do estômago (esofagite e gastrite) • Aumento da incidência de câncer de boca, faringe, laringe e esôfago • Lesões hepáticas, tais como a cirrose ou hepatite alcoólica • Inflamação do pâncreas (pancreatite), que por vezes leva à insuficiência pancreática, diarréia crônica e/ou dor crônica
Sistema cardiovascular	• Arritmia (batimento cardíaco irregular) • Cardiomiopatia, uma doença do coração que provoca um aumento do músculo cardíaco, e pode levar à insuficiência cardíaca e morte • Níveis elevados de gordura na corrente sanguínea • Baixo nível de açúcar no sangue • Níveis de potássio, magnésio, cálcio e fosfato no sangue menores do que o normal
Sistema endócrino	• Diminuição da testosterona • Atrofia testicular causando um aumento no nível de estrógeno e, conseqüentemente, o desenvolvimento de tecido mamário em homens (ginecomastia)

Pele	• Rosácea • Angiomas (agrupamento inofensivo de pequenos vasos sanguíneos sob a pele, muitas vezes vista em homens com insuficiência hepática causada pelo álcool)
Sistema sanguíneo	• Baixo número de plaquetas • Anemia • Risco de infecção • Dificuldade de coagulação do sangue

ASSASSINATO COM UMA PAULADA?

Os danos ao fígado na forma de cirrose são dos mais devastadores efeitos crônicos do álcool e freqüentemente fatais. Faz alguns anos, tive um caso que parecia um claro homicídio, mas ele se tornou mais obscuro na medida em que mergulhei nas investigações sobre a morte. Kyle Gilbert, paisagista de 38 anos que vivia com a mãe, foi visitar um cliente que estava com os pagamentos atrasados. Mas em vez de dinheiro, Kyle recebeu um pagamento inesperado: foi brutalmente espancado no peito com um pedaço de madeira. Ele conseguiu chegar em casa e chocou a mãe com seus machucados. Ela queria chamar uma ambulância, mas Kyle preferiu cuidar dos ferimentos bebendo.

Embora os machucados parecessem melhorar muito lentamente, Kyle demonstrava estar voltando à ativa – até duas semanas depois. Ele estava sentado na beira da cama, conversando com a mãe, quando desmaiou e parou de respirar. A senhora ligou para os paramédicos, que o levaram rapidamente ao hospital. Os médicos disseram que ele apresentava sinais de hemorragia interna, bastante consistentes com o espancamento que sofrera. Menos de duas horas depois de ter desmaiado, Kyle morreu na sala de emergência.

Apesar do intervalo de duas semanas, tanto a polícia quanto os meus investigadores viram uma clara ligação entre o espancamento e a morte de Kyle. Se o espancamento detonou uma cadeia de eventos que causou a morte de Kyle, aquilo era um homicídio, mesmo que o espancamento tivesse ocorrido duas semanas ou dois anos antes. Para provar ou negar o fato, conduzi uma autópsia completa.

Para a polícia, as autópsias de possíveis vítimas de homicídio têm uma urgência especial porque podem levar a detenções e processos judiciais. Mas para mim, elas vêm com uma carga única. Se os resultados forem inconclusivos, os assassinos podem sair livres, mas se eu fizer um diagnóstico incorreto, um inocente pode ser acusado. Os policiais se reuniram no necrotério, na esperança de respostas para a investigação de um possível assassinato.

Comecei as investigações e notei que os registros médicos de Kyle indicavam cirrose no fígado por causa de alcoolismo. Quando comecei o exame externo, percebi que a pele de Kyle mostrava sinais de icterícia, um claro testemunho de doença no fígado. Mas o que realmente atraiu minha atenção foram as incríveis contusões em seu corpo. Ele estava coberto por mais de uma dúzia de pancadas, ainda dolorosamente visíveis mesmo depois de 15 dias.

Uma delas me pareceu particularmente alarmante. Ficava logo acima da reborda costal direita, na base das costelas, e tinha sete centímetros de comprimento por três centímetros de largura, a assombrosa marca da pancada de uma ripa de madeira. Comecei a me perguntar: será que o golpe rompeu a aorta? O fígado? O intestino delgado? Será que foi uma pancada tão séria assim?

Uma pancada violenta no corpo, como chocar-se contra o volante num acidente de carro ou receber uma pancada com um pedaço de madeira, pode causar uma hemorragia interna fatal. Quando isso acontece, o sangue sai de cada órgão danificado ou pelas veias machucadas e se acumula dentro da cavidade abdominal. Apesar de não ser usual, uma lesão interna como essa poderia sangrar apenas alguns dias depois do trauma.

O exame externo do corpo de Kyle foi comovente: ele estava sangrando pelo nariz, pela boca e até mesmo pelo reto. Todos os sinais apontavam para um assassinato. Mas, para desfazer o mistério daquele sangramento, eu tinha de pesquisar dentro do corpo de Kyle.

Assim que fiz a incisão em Y e removi a placa peitoral, examinei cuidadosamente a carne abaixo dos machucados mais evidentes. Como eu suspeitava, aquele único golpe devastador tinha causado lesões profundas na musculatura da parede abdominal. Se eu encontrasse sangue acumulado dentro da cavidade abdominal, teria encontrado minha evidência incontestável.

Mas então descobri minha primeira grande surpresa na autópsia. Não havia nenhum sangue nem na cavidade abdominal nem na pleura. Com a exceção das profundas contusões, não consegui encontrar nenhuma lesão interna causada pela possível pancada da ripa de madeira. Não era possível achar nenhuma prova concreta que comprovasse o homicídio. Sem isso, a polícia não poderia prender o homem que havia espancado Kyle.

Mas se ele não morreu do intenso espancamento, então o que foi que o matou? E o que o fez escarrar sangue? Continuei a olhar nas partes internas, em busca das razões que poderiam ter contribuído para o seu fim. Eu sabia que Kyle tinha sofrido de cirrose no fígado. Entretanto, a condição do fígado era muito pior do que eu esperava. Normalmente o fígado parece uma linda e suave cápsula marrom, com extremidades muito agudas. Mas esse que eu via em minha frente era nodoso e amarelo, como se estivesse salpicado com sementes de milho.

A cirrose hepática é uma doença mais estreitamente associada à hepatite viral ou, como no caso de Kyle, ao alcoolismo. Mas os problemas no fígado normalmente não levam à morte súbita.

A cirrose hepática em geral se desenvolve ao longo de uma década ou mais. Quando as células do fígado morrem e são substituídas por cicatrizes de tecido fibroso, o órgão começa a falhar. As toxinas se acumulam no sangue, resultando em problemas que vão desde náuseas até o coma. Eventualmente, o tecido fibroso ultrapassa o fígado, transformando-o em uma massa de nódulos fibrosos. Kyle tinha aquilo que é chamado de fase final da cirrose. Mesmo assim, a cirrose avançada ainda não explicava a causa da morte. A cirrose pode aparecer na autópsia, mas isso não significa que a pessoa morreu por causa dela. Até agora, não havia provas definitivas de que Kyle tivesse morrido por causa de sua doença no fígado.

Tive de investigar outros órgãos em busca da causa da morte. Talvez tivesse sido um ataque cardíaco, eu não sabia. Mas após examinar o coração, não percebi nada fora do normal. Então, ao abrir o estômago, fiz uma descoberta sensacional. Ele tinha sangue suficiente lá dentro para encher uma garrafa de refrigerante de um litro, e todo aquele sangue havia distendido o seu estômago. O adulto médio precisa de mais ou menos cinco litros de sangue para ficar vivo, e Kyle tinha sangrado pelo menos um litro. Será que isso poderia ter se originado a partir do espancamento anterior?

Analisei o restante do trato gastrointestinal. Os intestinos continham mais sangue, mas não havia indicação de sua origem. Em seguida, subi para o esôfago, no local onde ele entra no estômago. Foi lá que finalmente descobri o que estava procurando. Um vaso que havia se rompido recentemente.

Como descobri depois, varizes tinham se formado no esôfago de Kyle. Elas são causadas pela doença hepática e são similares às veias dilatadas que algumas pessoas têm nas pernas. As paredes das varizes no esôfago são muito finas e propensas a rupturas.

As varizes são formadas quando as cicatrizes da cirrose retardam o fluxo do sangue através do fígado. Isso faz com que o sangue se acumule na veia de entrada, que distribui o sangue do estômago e dos intestinos diretamente para o fígado. Essa doença é chamada de hipertensão portal. O sangue tem tanta dificuldade para atravessar o fígado cheio de cicatrizes que ignora o órgão, procurando outras veias acima e abaixo da base do esôfago para voltar ao coração. Essas veias se expandem para além de sua capacidade normal, transformando-se em varizes com paredes perigosamente delgadas. Como a pressão do sangue dentro das varizes é maior do que nos vasos sanguíneos normais, e suas paredes são mais finas, elas podem se arrebentar facilmente e sangrar muito. Noventa por cento das pessoas com cirrose no fígado vão desenvolver varizes esofágicas; 30% delas sofrem de hemorragia nas varizes. A taxa de morte desse tipo de hemorragia, até mesmo na primeira vez em que acontece, é entre 33 e 50%.

Só uma pergunta permaneceu: o espancamento havia contribuído para a ruptura dos vasos ou foi apenas mera coincidência?

Eu não podia ligar o espancamento à hemorragia das varizes. Quando reconstituí a cadeia de eventos que levou à morte prematura de Kyle Gilbert, o episódio inicial nesse caso foi o alcoolismo crônico que levou à cirrose no fígado. O assustador episódio final na vida de Kyle foi uma hemorragia maciça que se originou da ruptura das varizes no esôfago.

Com esse diagnóstico, chamei a polícia e relatei que o resultado de minha autópsia havia mostrado que a causa da morte não era relacionada a um delito criminal, e que o homem que havia espancado a vítima não era responsável por sua morte.

Na patologia forense, as formas da morte são limitadas a uma de cinco categorias: homicídio, suicídio, acidente, causas naturais e causa indeterminada. Por convenção, em vários institutos médicos-legais, quando alguém morre por causa de efeitos agudos do consumo do álcool (como envenenamento), nós chamamos essas mortes de acidentais. Quando alguém morre pelos efeitos crônicos do consumo de bebidas alcoólicas (como morte por hemorragia causada por varizes esofágicas interpostas por falência hepática), chamamos essas mortes de causa natural. As mortes causadas pelo abuso do álcool não se encaixam perfeitamente em nossas cinco opções: acidente, homicídio, causas naturais, suicídio ou causas indeterminadas.

RETIRADA MORTAL

Um problema que distingue o álcool de muitas outras drogas é como ele se mostra fisiologicamente viciador. Quando uma pessoa pára de beber após um longo período de uso de álcool, ela pode experimentar a síndrome de abstinência alcoólica. Tal condição é disparada quando o sistema nervoso central tenta se ajustar à súbita falta de álcool no organismo.

Os sintomas incluem leves tremores que podem surgir rapidamente nas primeiras seis horas depois que se pára de beber; convulsões, que podem ser fatais nos alcoólatras crônicos que pararam de beber; ou *delirium tremens* (DT), caracterizado por confusão, desorientação, delírios, alucinações e agitação. Os DTS ocorrem cerca de 50 até 72 horas depois de parar de beber. Embora seja o mais raro dos sintomas de abstinência, os DTS podem evoluir para a morte ou colapso cardiovascular. Por causa de sua grave dependência, a abstinência do álcool pode matar – por isso é importante ter supervisão habilitada quando se pára de beber depois de um longo período de abuso crônico de álcool. Alguns alcoólicos necessitam de constante observação em um hospital enquanto tentam parar de beber. Um dos meus casos mais tristes foi de um alcoólico que abandonou o vício de uma vez para tentar reconquistar a ex-esposa, que havia se divorciado dele por causa do alcoolismo. Ele sofreu um ataque fatal quando o cérebro entrou em processo de abstinência. Seu corpo estava tão habituado a viver com o álcool que não conseguiu funcionar sem ele.

NÃO SEJA ESTÚPIDO AO BEBER: OS EFEITOS AMBIENTAIS DO ÁLCOOL

Quando uso o termo mortes ambientais, quero dizer os encontros ou situações relacionadas ao uso do álcool ou de drogas e que colocam a pessoa em perigo, tais como a perda de vidas humanas quando se dirige embriagado. O álcool é a principal causa da morte nas estradas. Quarenta e um por cento de todas as mortes no tráfego envolvem álcool. Os suicidas são fortemente influenciados por ele, diminuindo as inibições que levam a se matar. Mesmo no nível mais baixo mensurável, o álcool afeta a percepção, avaliação, tempo de reação, processamento das informações, aprendizagem, audição e visão periférica. Quando você está bêbado, nem sequer percebe o quanto está afetado, e essa falta de consciência pode resultar em todos os tipos de acidentes, desde o inimaginável até o mais bizarro.

PERGUNTAS ARDENTES

Ouço rádio durante as manhãs para atenuar a carga de trabalho. Certa manhã de verão, ouvi que um carro estava em chamas em uma das garagens no centro de Orlando, e depois que o incêndio terminou um cadáver foi encontrado dentro do carro. Eu sabia que veria aquele corpo quando fosse trabalhar. Com certeza seria meu primeiro caso do dia.

Várias horas antes, por volta das quatro da manhã, um funcionário do estacionamento vira um carro com o motor ligado. No assento do passageiro havia um homem aparentemente adormecido. Ele não acordou o ocupante, e voltou para seu escritório. Meia hora mais tarde, teve um choque: o carro estava envolvido pelas chamas e o horrorizado funcionário não podia nem chegar perto do veículo. Ele ligou para a emergência e eles pediram que acionasse o alarme de incêndio.

Os bombeiros chegaram ao local e rapidamente apagaram o fogo. Quando a fumaça se esvaiu, os investigadores puderam olhar pela primeira vez para um incidente bastante incomum – uma vítima de incêndio num carro estacionado. Menos de 2% de todos os incêndios em automóveis resultam em morte, e a maioria dessas mortes ocorre como resultado das batidas. O motivo? Quando o fogo começa, a pessoa que está dentro do carro normalmente sai antes de morrer queimada.

Os investigadores acharam que, pelo fato de o motorista não sair a tempo, ele já poderia estar morto antes de começar o incêndio, ou, algo ou alguém poderia tê-lo mantido lá contra a vontade. Não é incomum que o corpo de uma vítima de homicídio seja queimado a fim de ocultar provas e frustrar as investigações.

Então aquilo tinha sido um homicídio ou um acidente? Assim, dentro de uma hora, uma equipe de detetives e especialistas em incêndio culposo chegaram para investigar. Eles rastrearam o exterior do veículo, o estacionamento e a área ao redor. Não quiseram fazer nada com o corpo, com medo de destruir qualquer prova que eu pudesse encontrar. Um homicídio era o motivo mais provável, por causa das circunstâncias misteriosas do incêndio.

Uma das primeiras providências no caso da vítima de um incêndio é tentar determinar as condições físicas da vítima no momento em que o fogo começou. Ele estava morto ou vivo? Se estivesse vivo, poderia estar ferido ou talvez baleado.

Como é praticamente impossível detectar quaisquer lesões externas ou ferimentos de tiros em restos chamuscados, tirei um raio-X do corpo. Então, examinei o filme e antes mesmo de fazer sequer uma única incisão, já poderia tentar uma conclusão. No raio-X parecia não haver nenhum sinal de trauma que pudesse ter levado a vítima à morte antes do incêndio. As únicas lesões que consegui ver foram causadas pelas chamas.

Durante o exame externo, uma de minhas primeiras tarefas foi identificar o padrão de queimadura daquele corpo. Os padrões de queimadura podem confirmar se a vítima estava imóvel enquanto o fogo queimava. As costas, nádegas e parte de trás das pernas não estavam tão chamuscadas quanto o resto do corpo porque estavam levantadas, apoiadas no banco, e havia menos oxigênio nessa área. A falta de queimadura nessa região provou que a vítima não se moveu depois que o carro pegou fogo – outra possível indicação de que ela poderia estar morta antes de o incêndio começar.

Nos casos de queimadura, existem partes específicas do corpo que podem revelar indicadores mais fortes de quando a pessoa morreu – o nariz e a boca. Eu queria descobrir se ele estava respirando os produtos da combustão, como a fuligem, no momento em que o carro foi envolvido pelas chamas. Se eu não encontrasse fuligem, seria uma poderosa evidência de que a vítima não estava viva. Mas havia fuligem em sua boca e no nariz, o que era importante, mas não conclusivo. Aquela fuligem poderia simplesmente significar que a fumaça do incêndio no espaço fechado tinha aberto caminho pelas cavidades que encontrou.

A única maneira pela qual poderia ter certeza seria inspecionar o trato respiratório a partir de dentro do corpo. Comecei com a incisão em Y e, depois de abrir a caixa torácica, percebi que a maior parte dos órgãos internos não tinha sido afetada pelo calor.

Coletei algumas amostras dos fluidos da vítima para os testes toxicológicos e, então, comecei minha pesquisa dentro da cavidade corporal. Como havia desconfiança de que a morte era um possível homicídio, procurei por quaisquer sinais de violência ou trauma que não tivessem sido vistos no raio-X, como hemorragia interna ou mesmo estrangulamento. Mas também não encontrei nada fora do normal, nem sinais de lesões que indicassem que a vítima tivesse sido mantida sob controle.

Em seguida, abri o trato respiratório. Dentro de segundos, descobri algo que contradizia quase todas as hipóteses anteriores do caso. Havia fuligem bem no fundo da traquéia da vítima e por todo o caminho até o tecido pulmonar. Esse achado era uma prova inegável de que a vítima estava viva quando o fogo começou. Sem sombra de dúvida, ele estava respirando o material carbonizado coberto de fuligem.

Os testes detectaram monóxido de carbono no sistema respiratório, e minha autópsia revelou que esse gás venenoso havia desalojado quase 75% do oxigênio do sangue. Minha hipótese inicial de que ele estivesse morto antes de as chamas engolirem o carro foi desfeita por esses achados, e determinei que ele morrera por inalar a fumaça.

O que eu ainda não sabia era a maneira como ocorreu a morte. Teria sido um homicídio?

Enquanto esperava pelos resultados do inquérito dos especialistas e do laboratório de toxicologia, os detetives revelaram outra pista. Um celular fora resgatado dos destroços, e a polícia tinha sido capaz de identificar a vítima por meio dos registros telefônicos. Os policiais entraram em contato com a família e descobriram que seu nome era Carlos Martin. Ele tinha acabado de começar em um novo emprego como consultor de marketing e havia estado em uma festa com os antigos colegas da faculdade, que viviam em Orlando. Isso não era muito, mas pelo menos já se sabia quem era a vítima e algumas das circunstâncias que a levaram à morte.

Senti-me péssima por causa de sua mãe e de sua tia, que vieram de Nova York. Ninguém podia lhes dizer nada em definitivo enquanto o caso estivesse sendo investigado como homicídio, e isso estava partindo o coração das duas. Elas apenas queriam a verdade, e lhes assegurei que ia tentar oferecer as respostas da melhor maneira que pudesse.

Demorou alguns meses até que os resultados preliminares das investigações dos peritos em incêndio chegassem. O ponto de origem do fogo estava em algum lugar no banco do motorista perto do painel, mas embora três experientes investigadores e um grupo de engenheiros tivessem analisado o carro três vezes, não conseguiram chegar a uma causa definitiva. Eles estavam seguros, contudo, de que o fogo não havia sido causado por ninguém, incluindo o próprio Carlos.

Embora talvez eu nunca venha a saber como o fogo começou, esperava que o exame toxicológico lançasse alguma luz sobre o mistério remanescente. Por que Carlos não saiu do carro assim que este começou a queimar?

Eu me perguntei se o rapaz não tinha tomado uma overdose de alguma droga ilícita. Foi uma sugestão que a família de Carlos negou veementemente. Seu filho não usava drogas.

Nesse caso, o resultado do laboratório provou que eles estavam certos. Ele não usara nenhuma substância ilícita na noite de sua morte, mas aparentemente bebera bastante. Estava muito bêbado. Havia pouco mais de 0,2 g/dL de álcool no sangue. O limite legal é de 0,08 – Carlos estava 150% acima do limite permitido –, o que pode dar a idéia de como ele estava embriagado. Com o relatório em mãos, descobri por que Carlos não fugira do fogo.

Depois de um longo dia em reuniões de negócios, Carlos Martin saiu para beber com os amigos. Ele não bebia com freqüência. Quando saiu do bar, o nível de álcool no seu sangue estava duas vezes acima do limite legal. Na garagem, Carlos ligou o motor e o ar-condicionado, para refrescá-lo naquela noite quente de Orlando, e rapidamente percebeu que estava bêbado demais para dirigir. Então fez o que muitos considerariam prudente. Deixou o carro no estacionamento e decidiu tirar uma soneca no banco do passageiro, onde ficaria mais confortável.

Depois de meia hora, um incêndio eclodiu de algum lugar sob o painel. O fogo rapidamente se espalhou do lado do passageiro, onde Carlos estava dormindo. Como ele estava com grande quantidade de álcool no corpo e não era um bebedor inveterado, continuou inconsciente. O fogo consumiu o veículo e Carlos junto com ele.

Embora tenha sido difícil para a família de Carlos suportar aquele grotesco acidente, uma de minhas descobertas trouxe algum alívio. Ele morreu muito rapidamente, provavelmente por causa da inalação dos gases venenosos. Mas a morte, não importa em qual circunstância, sempre deixa os sobreviventes com a mesma difícil pergunta: por que isso tinha de acontecer?

COMO NÃO MORRER DE ALCOOLISMO

Talvez você se veja bebendo demais ou consumindo mais álcool do que pretendia. Pode ser que você tenha sofrido um acidente ou um problema social ou jurídico causado pelo seu consumo de álcool. Ou talvez seus entes queridos estejam preocupados com as suas bebedeiras. Os especialistas definiram algumas diretrizes que podem ajudá-lo a determinar se você tem um problema, e elas foram resumidas num teste a seguir. Use-o para saber se o álcool está de fato tomando conta de sua vida.

É bom saber que tomar mais de quatro drinques em uma mesma ocasião, ou 14 drinques em uma semana, é considerado perigoso para os homens. As mulheres caem na mesma categoria se beberem mais do que três drinques de cada vez ou sete em uma semana. Se você é um bebedor perigoso, procure reduzir seu consumo de álcool ou parar de uma vez.

VOCÊ TEM PROBLEMAS COM BEBIDAS ALCOÓLICAS?

Responda as quatro perguntas seguintes para descobrir se você ou alguém próximo tem problemas com o álcool.

- Você alguma vez sentiu que deveria reduzir a bebida?
- Tem gente que o incomoda ao criticá-lo por beber?
- Você já se sentiu mal ou culpado por beber?
- Alguma vez bebeu logo cedo para se acalmar ou se livrar de uma ressaca?

Se você respondeu apenas um sim, isso pode sugerir um possível problema com álcool. Caso tenha respondido sim a mais de uma pergunta, é muito provável que você tenha um problema com álcool. Em ambos os casos é importante consultar seu médico imediatamente para discutir suas respostas a essas perguntas.

Mesmo que você tenha respondido não a todas as perguntas anteriores, caso tenha problemas de bebida relacionados ao trabalho, a relacionamentos, a sua saúde ou à lei, é importante buscar ajuda.

Fonte: The National Institute On Alcohol Abuse and Alcoholism (NIAAA)

CORTE A BEBIDA

Recomendo algumas estratégias para reduzir o consumo de álcool, que incluem beber água ou refrigerante entre os drinques; controlar-se para beber poucos drinques durante a semana; ou fazer um acordo consigo mesmo para beber apenas em dias e períodos programados. Tente fazer uma pausa. Pare de beber álcool durante uma semana se você for um bebedor inveterado e veja como se sente física e emocionalmente. Quando se sentir melhor, poderá facilmente cortar a bebida sem problemas. Cuidado com as pessoas, os lugares ou os momentos que fazem você beber, mesmo sem querer. Fique longe de pessoas que bebam demais ou dos bares onde costumava ir. Planeje com antecedência o que fará para evitar beber quando se sentir tentado a fazer isso.

A ajuda para esse problema deve primeiro vir de um médico, uma vez que o vício é um problema médico. Ele pode dar apoio e ajudar a encontrar um programa de tratamento que se adapte às suas necessidades. Seu médico também pode tratar dos sintomas causados pela abstinência e outros problemas relacionados ao consumo de álcool.

> **VIRE O JOGO:** EVITE BEBER QUANDO ESTIVER EMOCIONALMENTE ABALADO
>
> Não beba quando estiver com raiva, chateado ou quando tiver um dia ruim. Você deve abandonar esse hábito se quiser beber menos. Se achar que não consegue lidar com isso sozinho, você precisa de uma ajuda adicional.

EXPERIMENTE OS MEDICAMENTOS ANTIÁLCOOL

Agora existem três novas medicações aprovadas pelo FDA que podem ser prescritas pelo seu médico para tentar acabar com o vício e evitar uma recaída. Os compostos são:

- Acamprozato: supostamente ajuda a restaurar o equilíbrio do cérebro do dependente do álcool.

- Naltrexona: pode ajudar a beber menos ao diminuir o desejo de álcool.

- Disulfiram: irá impedi-lo de beber. Caso beba, mesmo que seja uma pequena quantidade de álcool, isso vai lhe causar náuseas e possivelmente vômitos. Dos três remédios, é o único que vai fazer você sentir-se mal.

PROCURE FAZER TERAPIA

Os medicamentos sozinhos não vão resolver os problemas com álcool. De fato, uma das mensagens mais esperançosas que nos chegam das atuais pesquisas é que as anormalidades cerebrais associadas à dependência do álcool podem ser revertidas com a terapia. Por essa razão, todos os tipos de intervenções psicossociais podem e irão ajudar, desde a psicoterapia até o programa de 12 passos. A terapia, quer individualmente, quer em grupo, pode lhe fornecer competências (como se exercitar depois do trabalho em vez de ir ao bar) e parece ajudar a manter os compromissos particulares. Outras maneiras de tratar dos problemas com o álcool são os programas de desintoxicação, que duram um mês ou mais; ou tratamentos ambulatoriais, feitos sob a supervisão de médicos e psicólogos.

CONSTRUA APOIOS

Outro passo vital para se afastar do álcool é construir uma rede de pessoas solidárias enquanto estiver se afastando dos amigos que ainda continuam bebendo. A vontade de beber é difícil de resistir quando você está em companhia dos amigos e os vê se embebedando. Para evitar essas tentações, procure se cercar de pessoas saudáveis e que não bebam.

Recomendo às pessoas que abusam do álcool que tentem parar e substituam esse hábito por uma atividade mais saudável. Quebrar o vício de beber nunca é fácil, mas o álcool não é a resposta. Enquanto pensar assim, vai correr o risco de que alguém como eu encontre-o morto.

LIÇÕES DE VIDA: Um limite sensato para as bebidas

Se você não tiver problemas com álcool, provavelmente poderá desfrutar uma quantidade moderada de bebida sem prejudicar a saúde. Na realidade, beber moderadamente pode evitar problemas como doenças cardíacas e derrames. Um limite moderado e sensato para as pessoas que não têm problemas com a bebida pode ser este:

- Para homens, não mais que dois driques por dia.
- Para mulheres, não mais que um drinque por dia.
- Para pessoas acima de 65 anos, não mais que um drinque por dia.

CAPÍTULO 7

DOIDÃO DE MORRER

UMA COMBINAÇÃO MORTAL

Aos 29 anos, Tony Solito tinha tudo o que uma boa vida pode dar, desde um trabalho muito bem pago até uma linda e grande casa. Ele também tinha uma vida rica de maneiras não materiais: as fotos de família e os vídeos caseiros mostravam-no como um pai amoroso de duas lindas meninas.

Mas há algumas fotos faltando aqui – aquelas de uma vida secreta que o levou a repousar na mesa de aço de meu necrotério certa manhã de verão.

A viagem de Tony Solito até a mesa de autópsia começou na noite anterior. Chegando de um longo e estafante dia de trabalho, ele fez planos de uma *happy hour* com os amigos, apesar das objeções de Sandra, sua esposa. Tony era diabético, e ela estava justificadamente preocupada com os efeitos do álcool no diabetes. Tony assegurou que não chegaria tarde em casa e que ficaria bem.

Quando chegou às quatro da manhã, ele estava confuso e parecia embriagado. Na manhã seguinte, as filhas vieram à sala de jantar para acordar o pai, mas ele não respondeu e estava frio ao toque. Em pânico, Sandra chamou a emergência. Os paramédicos chegaram rapidamente, mas seus esforços para reanimá-lo foram em vão. Tony Solito já estava morto.

Sandra estava convencida de que a bebedeira, combinada com o diabetes, fora responsável pela morte do marido. Arrasada pela culpa, imaginou que poderia tê-lo salvado se tivesse tentado mantê-lo em casa com mais empenho. Ela sabia muito bem que grandes quantidades de álcool seriam extremamente prejudiciais a Tony. Diabéticos como ele devem beber com muita moderação, porque o abuso pode baixar ou elevar perigosamente o nível de açúcar do sangue.

Tony, como muitos diabéticos, precisava se submeter a um regime diário de injeções para sobreviver. Mas ele não dava a atenção devida à sua doença. Pela leitura dos seus registros médicos, percebi que ele não se cuidava, não comia direito, e seu nível de açúcar no sangue estava sempre muito alto – situações que preocupavam seu médico. Claramente, Tony controlava muito mal seu diabetes, o que realmente pode prejudicar bastante o organismo.

Com todos esses dados em mãos, comecei o exame externo, pensando de quais maneiras a doença teria causado sua morte. Uma delas seria a cetoacidose, que pode ser desencadeada pela intoxicação por álcool em alguém dependente de insulina, como Tony. A cetoacidose começa com um elevado nível de açúcar no sangue, algo tecnicamente conhecido como hiperglicemia. A hiperglicemia começa quando existe falta de insulina circulante para escoltar o açúcar nas células. Desesperado por uma fonte de energia, o organismo começa a queimar gordura como combustível, em vez de glicose. A gordura, então, se quebra em ácidos conhecidos como cetonas, que podem ser tóxicos se ficarem acumulados na corrente sanguínea. Se a quantidade de cetona crescer, provoca cetoacidose. Os sintomas são náuseas, vômitos, cansaço, vontade freqüente de urinar e um odor frutado na respiração. Qualquer um que apresente esses sintomas deve procurar ajuda imediatamente, porque senão pode ficar doente e acabar morrendo.

Se eu encontrasse cetonas e alto nível de glicose no corpo de Tony, estaria quase certa de que a cetoacidose teria lhe tirado a vida. A hipoglicemia, por outro lado, é mais difícil de detectar depois da morte, porque os níveis de glicose caem. Para responder a essa pergunta, coletei fluido dos olhos, que está relacionado com os níveis de glicose no sangue.

O laboratório também iria testar a quantidade de álcool no sangue e fazer um exame geral de toxicologia. Como de rotina, eu precisaria esperar semanas pelos resultados laboratoriais. Enquanto examinava o corpo, procurei por sinais de trauma ou picadas de seringa, mas não encontrei nada. O exame externo não apresentou nada de anormal. Esperei que os exames internos pudessem me dar mais pistas para fornecer as respostas à viúva de Tony.

Depois de abri-lo e dissecar os órgãos internos, chequei o coração em busca de arteriosclerose ou doenças coronarianas, prevalentes em pessoas com diabetes, mesmo em alguém tão jovem quanto Tony. A arteriosclerose ocorre quando placas se acumulam dentro das coronárias, restringindo o fluxo de sangue. O diabetes cria um ambiente favorável a essa doença, quando elevados níveis de glicose se prendem às paredes dos vasos sanguíneos em um processo que promove a formação de placas e faz com que os vasos se estreitem. Por incrível que pareça, Tony não tinha arteriosclerose, apesar de ser um diabético terrivelmente descontrolado.

Porém, havia outras anormalidades: um coração dilatado, sinal de alta pressão arterial que poderia conduzir a arritmias; um fígado redondo, gordo e intumescido, que pode ser sinal de diabetes ou de alguém que bebe demais; e enormes pulmões cheios de fluidos, que me disseram que Tony entrara em coma antes de morrer. O coma terminal tipicamente causa o preenchimento dos pulmões com fluidos. Agora eu sabia que ele não morrera de repente por causa de uma arritmia.

Ao contrário dos seriados tipo CSI da tevê, nós não resolvemos nossos casos em uma hora. Na vida real, a coisa leva mais tempo. Normalmente preciso esperar semanas para os principais elementos de prova, como os relatórios de toxicologia, antes de conseguir fechar um caso. Quando o relatório do laboratório chegou, virou o caso de cabeça para baixo. Havia surpresa depois de surpresa, e eu estava totalmente despreparada para o que li. Para começar, não havia nenhum traço de álcool em seu sangue. Tony não havia bebido até a morte.

Depois, virei as páginas para ver a análise de cetona e açúcar de Tony. Mais uma vez, fiquei chocada com aquilo que não encontrei: não havia cetona. Ele estava com níveis elevados de glicose – 200 mg/dL –, mas isso não era alto o suficiente para matá-lo. Foi quando tirei a cetoacidose da lista de possíveis causas da morte, assim como a possível morte pelo baixo nível de açúcar no sangue.

A surpresa final do relatório desmascarou o assassino: uma combinação letal de heroína e cocaína. Tony não tinha ido tomar um drinque com seus amigos; na verdade, estava usando drogas com seus amigos, e eu quero dizer altas doses de drogas, tão altas que foram suficientes para matá-lo. O nível de heroína em si já era letal, e a cocaína apenas irritou seu coração, possivelmente terminando o trabalho e fazendo-o parar de bater completamente. Resultado final: Tony Solito morreu de intoxicação por heroína e cocaína.

A notícia foi um choque para a esposa. Embora compreendesse que não foi a bebida que o matara, sua imprudência foi difícil de aceitar. Vejo muitas mortes que são cruéis e sem sentido, mas em alguns casos, quando ela parece ser tão evitável, não posso deixar de me perguntar o que induz as pessoas a tomar decisões tão ruins. Esse cara precisava de uma bofetada no rosto e de um sacolejo para aprender a tomar conta de si mesmo. Quando você tem filhos, pelo menos, ponha-se no lugar deles e viva com responsabilidade o suficiente para cuidar da família. Morrer por causa de drogas quando se tem uma família deixa um legado trágico, e ver isso acontecer é uma das partes mais tristes do meu trabalho.

A lição da história de Tony é esta: a vida de um homem terminou de forma trágica e desnecessária. Tanto quanto a heroína e a cocaína, sua recusa em tomar a seu cargo sua própria saúde o levou a uma morte prematura. E nesse drama Tony não é o único.

Sempre pergunto a mim mesma por que alguém usa drogas ilegais. E tenho certeza de que há muitas razões. Talvez a pessoa sinta saudades de alguém e use as drogas para amortecer as emoções, ou como substituto para seja o que for que estiver faltando. Também aposto que ela use drogas de vez em quando para ver como é;

como elas a fazem se sentir bem, a pessoa continua usando. E de repente ela já está fisgada e nada mais importa, a não ser conseguir mais drogas. Meus pacientes não podem me dizer por que eles faziam isso; só consigo ver o resultado trágico de suas decisões.

Sempre que faço autópsia de alguém que usava drogas, penso num sujeito chamado James Connor, um jovem profissional que supostamente era feliz e bem-sucedido até que se viciou em cocaína. James deixou de ser um homem atlético, musculoso e com um lindo sorriso para se transformar em um vulto magro, desalinhado, desempregado, uma casca desdentada do que fora seu antigo ser. Acabei por encontrá-lo não porque ele tinha morrido, mas porque seu velho pai tinha falecido.

James morava com o pai, que morrera de ataque cardíaco enquanto estava sentado na poltrona. Em vez de avisar as autoridades sobre a morte, James cobriu o corpo em decomposição com lonas e cobertores. A casa tinha um fedor de coisas podres que você não consegue imaginar. Ainda assim, James escolheu viver dessa forma para continuar recebendo a pensão do pai e poder comprar drogas. Isso é vício.

Os efeitos da dependência e do uso de drogas estão especificamente conectados com o tipo de substância. No meio de tantas drogas ilícitas, as duas campeãs no necrotério ainda são a cocaína e a heroína.

COCAÍNA ASSASSINA

A cocaína, aquele pó glamouroso e sedutor do final dos anos 1970, é a droga mais comum que encontramos no necrotério. Derivada da coca, a cocaína foi usada durante séculos pelos índios sul-americanos, que mascavam as folhas por causa das suas propriedades estimulantes, e desde 1884 é usada na medicina como anestésico local. De acordo com o *National Survey of Drug Use and Health* de 2006, cerca de 35 milhões de americanos a partir dos 12 anos experimentaram cocaína pelo menos uma vez na vida. E estima-se que centenas de milhões de pessoas usem cocaína em todo o mundo.

Quem usa cocaína? A gente sempre ouve que a cocaína é utilizada pelos privilegiados, pelas pessoas mais bem-sucedidas e por trabalhadores de alto escalão. Mas tenho visto pessoas de todas as esferas usando cocaína, pobres e ricos – e morrendo por causa dela. Os adolescentes são usuários freqüentes, e os mais velhos também passam pelo meu necrotério, todos mortos por causa da cocaína. Não existem conexões claras entre o consumo da cocaína e a educação, ocupação ou posição socioeconômica.

A cocaína pode ser aspirada, injetada ou fumada, dependendo de sua forma. O crack é simplesmente pó de cocaína misturado com bicarbonato de sódio e água e em seguida aquecido para endurecer as pedras e criar uma droga que possa ser fumada. Fumar crack produz uma sensação tão esmagadora e tão rápida que freqüentemente aciona um desejo implacável de consumir mais.

Não importa qual a forma da cocaína que você usa; todas as formas podem deixá-lo alto – e elas fazem isso de muitas e diferentes maneiras. Ao contrário do álcool e da heroína, assim como outros narcóticos redutores das atividades do sistema nervoso central, a cocaína é um estimulante. Ela libera as catecolaminas (hormônios que atuam como reguladores do estresse), bloqueando sua reabsorção pelos nervos e então prolongando sua ação no organismo. Essa situação acelera a pressão arterial, a freqüência cardíaca, produz mais açúcar no sangue e aumenta a temperatura corporal.

A cocaína é mais conhecida por seu potente baque mental, mas são os vasos sanguíneos que recebem o maior choque. Os derrames e os ataques cardíacos desencadeados pela coca – que podem ocorrer em pessoas sem doenças cardiovasculares – são bastante comuns, causados pela elevação súbita da pressão arterial e por espasmos nas veias. O dano pode ocorrer de forma súbita e aguda, mesmo quando se usa cocaína pela primeira vez ou de forma inesperada depois. Ela também pode provocar convulsões. Descobriu-se que o uso crônico de cocaína também acelera a arteriosclerose, que é a formação de placas nas paredes das artérias que reduzem o fluxo sanguíneo, o que torna o uso contínuo de cocaína ainda mais perigoso para o coração. Fiz uma lista de outras conseqüências assassinas na tabela abaixo.

É muito perigoso usar cocaína em qualquer circunstância, mas se você tem doenças cardíacas preexistentes, pressão alta ou qualquer problema médico, está marcando um encontro comigo. No início da minha carreira, quando trabalhava em Miami, fiz a autópsia de um ator de cabaré de 62 anos, que foi encontrado morto em sua mesa de maquiagem no camarim durante o intervalo. Ele tinha um histórico de pressão alta e morreu por causa de um aneurisma dissecante da aorta, o que é algo muito comum na hipertensão. Embora as paredes da aorta tenham um grau de elasticidade, o aumento da pressão arterial pode romper as paredes parcialmente se elas estiverem enfraquecidas por uma doença cardiovascular. O sangue então secciona as paredes da aorta, fazendo-a se romper. Fiz meus testes rotineiros de toxicologia, não esperando encontrar nada mais do que um pouco de álcool, e achei que aquela seria uma morte por causas naturais — até que descobri, no relatório do laboratório, que o ator estava entupido de cocaína. A cocaína aumentou a pressão arterial e precipitou a dissecção aórtica e sua morte. Classifiquei o caso como morte acidental, uma vez que a cocaína contribuiu para isso.

OS PERIGOS DO USO DE COCAÍNA

Órgãos e sistemas afetados	Complicações
Sistema cardiovascular	Ataque cardíaco súbito mesmo com apenas 20g; ruptura da aorta, batimentos cardíacos irregulares; cardiomiopatia (doença nos músculos do coração); pressão alta.
Sistema neurológico	Acidente vascular cerebral, inflamação dos vasos sanguíneos no cérebro, cefaléias, hemorragia no cérebro, convulsões e perda parcial ou total da consciência.

Sistema pulmonar	Tosse crônica, irritação pulmonar, colapso pulmonar, edema pulmonar ou hemorragia, inflamação pulmonar.
Ouvido, nariz e garganta	Rouquidão, destruição das estruturas nasais, constipações, sinusite.
Psiquiatria	Ansiedade, agitação, delírios, paranóia, impulso suicida, depressão grave, comportamento violento.
Infecções	AIDS (através de agulhas contaminadas), endocardites (infecção bacteriana das válvulas cardíacas), tétano, hepatite viral devida ao uso IV.
Outros	Hipertermia (temperatura corporal elevada), lesão muscular, insuficiência renal, perda intermitente de sensação nas extremidades, tremores, isquemia intestinal (morte de parte do intestino devido à perda de sangue).

O efeito de muitas drogas depende da dose, o que significa que quanto mais alta for a dose, mais pronunciados serão os efeitos. A cocaína, contudo, não depende da dose. Você nunca sabe se muito ou pouco poderá matá-lo – por isso usar cocaína é o mesmo que entrar em uma roleta-russa. Uma vez tive um caso envolvendo dois irmãos que usavam cocaína freqüentemente. Logo após cheirar um tanto de pó, um dos irmãos sofreu uma convulsão e morreu, enquanto o outro apenas observava. Quando conversei com o sobrevivente, ele não acreditou que a cocaína havia matado o seu irmão. Seu argumento foi que ele tinha usado a mesma quantidade, ao mesmo tempo e da mesma origem. Essa é a parte assustadora da cocaína. Ela pode matá-lo depois da primeira vez, da segunda ou da centésima vez que usá-la. Se não quiser correr o risco de morrer prematuramente, sugiro que nem chegue perto da cocaína.

HEROÍNA: A VIA PRINCIPAL PARA A MORTE

A heroína é processada a partir da morfina, que é um derivado natural do ópio extraído das papoulas, e geralmente tem a aparência de um pó branco ou marrom. Cerca de 3,8 milhões de americanos a partir dos 12 anos relataram ter usado heroína ao menos uma vez na vida, segundo a *National Survey of Drug Use and Health* de 2006. Esse relatório também indica que 91 mil pessoas a partir dos 12 anos usaram heroína pela primeira vez nos últimos 12 meses.

A heroína é uma droga altamente viciadora que produz sentimentos de euforia e relaxamento de curto prazo. Como vicia rápido, agarra seus usuários para o resto da vida, a não ser que simplesmente os mate primeiro. E a morte vem geralmente depois de uma overdose.

Ao contrário da cocaína, a heroína dependente da dose: se você a usa regularmente, desenvolve uma tolerância a ela. Quando isso acontecer, precisa de mais heroína para atingir a mesma intensidade ou efeito que estiver buscando – esta tolerância é o primeiro passo do caminho da dependência. Caso pare de tomar heroína por um curto período de tempo – por exemplo, quando estiver na cadeia – e depois retome a dose normal, a pessoa pode morrer porque perdeu a tolerância à droga, e aquela dose normal tornou-se uma overdose. Eu normalmente suspeito de overdose de heroína quando alguém é encontrado morto em um banheiro público, num beco ou em outro lugar sem apresentar nenhum trauma, especialmente depois de saber pelos meus investigadores que a vítima foi liberada da prisão no dia anterior.

Os usuários administram a heroína de várias formas, entre elas cheirando e injetando, e eles ainda inalam seus vapores depois de aquecida (o que chamam de *Chasing the dragon*, perseguir o dragão). Alguns ainda misturam heroína com cocaína, a chamada *speedball*, que normalmente é injetada por via intravenosa ou fumada, produzindo um baque ainda mais intenso do que a heroína sozinha. Isso é muito perigoso, porque a combinação de um estimulante (cocaína) com um sedativo (heroína) aumenta o risco de morte por uma ou ambas as drogas. Tenho visto muita gente envenenar-se até a morte desse jeito.

Além dos efeitos da droga em si, quando a pessoa injeta heroína corre o risco de contrair doenças infecciosas como HIV/AIDS ou hepatite pelas agulhas contaminadas. A heroína comprada na rua também é muitas vezes misturada com diferentes substâncias, como açúcar diluído e outras misturas, provocando um risco adicional. É também muito comum que a heroína seja misturada com talco. Quando os dois são injetados na veia, a heroína pode ser metabolizada e excretada, enquanto o talco será filtrado pelos pulmões. Pelo fato de o talco ser uma substância estranha, ele irá provocar cicatrizes que se acumularão nos tecidos do pulmão. Caso os usuários crônicos de heroína intravenosa vivam o bastante, acabarão morrendo por insuficiência respiratória devido a esse tecido cheio de cicatrizes. Como os usuários de heroína não sabem a verdadeira força da droga ou não conhecem seu real conteúdo, correm um grande risco de overdose e morte. A overdose também pode ocorrer caso o lote seja extremamente puro.

A MORTE INCONVENIENTE

Como muitas outras drogas, a heroína coloca a pessoa ao lado de más companhias. Nancy Lugar, de 32 anos e mãe de duas crianças é um exemplo disso. Certa manhã, ela foi encontrada de bruços por um ciclista em uma vala de drenagem perto de uma ferrovia. Dois dias antes, seu marido Michael havia levado a esposa até o emprego de garçonete em um restaurante de Orlando. Mas, de acordo com a polícia, ela nunca chegou ao trabalho. Michael também nos disse que ela era viciada em heroína e estava em processo de recuperação. Era realmente uma história triste. O marido sabia do problema da esposa com as drogas e queria salvá-la.

Uma das pistas mais importantes que descobri durante o exame externo foi que ela apresentava cicatrizes lineares na frente do cotovelo – a parte onde o braço se dobra e de onde o sangue é tirado. Esse também é o lugar onde normalmente se injeta heroína. Algumas das cicatrizes eram antigas e confirmavam a história de que Nancy era toxicodependente. Mas havia evidências do uso recente de drogas: ela apresentava uma marca recente de agulha no braço esquerdo.

Como é habitual, meu técnico recolheu amostras de urina da bexiga e amostras de sangue da artéria da perna, para enviá-las ao laboratório.

Várias semanas depois, quando o relatório chegou, as primeiras descobertas não foram surpresa para mim. O sangue apresentava altos níveis de morfina, o que significava que Nancy estava usando heroína. A morfina é um analgésico, mas também é um subproduto da heroína. Mas, surpreendentemente, o laboratório encontrou mais uma droga em altos níveis no sangue: o poderoso estimulante cocaína. Assim como Tony Solito, Nancy morreu vítima de uma intoxicação mortal causada pelo uso de drogas.

Na manhã de sua morte, o marido a deixara no trabalho, mas em vez de se apresentar no emprego, ela correu para uma casa vizinha e injetou-se uma mistura de heroína e cocaína. Nancy conseguiu o que buscava, mas então a poderosa combinação mortal cobrou seu preço. Ela entrou em coma e os outros usuários provavelmente pensaram que estivesse dormindo. Só que ela estava morta.

Encontrando-se com uma mulher morta em uma casa cheia de drogas e sem querer chamar a atenção das autoridades, os companheiros de Nancy se viram frente a um dilema mortal: o que fazer com o corpo? Então vieram com uma impiedosa solução para aquela morte inconveniente: jogar o corpo numa vala. E foi exatamente isso que fizeram.

Quando usa drogas, o usuário acaba saindo com pessoas que não são lá as mais legais do mundo. Elas não se preocupam nem com você nem com o que pode acontecer. E poderão livrar-se de seu corpo como se fosse lixo.

> **OS PERIGOS MORTAIS DO CONSUMO DE HEROÍNA**
>
> Sonolência, sedação, confusão.
>
> Depressão respiratória, morte por overdose.
>
> HIV/AIDS, hepatites A, B e C, infecções bacterianas, inclusive tétano e botulismo.
>
> Doença pulmonar crônica.

A NOVA E APAVORANTE TOXICODEPENDÊNCIA

Vejo cada vez mais pessoas se autodestruindo devido ao abuso de drogas prescritas. E não são apenas celebridades. Entre 1992 e 2003, o número de americanos que admitiu usar os remédios prescritos por razões não médicas quase duplicou, de 7,8 milhões para 15,1 milhões, e o índice entre os adolescentes mais do que triplicou. As mortes involuntárias por intoxicação – 95% das quais são overdose – aumentaram de 12.186 casos em 1999 para 20.950 em 2004, de acordo com o CDC. Durante esse período, os analgésicos, sedativos e estimulantes ultrapassaram a cocaína e a heroína combinadas como as principais causas de morte.

Os medicamentos mais comuns que vejo são a metadona, uma droga usada para tratar do vício de heroína e da dor crônica; oxicodona, um analgésico que é o ingrediente ativo do OxyContin; benzodiazepínicos para o tratamento de ansiedade; hidrocodona, um analgésico; e fentanil, um potente analgésico usado geralmente para tratar os pacientes com câncer. O fentanil pode ser injetado, ingerido como comprimido ou administrado através da pele. Se for usado de modo errado, torna-se perigoso. Ele possui uma janela terapêutica baixa, o que significa que não há muita diferença entre a quantidade usada para tratar o paciente ou a quantidade que se constitui uma overdose.

Certa vez fiz a autópsia de um jovem parcialmente quadriplégico que acabara de trocar um analgésico via oral pela aplicação do fentanil na pele. Ele estava impaciente pelos lentos efeitos que a aplicação epidérmica produzia. Frustrado, usou mais do que o recomendado. A dose foi tão alta que aquela droga potente penetrou em seu corpo, desligou o sistema nervoso central e ele morreu durante o sono.

Entre os aspectos mais inquietantes do uso abusivo das drogas prescritas está a má interpretação muito comum de que, como são receitadas pelos médicos, essas medicações são seguras mesmo quando usadas de forma ilícita. Além disso, os remédios são mais fáceis de conseguir do que as drogas de rua. Algumas pessoas se aproveitam do fato de que nem os médicos nem os consumidores tendem a pensar que o uso dos remédios pode ser considerado abuso de drogas. Essas pessoas compram os comprimidos de maneira legítima, mas as comercializam com outros, como os analgésicos, que detêm maior apelo porque são muito mais potentes. Outros desenvolvem uma rede de médicos, que não conhecem uns aos outros, e de quem conseguem as receitas. Finalmente, existem aqueles que compram seus medicamentos em farmácias obscuras da internet.

COQUETÉIS PESADOS

Assim foi o caso de Ann Barret, de 45 anos, que foi encontrada morta no chão da casa de uma amiga. Entre as pistas que a polícia encontrou estava uma bolsa junto ao corpo que continha dois frascos de medicamentos recentemente prescritos. Um deles era o potente e altamente viciador analgésico oxicodona (OxyContin) e o outro um relaxante muscular, o carisoprodol (Soma). O que preocupou a polícia foi que havia 104 comprimidos faltando nos frascos. Eles não tinham certeza se aquilo era um suicídio ou uma overdose acidental. Foi quando ligaram para meu departamento.

Meu investigador foi à cena da morte e analisou todas as circunstâncias, do mesmo modo que fazemos em todos os casos. As informações que me passou sugeriam que era um caso ligado a drogas. Ann tinha sido uma conhecida viciada em heroína e cocaína no passado, mas parecia ter mudado para medicamentos prescritos.

Ela morava em Orlando com a mãe Sonia e sua filha adolescente, Nessa. Sua vida tinha sido cheia de dificuldades, de abuso de drogas, detenções e tentativas de suicídio. Mas Ann não tinha alimentado o seu vício com drogas conseguidas na rua; havia encontrado uma nova maneira de ficar "alta" – comprando prescrições de narcóticos na internet aproximadamente a cada duas ou três semanas, de acordo com a mãe.

Um erro fatal que leva ao vício das drogas prescritas é tomar mais do que foi receitado. Esse desvio leva à dependência. Seu corpo anseia pela medicação e você passa a acreditar que não pode viver sem ela. Desconfio que foi isso o que aconteceu com Ann.

Durante anos, tanto a filha quanto a mãe de Ann tentaram reverter sua queda constante na dependência. Mas em uma noite específica, a jovem tinha finalmente alcançado o fim da linha. Ann estava sentada na mesa da cozinha, com os olhos vidrados e falando embolado quando Nessa começou uma discussão sobre o abuso de drogas da mãe. Mas Ann não estava interessada em ouvir um sermão. Ela ficou louca, apanhou algumas roupas e foi para a casa da amiga. E nunca mais iria voltar para a casa da filha. Seis dias depois, uma chamada urgente foi feita para a emergência. A polícia e os paramédicos chegaram rapidamente, mas Ann já não precisava de ajuda. Ela estava morta.

Embora suspeitasse que os medicamentos houvessem matado Ann, eu não tinha tanta certeza se a morte tinha sido causada por acidente ou por suicídio. Mantive a mente aberta, porque sei que há diferentes maneiras de interpretar as informações. Algumas pessoas talvez olhassem para ela e dissessem: "Oh, é só mais uma drogada, alguém que tomou drogas demais", mas para mim ela era mãe e filha de alguém, e eu queria saber o motivo de sua morte.

Mesmo que suspeitasse que Ann tivesse morrido por causa das drogas, procurei com muito cuidado indícios de crime ou lesões, enquanto examinava seu corpo externamente. Não encontrei muita coisa, exceto uma pequena dica sobre sua vida. Ela tinha cicatrizes no pulso, portanto era verdade que havia tentado cometer suicídio no passado. Para mim, aquela morte parecia cada vez mais um suicídio, embora Sonia não acreditasse nisso, pois achava ter sido uma overdose acidental, que há muito temia.

Apenas uma autópsia completa poderia confirmar a razão da morte.

Depois de tirarmos as fotos para identificação, estava na hora de abrir o corpo e colher amostras para o laboratório. Como acontece na maioria dos casos relacionados às drogas, sabia que esses exames seriam fundamentais. Os testes no laboratório podem checar a presença de milhares de compostos, mas os dois que mais me interessavam eram aqueles encontrados na bolsa de Ann, oxicodona e carisoprodol. As duas drogas podem suprimir a atividade cerebral. E, em níveis muito altos, provocar o coma e parar a respiração.

Depois que as amostras foram retiradas, comecei a inspeção rotineira em cada um dos órgãos internos, procurando qualquer indício de doenças ou ferimentos que pudessem tê-la matado. Não havia nenhuma evidência na autópsia que confirmasse qualquer coisa. Mas nem sempre a overdose deixa pistas óbvias.

Um aspecto-chave de um caso como esse é o conteúdo estomacal. Se Ann tivesse tentado o suicídio com uma alta dose de oxicodona, alguns comprimidos ainda estariam no estômago. E mesmo que as pílulas tivessem se dissolvido, ela teria morrido antes que todo o medicamento pudesse ser absorvido.

Havia apenas um problema. Quando inspecionei o conteúdo estomacal, não encontrei comprimidos. Havia apenas 200 cc (cerca de uma caneca) de um material que um dia poderia ter sido um sanduíche de presunto. Mas não encontrei nenhuma pílula. Perguntei a mim mesma se a morte de Ann poderia não estar associada ao uso de drogas. Tinha suposto o uso de drogas, mas já fora enganada antes. Então, onde a autópsia era inconclusiva os testes toxicológicos poderiam preencher os espaços em branco... eu esperava.

Pouco mais de um mês depois, os resultados chegaram ao necrotério, mas com uma mudança repentina. De acordo com os exames laboratoriais, Ann não apresentava dois medicamentos prescritos em seu corpo, e sim quatro. Aparentemente, havia não apenas engolido as pílulas de sua bolsa (oxicodona e carisoprodol), mas também outros dois medicamentos: alprazolam, uma droga contra a ansiedade, e hidrocodona, um analgésico narcótico. A combinação de vários medicamentos ingeridos para dinamizar seus efeitos no organismo é conhecida como coquetel de drogas.

Os quatro medicamentos eram sedativos para o sistema nervoso central, mas qual deles a havia matado? Embora os níveis dos quatro fossem altos, nenhum tinha sido suficiente para desencadear uma overdose.

O que matou Ann Barret foi a combinação daqueles remédios – a mistura tóxica. Em outras palavras, ela não morrera de overdose no sentido clássico, mas devido à interação de múltiplas drogas que o corpo simplesmente não podia tolerar. Se tomadas individualmente, cada uma delas afetaria o cérebro, alterando a produção dos neurotransmissores, compostos químicos que agem como mensageiros entre as células do sistema nervoso central. Mas, em combinação, os efeitos foram significativamente ampliados, resultando em uma drástica alteração dos neurotransmissores e, como resultado, diminuindo a função cerebral e reduzindo as funções do sistema nervoso central. Ela começou a respirar mais lentamente e o ritmo cardíaco diminuiu. Ann desmaiou. Dentro de minutos, o cérebro deixou de funcionar e, sem nenhum sinal do cérebro para reativar a respiração, ela parou de respirar. O coração parou de bater e ela morreu.

Mas por que Ann tomou os quatro remédios? Para tirar a própria vida? Ou foi uma overdose acidental?

Algumas vezes, trabalhar num caso de abuso de drogas é como juntar as peças de um mosaico. Você não pode dizer qual é a imagem total com alguns poucos pedaços de ladrilho. O que a autópsia mostrou? O que os testes do laboratório mostraram? Quais foram as circunstâncias? Você precisa juntar todos os pedacinhos.

Considerando que Ann tinha uma história de dependência, os níveis de uma mesma droga em seu corpo não eram do tipo usado em um suicídio, e não foram detectadas pílulas no conteúdo estomacal, portanto havia pouca razão para suspeitar que ela tivesse tentado se matar. Concluí que Sonia estava certa. Ann não cometera suicídio.

Mas havia ainda uma pergunta sem resposta: se Ann não havia ingerido as 104 pílulas desaparecidas, o que aconteceu com elas? Obtive a resposta com a mãe da vítima: Ann estava vendendo os comprimidos para outros usuários. Ela os encomendava pela internet e depois os revendia.

Algumas das razões para o aumento do número de mortes como a de Ann são o fácil acesso de drogas pela internet, os médicos que prescrevem muito facilmente essas poderosas drogas, e as pessoas que fazem compras com os médicos para conseguir várias receitas.

Para mim, o abuso de medicamentos prescritos é uma crise de saúde pública. Como médica-legista, eu me importo com os aspectos de saúde pública de meus casos. Como todos os demais médicos-legistas, observo os padrões, aprendo sobre a prevalência de doenças e mortes e depois examino e determino se existem formas de preveni-las. Por exemplo, se vejo muitos casos de morte devidos ao abuso de drogas prescritas – e eu vejo isso –, então isso me diz que a comunidade precisa fazer alguma coisa para restringir o acesso ou informar as pessoas sobre esses perigos. O que eu descubro na mesa da autópsia pode ajudar a sociedade. As leis podem ser alteradas por causa das informações que os médicos-legistas descobrem e relatam, e isso ajuda a prevenir mortes tocantes como aquelas que descrevi neste capítulo.

VIRE O JOGO: OUÇA OS RONCOS E SALVE UMA VIDA

O ronco pode ser mais do que um aborrecimento. Pode ser um sinal de que alguém está entrando em estado de coma. Se uma pessoa que não costuma roncar começar a fazer isso enquanto está tomando analgésicos com ou sem sedativos e você não conseguir despertá-la, chame a emergência. O ronco alto pode significar que a faringe e a laringe estão relaxando, sinalizando que a pessoa está prestes a entrar em coma.

A LOUCURA DAS METANFETAMINAS

Muitos órgãos do governo americano estão considerando o uso abusivo de metanfetaminas como o problema relacionado a drogas mais sério do país e de crescimento mais rápido. De acordo com o *National Survey of Drug Use and Health* de 2006, estima-se que 5,77% da população acima dos 12 anos usaram metanfetamina pelo menos uma vez na vida. A metanfetamina é uma droga que danifica o cérebro. É um estimulante semelhante à cocaína, que provoca um barato intenso quando fumada ou injetada por via intravenosa e causa um efeito de euforia quando aspirada ou usada por via oral.

Essa substância, que pode facilmente ser produzida utilizando produtos domésticos como detergente e antigripal, tem mostrado efeitos permanentes na alteração das células cerebrais e causa sintomas neurológicos semelhantes aos observados no mal de Parkinson. Em curto prazo o uso de metanfetamina causa uma sensação de alta energia e controle. No entanto ela é altamente viciante e logo controlará o usuário.

A metanfetamina faz com que os usuários fiquem dias sem dormir. Certa vez fiz autópsia em um mecânico que era um usuário conhecido. Um dia, ele entrou em sua velha van para ir trabalhar depois de seis dias acordado. Totalmente dopado, ligou o veículo e adormeceu imediatamente. Ele morreu por envenenamento de monóxido de carbono e foi encontrado três dias depois em estado avançado de decomposição.

A metanfetamina em si tem um efeito sobre a decomposição do corpo enquanto o usuário ainda está vivo. Ela é conhecida por destruir a aparência do usuário rapidamente. Muitos viciados têm os dentes podres e enegrecidos, corroídos até a raiz. Eles tendem a se coçar nervosamente (por causa da sensação de insetos imaginários andando sob a pele), o que causa lesões e úlceras no corpo. Dentro de um ano ou dois, as pessoas parecem envelhecer dez anos. Não é nada bonito.

UMA DROGA QUE TALVEZ NÃO VÁ MATÁ-LO

Ela tem sido chamada de a erva do demônio, mas a maconha – a droga ilegal mais comumente usada nos Estados Unidos – acabou por se revelar menos infernal do que se pensava no início. O princípio ativo da maconha é o tetraidrocanabinol (THC). Seus efeitos de curto prazo sobre o corpo incluem, entre outros, problemas de aprendizado e de memória, percepção distorcida, dificuldade no raciocínio e na resolução de problemas e, algumas vezes, psicose – que normalmente desaparece quando o usuário pára de consumi-la. Normalmente não a vejo associada a homicídios (exceto aqueles em que houve problema para negociar a droga) e raramente a vejo associada a acidentes de trânsito.

Durante meus estudos em Miami, fiz a autópsia de um operário da construção civil que trabalhava em uma obra numa parte elegante da cidade, onde se construíam condomínios fechados. Um dos grandes guinchos usados para erguer materiais começou a se inclinar. Todo mundo correu para sair do caminho, exceto um deles, que ficou olhando para cima enquanto a peça despencava. O material caiu sobre ele, quebrou seu capacete e abriu-lhe o crânio.

No começo, achei que aquilo tinha sido um acidente de trabalho. Mas, em seguida, uma dúvida me invadiu: por que o rapaz não saiu do caminho? Quando examinei suas calças, descobri grandes buracos de queimadura. Cinzas de cigarro não fariam buracos tão grandes. Então eu descobri: as sementes de maconha sofrem uma lenta combustão e poderiam fazer os grandes buracos na roupa. Fiz o exame de sangue e descobri que ele estava muito alto, apesar de ser apenas 10h da manhã. A maconha pode desacelerar o tempo de resposta da pessoa e distorcer a percepção, e foi isso o que aconteceu com ele. Em termos de danos ao organismo um cigarro de maconha provoca um grau de danos ao pulmão semelhante ao de cinco cigarros comuns, e pode causar asma ou bronquite crônica. Ainda que não haja consenso sobre se tragar repetidamente a fumaça da maconha aumenta os riscos de câncer na boca, garganta e pulmões, existem alguns indícios de que fumar maconha pode promover alterações pré-cancerosas nos pulmões. Além do mais, pesquisas recentes sugerem que a maconha pode aumentar o risco de psicose tardia. Eu acho que são razões suficientes para ficar longe dela.

> **LIÇÕES DE VIDA:** A DROGA DE ALTERAÇÃO DE HUMOR MAIS CONHECIDA DO MUNDO
>
> Presente no café, chá, refrigerantes, bebidas energéticas e remédios que não precisam de prescrição médica, a cafeína pode melhorar o humor, a concentração e a resistência física. Se você tentar se abster de bebidas com cafeína, poderá sofrer de sintomas de abstinência como dores de cabeça, sonolência, náusea, depressão ou redução da atenção. Ainda assim, esse estimulante é bastante seguro e não há nada intrinsecamente errado em ser dependente dele. Para aqueles que estão habituados à cafeína, uma ingestão moderada diária significa 200 a 300 mg – o equivalente a duas ou três xícaras de café. Caso exceda 500 ou 600 mg podem surgir palpitações cardíacas, náuseas e ansiedade.

COMO NÃO MORRER POR CAUSA DAS DROGAS

Meus pacientes estão mortos, portanto é óbvio que não poderei ajudá-los a procurar programas de desintoxicação. Mas para vocês que estão vivos, tenho isto a dizer: não quero que você se mate, e caso esteja usando drogas, então é melhor procurar ajuda.

Como não cuido dos vivos, aprendo sobre os tratamentos de reabilitação na literatura médica e conversando com meus colegas, inclusive meu marido, o dr. Mark Wallace. Ele é uma grande fonte de conhecimentos para mim. Sempre que passamos momentos preciosos sozinhos, discutimos medicina e ele me mantém atualizada sobre vários tratamentos, inclusive para toxicodependência. É claro que a melhor maneira de combater as drogas é não usá-las. Essa é uma mensagem que você precisa compartilhar com seus filhos, sempre. Mark e eu falamos de modo direto e objetivo a nossos filhos que as drogas são uma estrada para lugar nenhum.

Os vícios são uma coisa muito complexa. Eles envolvem saúde, comportamento, a vida em família e o trabalho – e é por essa razão que se livrar deles não é algo fácil nem rápido. O ponto comum, porém, começa com o médico, que pode indicar o tratamento mais adequado.

Normalmente, a primeira fase da reabilitação é a desintoxicação, um processo pelo qual você deixará de consumir uma droga viciante de forma segura e sistêmica, sob supervisão médica. A desintoxicação também ajuda a gerenciar os sintomas físicos da abstinência. Depois que começar a se sentir melhor, você poderá iniciar uma reabilitação mais abrangente.

A reabilitação ajuda a resolver os muitos problemas sociais e de saúde que estão associados ao uso abusivo de drogas. Dependendo da gravidade do problema, você poderá ser internado em uma clínica de reabilitação (algo normalmente indicado para aqueles cuja dependência está tão fora de controle que eles não podem ficar em casa) ou fazer um programa de reabilitação ambulatorial.

Por mais irônico que pareça, a reabilitação pode incluir a prescrição de remédios. A metadona, por exemplo, pode ser útil para as pessoas viciadas em heroína e outros derivados do ópio, como os analgésicos. Esse remédio não cura os vícios. Ele ajuda a reduzir o consumo de drogas e a colocar a vida em ordem durante o tratamento.

Os remédios funcionam melhor se forem combinados com terapia. Isso ajuda você a desenvolver certas habilidades para evitar recaídas e melhorar a probabilidade de sucesso do tratamento em longo prazo. Muitas pessoas completam a terapia com reuniões de grupo de apoio que proporcionam incentivos de maneira menos formal.

Assim que terminar a desintoxicação, é necessário dar continuidade aos cuidados. Isso inclui terapias individuais, em grupo e familiares. Talvez seja algo que deseje manter indefinidamente para ajudar a controlar a tentação, a vontade e as recaídas, e, tão importante quanto, para ajudá-lo a desenvolver uma vida mais agradável e produtiva. Veja no final do livro informações adicionais sobre como procurar ajuda em caso de vícios.

Caso você ou alguém que conheça esteja envolvido com drogas, é muito importante que procure tratamento o mais cedo possível, antes que seja tarde demais.

CAPÍTULO 8

FUMAR É COLOCAR EM RISCO A VIDA E OS PULMÕES

RESTOS MISTERIOSOS

Algumas vezes nos defrontamos com tantas pistas falsas numa investigação de homicídio que quase nos perdemos no labirinto. O caso de John Doe[7] se encaixava nessa situação. Na noite anterior, dois policiais estavam patrulhando um dos bairros mais perigosos de Orlando, quando o som inconfundível de um disparo ecoou no ar. Momentos depois, a emergência foi chamada, e um corpo foi encontrado a apenas algumas quadras do carro de polícia.

Quando os policiais chegaram ao local se depararam com uma visão estranha e horrorosa: o corpo nu de um homem, deitado de bruços em uma poça de sangue. Eles suspeitaram que o tiro que ouviram alguns minutos antes tinha atingido aquele homem.

Eu sempre me pergunto por que os corpos não identificados são chamados de John Doe. Embora sua origem seja obscura, provavelmente o termo tenha se originado na Inglaterra regida pela Magna Carta[8], que estipulava a necessidade da presença de duas testemunhas antes de qualquer ação legal. Para proteger a identidade das testemunhas, elas eram registradas com outro nome nos documentos. Dois dos nomes mais comumente usados eram John Doe e Richard Roe, talvez porque a carne de veado

---

7. "John Doe" é uma expressão utilizada em inglês para identificar uma pessoa desconhecida. Poderia ser traduzida em português como Fulano de Tal ou Zé Ninguém. (N.T.)

8. A Magna Carta foi assinada em 1215 pelo rei João da Inglaterra, estabelecendo o juramento de fidelidade da nobreza para com o rei. Segundo o documento, nenhum homem poderia ser preso antes de ser julgado, o que instituiu o *habeas corpus*. (N.T.)

e o peixe tenham sido as comidas favoritas dos ingleses. Doe quer dizer corça; roe é um termo menos utilizado no inglês para cervo, mas também quer dizer ovas de peixe. Eu não sabia muita coisa sobre esse John Doe, mas o caso era prioritário por ser um possível homicídio.

A face de John Doe estava coberta de sangue, assim como os cabelos, indicando que ele poderia ter sido baleado, como a polícia suspeitava. Sempre que há evidências de um corpo ter sido baleado, faço um raio-X do cadáver para procurar pela bala ou por qualquer evidência de que ela tenha saído, e foi isso que fizemos com John Doe. Se existir qualquer fragmento de um projétil, ele aparece como uma área branca na radiografia. E quando se faz a radiografia de um corpo no necrotério, não é preciso se preocupar com a exposição excessiva à radiação, pois o corpo não sofrerá nenhum prejuízo...

Enquanto esperava pelo resultado do raio-X, dei uma rápida olhada e percebi que John Doe deveria ter tido uma vida difícil. A barba e os dedos estavam manchados de amarelo, e havia sulcos profundos no rosto. A pele estava acinzentada, os dentes amarelados e o indicador e o dedo médio da mão direita também estavam amarelados pelo atrito com o filtro dos cigarros – características que sempre vejo nas pessoas que fumam demais. John Doe era claramente um dos 44 milhões de fumantes dos Estados Unidos, o vício mais letal no mundo, que reduz a expectativa de vida em aproximadamente 14 anos.

Logo em seguida, meu técnico retirou o corpo da sala de radiografia. Gentilmente e com respeito, banhou e preparou o corpo. John Doe parecia pensar, concentrado: seus olhos, ligeiramente abertos, contemplavam o teto de maneira sonhadora.

Assim que os raios-X ficaram prontos, examinei o filme procurando pelos fragmentos da bala e alguma fratura. Mas havia algo estranho. Depois de um exame minucioso, não consegui encontrar nada, nem balas, nem fragmentos e nem sinais de ferimentos. Mas, o ferimento de, bala realizado por arma de baixo calibre nem sempre aparece nas radiografias. Além disso, as balas podem sair do corpo, e um tiro de pequeno calibre na cabeça pode não ser visto no exame externo de alguém com muito cabelo.

A única maneira de ter certeza era abrir o crânio e foi o que fizemos. Eu me preparei para examinar a cabeça por dentro. Mas depois de um exame minucioso na cavidade do crânio, não percebi nenhuma evidência de ferida na cabeça. Tive certeza de que aquele homem não morrera por causa de um tiro.

É claro que o caso ainda estava longe de terminar, e as perguntas excediam em número a quantidade de respostas. O que o deixou coberto pelo próprio sangue? E por que ele estava nu em um estacionamento? Como ele havia morrido? Eu estava de volta à estaca zero.

Como a autópsia deixara mais perguntas, a investigação acabou encontrando mais respostas. John Doe agora tinha um nome.

Ele era Charles Simmons, um andarilho que morava em um apartamento desocupado. Dentro de sua residência, a polícia encontrou uma pista importante para mim: panos encharcados com o sangue dele.

De volta ao raio-X, procurei por quaisquer pistas quanto à sua saúde que pudessem ter feito Simmons escarrar sangue. Percebi áreas brancas circulares nos pulmões. Elas se pareciam com granulomas, que se formam quando as células do sistema imune cercam e envolvem as bactérias – um possível sinal de tuberculose. A tuberculose é uma perigosa infecção do sistema respiratório que acontece quando certo tipo de bactéria é inalado pelos pulmões. Se não for tratada, a bactéria da tuberculose desenvolve esses granulomas, que se expandem nos pulmões ricos em oxigênio. Elas destroem o tecido enquanto crescem, causando estrago suficiente para romper os vasos sanguíneos. Uma pessoa com tuberculose pode escarrar uma quantidade enorme de sangue.

Poucos agentes causadores de doença sobrevivem depois que uma pessoa morreu. Mas a tuberculose é diferente. Ela continua a ser altamente contagiosa, e até mortal, mesmo depois da morte do portador, e o contato com uma vítima da doença se torna um risco tremendo. Quando lidamos com circunstâncias comuns usamos uma grande quantidade de luvas descartáveis, proteções para os sapatos, aventais e outras vestes protetoras. Nesse caso, também tivemos que usar máscaras especiais durante a autópsia para nos proteger da possível infecção.

Fiz a incisão em Y, para abrir o tórax, e inspecionei os órgãos internos. Os pulmões estavam destruídos por inúmeras lesões. Quando os apalpei, a superfície externa se mostrou firme onde deveria existir ar. Os granulomas estavam calcificados, o que significava que continham depósitos de cálcio. Como leva tempo para o cálcio se depositar em um granuloma, estes deveriam ser antigos, uma indicação de que ele deveria ter contraído tuberculose anos atrás, e que agora estava inativa. Fiquei convencida de que ele já sofrera de tuberculose pelo menos uma vez. Assim como o possível ferimento a bala se mostrou uma pista inconclusiva, a tuberculose também era uma conclusão enganosa, já que uma doença latente não apresenta mais risco à saúde. Aquela era apenas a ponta do iceberg. Charles Simmons apresentava uma grande massa esbranquiçada na porção superior do pulmão direito e que se esparramava profundamente no tecido pulmonar e em outras partes, e suspeitei que fosse câncer.

Minhas suspeitas se confirmaram quando dissequei a massa. Era um caso avançado de câncer no pulmão que se tornara ainda pior por sua localização e pela direção de seu crescimento.

Foi essa descoberta que me fez conseguir reconstituir seus últimos momentos de vida. Na noite de sua morte, Charles Simmons teve um violento acesso de tosse. Dentro do peito, o tumor desferiu seu golpe final, atravessando a parede do pulmão e entrando na artéria. Como uma represa que estoura, o sangue começou a fluir pelo furo, inundando os pulmões. Incapaz de pedir ajuda, provavelmente percebeu a gravidade de sua doença. Tenho certeza de que ele entrou em pânico – essa seria uma maneira assustadora de morrer – e, sem tempo para se vestir, correu para fora do apartamento em direção à rua.

Mas era tarde demais. Ele havia perdido litros de sangue e não havia mais como oxigenar o cérebro. Simmons sangrou até morrer por causa da hemorragia interna. Em algum lugar, perto dali, alguém disparou uma arma – um incidente totalmente sem ligação com a morte de Simmons! No final, percebi que o sinal de violência urbana não fora a causa da morte daquele homem, mas o câncer descontrolado que viera devorando seus pulmões durante anos. Inacreditavelmente, o homem que entrara em meu necrotério como vítima de homicídio saiu dele como vítima de uma doença indiscutivelmente causada pelos anos de fumo inveterado.

Sempre que lembrava de Charles Simmons, pensava que ele era um homem que não cuidava de si mesmo, e cansei de ver doenças horrorosas como essa em pessoas inconseqüentes. E solitárias. Não havia ninguém para cuidar dele, então achei que ao resolver esse caso complicado eu talvez fizesse por ele algo que os outros não fizeram enquanto ele estava vivo. Eu me importava com Charles, trabalhei muito para entender a causa de sua morte e fiz o melhor que podia.

Não tenho como lhe dizer como se deve viver, mas caso você fume e não desista de fazer isso, consigo prever com alguma segurança que você morrerá antes da hora. O fumo, entre as causas de doença e morte prematuras no mundo, é uma das mais fáceis de prevenir. A razão pela qual ele é tão mortal é que a fumaça do tabaco contém cerca de 4.000 compostos químicos, inclusive piche, amônia, arsênico, cianeto e monóxido de carbono (semelhante ao que os automóveis expelem), mas é a nicotina, o ingrediente mais ativo do tabaco, que fisga os usuários.

Quando uma pessoa dá suas baforadas em um cigarro, a fumaça e as substâncias tóxicas que ela contém entram no corpo e algumas nunca mais vão embora. Esse material estranho é coletado pelas células chamadas macrófagos, que agem como os lixeiros do organismo. Essas células recolhem o lixo e o depositam em algum aterro sanitário do corpo. Para a fumaça e seu lixo tóxico, o aterro são os pulmões.

Sou capaz de dizer se uma pessoa morta foi fumante no instante em que olhar seus pulmões. O pulmão de uma pessoa saudável é rosa pálido, enquanto que o de um fumante é acinzentado e cheio de listras enegrecidas. Quando alguém tem enfisema, que normalmente é causado por anos de uso de cigarro, há muito ar preso no pulmão porque ele não é trocado de forma constante. Um pulmão normal manterá a sua forma ao ser cortado, mas os pulmões com enfisema ficam inchados. E por causa dessa grande quantidade de ar preso, a caixa torácica fica expandida e o peito adquire a forma de um barril. Na autópsia, logo que se faz uma incisão, os pulmões se esvaziam, literalmente, como se estivesse estourando um balão... mas sem o ruído do estouro.

Mas vamos voltar para a natureza viciante da nicotina: pouco tempo depois de adquirir o hábito, os fumantes se acostumam aos efeitos da nicotina; assim como acontece com a heroína e a cocaína, a dependência ocorre naturalmente. Porém, ao contrário das duas drogas, é provável que a nicotina não superexcite um coração saudável, nem cause convulsões ou provoque o coma ou deixe alguém no mesmo estado de euforia. As pessoas que usam cocaína podem morrer imediatamente. Com o cigarro, os problemas as alcançam depois. Ninguém que acenda seu primeiro cigarro morre em seguida. (Há uma exceção, porém: uma doença rara nos pulmões chamada pneumonia eosinófila, que pode ser fatal para os novos fumantes.) Mas do mesmo modo que a cocaína, a nicotina pode causar a constrição dos vasos sanguíneos e danificar as paredes das artérias, causando a instalação precoce das placas de arteriosclerose.

A nicotina, ao mesmo tempo em que estimula, relaxa o organismo. Como ela é inalada, demora apenas de 10 a 15 segundos para alcançar o cérebro, muito mais rápido do que o álcool ou as drogas intravenosas. Uma vez instalada no cérebro, a nicotina se prende às células cerebrais de uma maneira que as obriga a liberar uma torrente de neurotransmissores. Essa ação, entre outras, afeta o centro de recompensas do cérebro, que encoraja as pessoas a repetir qualquer comportamento que estimule recompensas. Depois de mais algumas tragadas, o nível de nicotina do sangue eleva-se a grandes alturas, o coração bate mais rápido e ocorre um aumento da pressão sanguínea. Por causa disso, os fumantes ficam mais alerta, e podem, inclusive, pensar de maneira mais rápida. Ao mesmo tempo, a nicotina acalma o corpo ao produzir em grande quantidade, e em tempo reduzido, calmantes naturais chamados de endorfinas, produzidos pelo próprio organismo. Assim, caso seja fumante, você se sente alerta e relaxado ao mesmo tempo.

LIÇÕES DE VIDA: UM CHARUTO PODE CONTER TANTO TABACO QUANTO UM MAÇO DE CIGARROS

Os charutos contêm os mesmos componentes tóxicos, viciantes e carcinogênicos encontrados nos cigarros e não são uma alternativa segura. Os fumantes de charuto apresentam taxas mais altas de câncer no pulmão, doenças cardíacas e doença pulmonar obstrutiva crônica do que os não-fumantes. Os estudos demonstram que os homens que fumam pelo menos três charutos por dia têm duas a três vezes mais probabilidade de morrer de câncer de pulmão do que os não-fumantes. Além disso, fumar charuto tem conseqüências similares a fumar cigarro, inclusive o risco de quatro a dez vezes maior de morrer de câncer de boca, de esôfago e de laringe em comparação com os não-fumantes.

Fonte: Reimpresso com permissão American Lung Association © 2008

FUMAÇA E CHAMAS

A nicotina é tão viciante para alguns fumantes que se torna quase impossível desistir dela. Em 2007, o Departamento de Crianças e Família da Flórida de minha jurisdição começou a investigar David Johnson, de 42 anos. Ele era filho de Sara Johnson, uma fumante inveterada e descuidada que consumia um maço por dia. Não era surpresa que, aos 76 anos, tivesse enfisema. Sara recebia oxigênio 24 horas por dia por meio de uma máscara usada no rosto.

David morava com Sara porque ela exigia cuidados o tempo todo. Embora usasse oxigênio, que é altamente inflamável, ela se recusava a parar de fumar e constantemente tentava acender um cigarro sob a máscara, quase sempre enquanto estava na cama. Por muitas vezes, Sara tinha ateado fogo em si mesma e na casa e passara por diversas operações e enxertos de pele por causa disso. O motivo da investigação foi que David aparentemente não tinha tirado os cigarros da mãe, e as autoridades queriam saber o motivo.

Numa quarta-feira à noite, David despertou com um barulho que vinha do quarto da mãe. Ele se levantou e correu para o quarto, encontrando-a de pé com as chamas saindo por baixo da máscara de oxigênio. Ela tropeçou e caiu para a frente, e David correu para o balão de oxigênio e o fechou. As chamas imediatamente pararam. Sara estava profundamente queimada nos lábios e no nariz. David chamou a emergência, e Sara foi levada para um hospital das redondezas. Embora se esperasse que tivesse alta depois de alguns dias, Sara piorou e morreu.

Seu corpo foi levado para mim para passar por uma autópsia. O exame revelou queimaduras de 1º e 2º graus no rosto, fuligem na cavidade nasal, queimaduras na parte superior do braço esquerdo e em um dos dedos da mão direita e contusões na testa e nos cotovelos. Notei cicatrizes na mama direita, no lado direito do abdome e na perna direita, cada uma causada por incidentes prévios que contavam a terrível história de alguém que fumava cigarros enquanto usava oxigênio. Concluí que a causa da morte de Sara foi a fase terminal de uma doença pulmonar crônica, que destruíra a capacidade dos pulmões de levar oxigênio para a circulação sanguínea, e que terminou por causar-lhe falência respiratória. As queimaduras no rosto contribuíram para a morte. A morte fora acidental.

Por qual motivo David permitira que a mãe continuasse fumando, o suposto delito pelo qual estava sendo investigado? Eu o chamei para discutir a morte da mãe e, por meio de nossa conversa, aprendi muito mais sobre a personalidade de um fumante que é privado de seus cigarros.

– Você não sabe como ela ficava quando não tinha cigarros. Era impossível viver com ela! – ele me contou. – Ela virava uma bruxa. Se era assim que ela queria morrer, seria assim que morreria.

Pois foi desse modo, com certeza, que ela morreu.

A tensão que os fumantes sofrem quando não estão fumando é induzida pela retirada da nicotina, fazendo-os sentir que não serão capazes de enfrentar a vida sem os cigarros. Quando a nicotina não está disponível mesmo por apenas algumas poucas horas, surgem sintomas muito desagradáveis de abstinência que incluem ansiedade, irritabilidade, dificuldade de concentração, inquietude, fome, desejo ardente por tabaco, transtorno do sono e depressão em algumas pessoas. Não é à toa que fumar é um hábito difícil de abandonar.

> **LIÇÕES DE VIDA:** TABACO SEM FUMAÇA CONTÉM 28 AGENTES CARCINÓGENOS
>
> O tabaco sem fumaça na forma de rapé ou para se mastigar traz vários riscos para a saúde, incluindo câncer de boca, e não serve como um substituto seguro para o cigarro. Também contém nicotina e pode lavar à dependência. Na realidade, apenas um pedacinho de tabaco mascado por 30 minutos libera tanta nicotina quanto três ou quatro cigarros.
>
> Fonte: Reimpresso com permissão American Lung Association © 2008

BAFORADAS RUMO À SEPULTURA

Eu e meu marido Mark falamos de trabalho de vez em quando. Enquanto eu estava escrevendo este capítulo, ele me contou que muitos de seus pacientes fumantes aparecem em seu consultório preocupados com os níveis de colesterol, desejando fazer exame da próstata ou preocupados por comer agrotóxicos nos alimentos. Tais preocupações são válidas, mas esses pacientes ignoram despreocupadamente aquilo que pode ser a causa mais importante de levá-los mais cedo ao cemitério: fumar.

O hábito de fumar é o que se pode fazer de mais destrutivo para o organismo e, de acordo com a *American Lung Association*, o total de 430.700 americanos morrem todos os anos por causa desse hábito. Ele é responsável por 30% das mortes por câncer, 87% dos casos de câncer de pulmão e 20% de mortes por causas cardiovasculares. Além disso, é a razão de muitas incidências de enfisemas e bronquite crônica. Fumar cigarro também debilita os ossos, particularmente os do quadril, levando à osteoporose. Nas pessoas mais velhas, há uma alta taxa de mortalidade associada a fraturas nos quadris.

OS PERIGOS MORTAIS DE FUMAR

Doenças cardiovasculares	Arritmia Ataque cardíaco Angina instável AVC Artérias bloqueadas Aneurisma de aorta
Doenças pulmonares	Câncer de pulmão Bronquite crônica Enfisema Asma Maior susceptibilidade à pneumonia Maior susceptibilidade à tuberculose pulmonar
Doenças gastrointestinais	Úlcera Péptica Doença do refluxo gastroesofágico Doença de Crohn
Doenças reprodutivas	Fertilidade reduzida Partos prematuros Baixo peso do feto Aborto espontâneo Mortalidade pré-natal
Doenças bucais	Leucoplasia (manchas brancas na mucosa da boca) Gengivite Recessão gengival Dentes manchados
Outros	Câncer de laringe, da cavidade bucal, esôfago, pâncreas, bexiga, rins, estômago, colo de útero e leucemia Diabetes tipo 2 Disfunção erétil Menopausa prematura Osteoporose Catarata Degeneração macular relacionada à idade Pele enrugada prematuramente Doença de Graves Agravamento do hipotireoidismo Interações com remédios

POR SUAS PRÓPRIAS MÃOS

Faz pouco tempo, fiz a autópsia de um fumante de 53 anos, Rob Allen, que tinha um grande número de problemas relacionados ao hábito de fumar, entre eles doença pulmonar obstrutiva crônica e doença arterial coronariana. Ele tinha sido tratado uma vez de câncer no pulmão, assim como de malignidades de cabeça e pescoço. Rob precisou fazer cirurgicamente um buraco no pescoço para inserir um tubo de forma que ele pudesse respirar. Não obstante, continuou a fumar, inclusive pelo tubo respiratório. Alguns anos mais tarde, descobriu-se que o câncer no pulmão havia reaparecido, transformando Rob em um doente terminal. Depois que seu médico lhe deu a notícia, Rob deu uma volta em seu carro esporte, estacionou-o e acendeu um cigarro.

Muitas horas mais tarde, Rob foi dado como desaparecido e a polícia começou a busca. Acharam-no em seu carro em uma parte deserta da estrada. Ele havia colocado uma arma na cabeça e se matado, um suicídio que mais tarde foi confirmado por minha autópsia. E como eu sabia que ele fumara uma última vez? Próximos do corpo foram encontrados seus cigarros e um isqueiro. Para Rob, a vida tinha se tornado uma carga amarga e insuportável, e ele tinha decidido que não valia a pena viver. Tecnicamente, não foi uma morte causada pelo fumo, e não pude colocar isso na certidão de óbito, mas garanto que o cigarro foi o verdadeiro assassino.

Existem tantos problemas médicos associados ao hábito de fumar que foi mais fácil para mim listá-los no quadro anterior.

O FUMANTE PASSIVO

Eu não fumo – nunca fumei e nunca fumarei – e sempre tomei cuidado com outro assassino: a fumaça do cigarro dos outros. Os riscos de inalarmos um pouco da fumaça em casa, em bares ou restaurantes ou nas entradas dos edifícios são muito bem documentados. A fumaça de segunda mão contém pelo me-

> **FUMANTE PASSIVO:** PROTEJA A SUA FAMÍLIA E A SI MESMO
>
> - Nunca fume em casa ou perto de crianças. Muitas das substâncias tóxicas ficam bastante tempo no ar depois que o cigarro, charuto ou cachimbo foi apagado.
> - Peça às outras pessoas para não fumar em sua casa, especialmente babás, parentes e outras pessoas que se importem com as crianças.
> - Garanta que a escola de seus filhos, restaurantes e outros lugares onde sua família circule sejam livres de cigarro.
> - Seja assertivo: diga à família, amigos e colegas de trabalho que você se importa que eles fumem ao seu lado.
> - Nos bares e restaurantes, sente-se na área de não-fumantes.
> - Diga a seu chefe que você não tem de respirar a fumaça dos outros durante o trabalho.
> - Pare de fumar, em seu nome e em nome de seus familiares.
>
> Fonte: Reimpresso com permissão American Lung Association © 2008

nos 250 substâncias químicas tóxicas, inclusive mais de 50 que podem causar câncer. Ser fumante passivo é a causa estimada de 46 mil casos de doenças cardíacas anuais em adultos não-fumantes nos Estados Unidos, de acordo com a *American Lung Association*. Baseado em evidências científicas, o mais recente relatório do *Surgeon General*[9] concluiu que não existe nenhum nível seguro de exposição à fumaça para os fumantes passivos. Até mesmo exposições breves podem danificar o revestimento das veias, diminuir o fluxo de sangue da coronária e comprometer o batimento cardíaco, aumentando potencialmente o risco de ataque do coração. O dano não se limita ao coração, porém. Há anualmente cerca de 3.400 casos de morte de fumantes passivos por câncer no pulmão nos Estados Unidos.

Se você fuma, abandone o hábito em nome da saúde de seus filhos. O fumo passivo é altamente perigoso para as crianças. Elas passam a ter mais chance de desenvolver asma, infecções no ouvido, bronquite, pneumonia, sinusite, alergias e infecções

---

9. Nos Estados Unidos, o cargo de *Surgeon General* é uma referência técnica e moral na assistência médica. Não é o Ministro da Saúde, mas é mais respeitado que o Secretário da Saúde. (N.T.)

pulmonares. A síndrome da morte súbita do lactente, algo que infelizmente vejo com muita freqüência no meu necrotério, também está relacionada ao fumo passivo.

COMO NÃO MORRER DE FUMAR

Existe algo muito mais importante do que as estatísticas agourentas e histórias trágicas: os fumantes podem abandonar o vício e há mais modos de fazer isso do que jamais existiram. Embora não seja algo fácil de fazer, incontáveis milhões de pessoas conseguiram para de fumar, e você também pode conseguir. O primeiro passo é consultar um médico e avaliar as terapias para deixar de fumar. Existem inúmeros tratamentos e terapias que podem diminuir a síndrome de abstinência. Apresento a seguir algumas das técnicas mais efetivas.

TERAPIA DE REPOSIÇÃO DA NICOTINA

Essa terapia, tem como objetivo diminuir os sintomas agudos da abstinência, como irritabilidade, insônia e ansiedade. Ela também ajuda no controle do apetite quando a pessoa desmama da nicotina. Hoje em dia, você pode escolher entre gomas de mascar, pastilhas, adesivos de pele, inaladores ou sprays nasais. Tais substitutos ainda liberam nicotina na circulação, mas de uma forma mais lenta do que o cigarro e em dose menor. Embora os fabricantes recomendem seu uso durante um prazo curto (geralmente entre três e seis meses), o uso desses métodos por seis meses ou mais é seguro e pode ser útil caso o fumante tenha medo de ter uma recaída sem eles. Os adesivos de pele, que lentamente liberam nicotina através da epiderme, podem ser uma boa escolha se você sofrer de alergias ou sinusite. Mulheres grávidas, pacientes cardíacos e aqueles que sofrem de pressão alta devem fazer uso desses substitutos da nicotina apenas com forte supervisão médica.

PÍLULAS CONTRA O FUMO

Atualmente, existem dois medicamentos que são aprovados para ajudar a parar de fumar: a bupropiona e a vareniclina. A bupropiona, que é vendida sob a marca Zyban, é uma droga que atua no cérebro, diminuindo a vontade de fumar e os sintomas da abstinência de nicotina. Alguns médicos desenvolveram todo um tratamento baseado na utilização da bupropiona, no qual as doses vão sendo aumentadas até a data estipulada pelo paciente para deixar o vício. Ele deve manter o uso após parar de fumar. Afim de não haver recaídas e não ganhar peso. O remédio pode ser usado sozinho em conjunto com o adesivo de nicotina. Mas você não deve usá-lo sem prescrição médica e se sofrer de convulsões, se já sofreu um derrame ou já toma outros antidepressivos.

A vareniclina, vendida sob a marca Chantix, ajuda a deixar de fumar bloqueando os receptores de nicotina no cérebro e matando a vontade de nicotina. A pessoa começa a tomar o medicamento uma semana antes de parar de fumar e prossegue tomando por três meses ou mais. Geralmente são necessárias várias tentativas até que se pare de fumar de vez. Caso aconteça uma recaída, seu médico provavelmente vai recomendar que continue tomando o remédio e faça uma nova tentativa. A bula da vareniclina recomenda que os médicos monitorem os pacientes e fiquem atentos a sintomas neuropsiquiátricos, como mudanças do comportamento, agitação, depressão, pensamentos e comportamentos suicidas. Caso tenha sofrido de alguma doença psiquiátrica, talvez não seja uma boa idéia tomar esse remédio, porque ele pode agravar as mudanças de humor.

VIRE O JOGO: OUTROS AGENTES COLABORADORES
NA SUA DECISÃO DE PARAR DE FUMAR

Tente conseguir satisfação oral de outras maneiras. Chupe balas de hortelã ou masque chicletes sem açúcar. Corte um canudo do tamanho de um cigarro e mantenha-o na boca. Tome chá de ervas. Esses substitutos podem eliminar o desejo de fumar.

COMECE A SUAR E PARE DE FUMAR

Se você fizer exercícios físicos de maneira regular, eles poderão ajudá-lo muito em suas tentativas de parar de fumar. Os pesquisadores da Brown University descobriram que aqueles que desejavam parar de fumar e que faziam exercícios tinham duas vezes mais probabilidade de se livrar do cigarro por no mínimo um ano do que aqueles que não se exercitavam. E qual o motivo? Os níveis elevados de endorfina contribuem para neutralizar os sintomas da abstinência da nicotina. O exercício também ajuda a prevenir o ganho de peso (que é comum nas pessoas que deixam de fumar), provavelmente por acelerar o metabolismo. Muito outros estudos demonstraram que os exercícios deveriam ser parte de um progra-

COMO SEU CORPO MUDA DEPOIS QUE VOCÊ DEIXA DE FUMAR

20 minutos depois:
- a pressão sanguínea diminui
- a pulsação cai
- a temperatura das mãos e dos pés aumenta

8 horas depois:
- o nível de monóxido de carbono no sangue cai a níveis normais
- o nível de oxigênio no sangue sobe a níveis normais

24 horas depois:
- a probabilidade de ter um ataque cardíaco diminui

48 horas depois:
- as terminações nervosas recomeçam a crescer
- as papilas gustativas e a capacidade olfativa melhoram

Entre dois e três meses depois:
- a circulação melhora
- caminhar fica mais fácil
- a função pulmonar aumenta

Até nove meses depois:
- você tosse menos, tem menos sinusite e falta de ar
- você tem mais energia

Um ano depois:
- o risco de doença coronariana cai pela metade se comparado a um fumante

Cinco anos depois:
- entre cinco e quinze anos depois de deixar de fumar, o risco de AVC fica reduzido ao mesmo nível das pessoas que nunca fumaram

Dez anos depois:
- o risco de câncer de pulmão cai para menos da metade comparado ao de quem continua a fumar
- o risco de câncer de boca, garganta, esôfago, bexiga, rins e pâncreas diminuem
- o risco de úlcera diminui

15 anos depois:
- o risco de doença coronariana é agora similar ao de pessoas que nunca fumaram
- o risco de morte volta a ser quase igual ao de pessoas que nunca fumaram

Fonte: Reimpresso com permissão American Lung Association © 2008

ma de tratamento contra a dependência da nicotina.

OUTRAS MANEIRAS PARA DEIXAR ESSE PÉSSIMO HÁBITO

Existem duas chaves para o sucesso de qualquer método que você e seu médico decidam usar: o apoio da família e de amigos ou de um grupo de ajuda como o FA (Fumantes Anônimos) e um programa que ofereça aulas e atividades. Esses grupos mostram como enfrentar as vontades e as situações de alto risco que ativam o desejo de fumar, além de ensinar técnicas para controlar o estresse e maneiras de relaxamento. Você também pode aprender a começar a transformar seus padrões de vício. Desse modo, as associações instintivas são rompidas (como fumar logo após o café ou consumir bebidas alcoólicas), diminuindo as chances de você procurar um cigarro. E se você fumar, recomendo que procure todas as informações que puder sobre como abandonar o vício em grupos de apoio. Finalmente, você talvez faça várias tentativas antes de efetivamente conseguir abandonar o vício. Caso um método não funcione, tente o seguinte, o seguinte, o seguinte... até finalmente encontrar um que dê certo.

OS BENEFÍCIOS DE DEIXAR DE FUMAR

Nunca é tarde para fazer isso; e quanto mais cedo o fizer, melhor será. Na medida em que os anos passam e você estiver livre do vício, os riscos de ataque cardíaco, AVC e doenças pulmonares diminuem até que sejam essencialmente os mesmos daquelas pessoas que nunca fumaram. Quem pára de fumar aos 55 anos, por exemplo, corre metade do risco de ter um câncer de pulmão se comparado a um fumante. O risco de ataque cardíaco cai rapidamente quando se pára de fumar e se aproxima, depois de poucos anos, ao dos não-fumantes. Não importa por quanto tempo você tenha esse hábito, seu organismo pode recuperar muitos dos danos que sofreu pelo cigarro. Depois que parar de fumar, seu corpo começará a funcionar mais eficazmente. Você vai se sentir melhor: sua aparência vai ficar melhor e você estará mais saudável para tirar proveito disso.

E o melhor de tudo, uma vida sem fumar vai adiar, em muito, uma provável visita sua à minha mesa de trabalho.

CAPÍTULO 9

PERIGOS DE TODO DIA

CAINDO MORTO

Durante o inverno de 2003, uma tempestade de neve brutal varreu Kirby, no Texas, onde eu trabalhava como médica-legista no necrotério do município de Bexar. As temperaturas caíram para sete graus negativos, o que não é comum no Texas, e tudo ficou congelado.

Houve várias mortes na esteira da tempestade, e uma delas foi a de Richard Adler, de 92 anos, um viúvo que foi descoberto morto em seu quintal na manhã seguinte à tempestade. Obstinadamente independente, ele vivia sozinho com a ajuda de uma cuidadora de idosos, apesar da idade e do diagnóstico de demência. Ele procurava se cuidar do melhor modo que podia, por isso as circunstâncias de sua morte me pareceram tão perturbadoras.

De acordo com Mary, que cuidava de Richard, ela chegou em casa por volta das nove horas da manhã como sempre fazia, mas encontrou a porta da frente escancarada e nenhum sinal do idoso dentro da casa gelada. Preocupada, revirou todos os cômodos, mas não conseguiu encontrá-lo. Quando se aproximou do quintal, Mary notou que o portão da cerca estava entreaberto. Então ela o viu – de bruços, no chão de cimento congelado do pátio. Havia cortes e contusões por todo o corpo, e o velho estava claramente morto. Além disso, a porta de tela estava coberta de sangue. Nos óculos dele também havia sangue. A polícia e meu investigador foram chamados até o local.

Eles suspeitavam que o idoso tivesse sido vítima de uma

201

invasão e de um assalto. Embora os assaltos tenham diminuído em todos os Estados Unidos, na ocasião da morte de Richard as invasões de casas estavam crescendo, principalmente as residências de pessoas mais velhas.

Outra hipótese é que ele tivesse caído no pátio cimentado, uma queda que poderia tê-lo matado. Meu investigador encontrou marcas no chão perto dos pés de Richard, sugerindo que ele talvez tivesse se movido um pouco e empurrado a sujeira ao redor depois de ter caído. Ele também mostrava sinais de luta, como se estivesse agarrado a alguma coisa na lama.

As autoridades contataram sua família, e eles ficaram compreensivelmente abalados, especialmente em relação ao que o velho poderia ter suportado em suas horas finais. Por quanto tempo ele ficou lá? Será que sofreu? Ou morreu imediatamente?

Assim, como qualquer fatalidade inexplicável, a morte de Richard Adler requeria uma autópsia completa.

Como parte do exame externo, recolhi evidências forenses de suas unhas, na hipótese de que ele tivesse sido atacado. Meu técnico tirou as roupas do corpo e lavou-o para que eu pudesse avaliar melhor seus machucados. Assim que o corpo ficou limpo, o trauma se tornou evidente. Notei contusões e abrasões nos cotovelos, um machucado na parte de trás da mão esquerda e uma ferida profunda expondo os ligamentos da mão. A gravidade do trauma acrescentou uma pergunta urgente: o que esse homem suportou antes de morrer?

Antes de completar o exame externo, conferi se Richard havia quebrado o quadril. Se isso tivesse acontecido, ele teria se reunido a um grupo de mais de 350 mil idosos americanos que fraturam o quadril todos os anos. Aos 92 anos e sofrendo de demência, Richard fazia parte de um dos grupos de alto risco para esse tipo de acidente. A incidência de fraturas de quadril não só aumenta depois dos 50 anos, mas dobra a cada cinco ou seis anos, à medida que o risco de quedas aumenta. Escorregar e cair não são as únicas causas desse tipo de fratura; os ossos debilitados às vezes se quebram com a mínima pancada. Mas as quedas são a causa principal, representando 90% de todos os casos. E tais danos não devem ser considerados de forma frívola. De acordo com a *American Academy of Orthopaedic Surgeons*, apenas 25% daqueles que sofrem fraturas no quadril conseguem se recuperar plenamente; 20% deles acabam morrendo dentro de 12 meses. E mesmo dentre aqueles pacientes que se recuperam, pelo menos metade precisa de uma bengala ou de um andador.

Se Richard tivesse fraturado o quadril, essa seria a razão de ele ter ficado deitado, incapaz de se levantar. Mas não achei nenhum sinal de fratura.

Abri o corpo magro e delicado com a incisão em Y. O estado de saúde debilitado de Richard se mostrou evidente. Os pulmões tinham sinais de enfisema. O coração estava enfraquecido por anos de placas obstruindo as artérias coronárias. O coração também estava inchado e pesado, como se Richard fosse um hipertenso crônico, além de se apresentar dilatado, significando que havia começado a falhar.

Depois de remover todos os órgãos do corpo, inspecionei o interior da cavidade abdominal em busca de algum sinal de ferimento – e encontrei algo incomum. Richard Adler tinha seis costelas quebradas nas costas, um claro sinal de trauma.

As seis costelas estavam quebradas em uma linha distinta que vinha da coluna, que também estava quebrada. Sem dúvida, a causa mais provável para uma lesão dessa extensão seria um impacto contra uma extremidade dura (como a extremidade de um pátio de cimento) e não o golpe de um punho. Em uma pessoa jovem, uma queda como aquela poderia resultar numa lesão secundária, mas para um senhor de 92 anos, a queda teria sido devastadora.

Eu agora acreditava que o trauma estava envolvido na morte de Richard, mas também concluí que o coração e os pulmões foram fatores que muito contribuíram. Ossos fraturados colocam grande tensão no corpo e podem causar muitas dores. Acrescente a isso o tempo frio e um coração doente que não poderia manter o ritmo.

Mas se Richard havia morrido por causa da queda, isso explicaria apenas uma parte da preocupante cena da morte. Ainda não sabíamos o motivo pelo qual ele estava no quintal e por que havia caído. Esperei que as pistas que me ajudassem a entender aquele caso complexo pudessem estar no cérebro.

Meu técnico abriu o crânio. Primeiro, inspecionei o topo do crânio para ter certeza de que ele não sofrera um golpe na cabeça. Não encontrei nada de anormal, como uma contusão ou um machucado depois de levantar o escalpo.

Depois examinei o cérebro e lá encontrei uma anormalidade, mas que não tinha sido causada por nenhum tipo de trauma. Era uma atrofia cerebral. O cérebro do sr. Adler tinha encolhido, e lá estavam grandes aberturas entre os giros, as dobras parecidas com corais que vemos no cérebro. A perda de tecido no cérebro era típica do que se vê no estado avançado de demência.

A demência é uma doença causada pela morte ou pela lesão das células nervosas do cérebro. Há muitos tipos de demência, mas a mais comum nas pessoas acima de 65 anos é o mal de Alzheimer, que causa perda de memória, confusão, agitação e depressão. Para mim, a evidência forense de demência, que foi confirmada pelo exame microscópico no cérebro de Richard, era crucial e, a partir dela, fui capaz de imaginar o que o havia conduzido à morte.

Baseada no relatório de meu investigador, soube que a mulher que cuidava de Richard deixou a residência por volta das 14h30 da tarde, como costumava fazer. Em algum momento no final daquela tarde, Richard foi atraído para fora, mas não para confrontar um intruso. Ele provavelmente saiu para conferir a caixa de correio e deixou a porta entreaberta. Apesar do tempo frio, não vestira uma jaqueta.

Mas a correspondência ainda não tinha chegado. Talvez naquele momento, o idoso, que sofria de demência avançada, de repente tenha ficado confuso. Em vez de voltar para casa pela porta da frente que estava aberta, ele deu a volta para entrar pela porta dos fundos. Ela estava trancada e Richard, ainda atrapalhado, pode ter ficado agitado. Ele provavelmente se apavorou enquanto tentava entrar na casa e cortou o nó dos dedos na tela da porta que estava rasgada. Ele procurou tirar os óculos, porque ficaram cobertos de sangue.

Confuso, sem enxergar, com as mãos e os dedos sangrando, Richard caminhou através do pátio de cimento que estava coberto de gelo. Como não usava os óculos, só percebeu que a superfície estava escorregadia tarde demais. Ele caiu no pátio, quebrando a coluna e as costelas. Aquela queda lhe cobrou um preço fatal. Richard lutou para respirar. Seu coração, debilitado pela doença, pelo trauma e pelo frio, sofreu uma arritmia mortal e deixou de bater.

Baseada na extensão devastadora das lesões e em sua saúde debilitada, acreditei que o idoso delicado provavelmente morreu depressa. Depois que falei disso com a família, eles ficaram mais aliviados ao saber que Richard pelo menos não passara a noite sofrendo no frio, ao relento.

A cada cinco minutos alguém morre de acidente nos Estados Unidos. Os acidentes abarcam uma categoria muito extensa de eventos que simplesmente acontecem, mas na linguagem dos médicos-legistas definimos acidente como um evento inesperado e não intencional que resulta em ferimentos ou morte.

Não importa qual seja sua definição, os acidentes consistem em um dos mais graves problemas de saúde pública que enfrentamos. Incluindo todas as faixas etárias, os acidentes são a quinta causa principal de morte. E caso avaliemos as estatísticas por faixas etárias, teremos um quadro completamente diferente. Os acidentes se tornam o assassino número um entre as pessoas com idades que variam de um a 44 anos. Isso é assustador para mim. Você pode comer fibras até elas saírem pelas orelhas e então escorregar em uma escada e morrer.

Quais são os acidentes mais mortais? Os dados do *National Safety Council*[10] mostram que o envenenamento – especialmente por overdose de remédios e drogas ilícitas – hoje é a maior causa de mortes acidentais não-veiculares. O segundo lugar é ocupado pelas quedas, seguido por sufocação, afogamento e incêndios. Essas cinco causas respondem por 83% de todas as mortes acidentais de crianças e adultos americanos.

10. *O National Safety Council* (NSC) é uma organização norte-americana fundada em 1913 que vem trabalhando desde então para proteger vidas e promover a saúde não apenas nos locais de trabalho, mas na comunidade como um todo.

COMO NÃO MORRER EM ACIDENTES

Existem centenas de acidentes que podem nos acontecer, e não conseguirei falar de todos eles em um único capítulo, assim tratarei daqueles que ocorrem com adultos e crianças no lugar mais perigoso da Terra: sua casa. Acredite ou não, mais de 15 mil pessoas sofrem acidentes fatais em casa todos os anos nos Estados Unidos, e a maior parte dessas mortes ocorre em decorrência de quedas. Na realidade, o número de pessoas que sofrem quedas fatais em casa é maior do que a soma do número de mortes causadas por eletrocução, envenenamento por gás, inundações, furacões, pólio, meningite e fogos de artifício. Proteger-se dos acidentes pode significar uma vida mais longa, portanto vou lhe dar algumas diretrizes para que tente ficar longe deles.

NÃO CAIA À TOA

As quedas podem ser um problema grave, especialmente para os mais velhos, como o caso de Richard Adler mostrou. Muitas vezes eles estão trancados em casa sem ninguém para ajudá-los. Outro caso parecido aconteceu com Jane Mueller, que morava em um apartamento em Kissimmee. Ninguém tivera notícias dela durante algum tempo, então os amigos chamaram a polícia para checar. Jane era bagunceira, tinha um monte de coisas espalhadas por todos os cantos de seu apartamento. Havia apenas uma única passagem no meio da confusão, e Jane foi encontrada no final do caminho, de bruços. Uma inspeção mais próxima mostrou aos investigadores que ela estava carregando a escova de cabelos com a ponta voltada para cima. Ela tropeçara na ponta de um tapete e o cabo da escova entrou pelos olhos até o cérebro. Ela morreu em uma poça de sangue causada por uma queda acidental, de uma forma incomum, mas trágica.

Para mim, as mortes de Jane Mueller, Richard Adler e de tantos outros como eles são especialmente pungentes. Mostram a luta difícil que o idoso enfrenta para manter sua independência enquanto envelhece. Vivi esse problema com minha mãe de 88 anos que mora só, assim como Jane e Richard. Ela já caiu uma vez, e fico preocupada que poderá cair de novo e ninguém estará lá para ajudar. Mas ela gosta de estar em sua própria casa, e foi sua decisão a de viver sozinha – uma decisão que ela tem o direito de tomar e a qual devo respeitar.

Todos nós, não importa a idade, podemos tomar precauções para prevenir as quedas:

- Mantenha os músculos e os ossos fortes fazendo exercícios.

- Não se esqueça de tomar cálcio e vitamina D, dois nutrientes essenciais para manter os ossos fortes. Eles estão disponíveis em laticínios enriquecidos.

- Deixe sua casa mais segura com melhorias simples, tais como boa iluminação para as áreas mais escuras, superfícies menos escorregadias, barras e luzes noturnas no banheiro e corrimões nas escadas.

- Evite tapetes nas portas de entrada e nos corredores. Eles dobram com facilidade e se transformam em armadilhas para qualquer um que ande por ali.

- Mantenha sua casa ou apartamento arrumado.

- Quando subir em uma escada dobrável, peça para alguém segurá-la enquanto faz o trabalho.

- Calce sapatos com solas de couro e saltos de borracha.

- Arrume a mobília de forma que o caminho para os quartos fique livre de obstruções. Também não deixe fios de telefone atravessados pela sala para não tropeçar neles.

- Se você já caiu antes, é aconselhável uma avaliação física para checar o equilíbrio, a audição e a visão.

É claro que as quedas não são o único acidente doméstico possível de acontecer. Há outras coisas em sua casa que representam uma armadilha pronta para pegá-lo. A tabela abaixo pode ajudar a identificar e eliminar os problemas cotidianos.

PROTEJA SUA CASA DE ACIDENTES

Sala de estar
Os fios do abajur, as extensões e os fios de telefone estão fora do caminho?
As passagens estão livres ?
Os tapetes e as passadeiras estão bem esticados?
As cortinas e os móveis estão a uma boa distância dos aquecedores?
A lareira tem uma tela para reter as fagulhas?
A chaminé foi inspecionada e limpa no último ano?
O forno foi consertado e inspecionado no último ano?

Cozinha
Você mantém objetos que podem pegar fogo (papel toalha, toalhas de mão, cortinas) longe dos queimadores e do forno?
A tampa do forno do fogão está limpa de graxa?
Você deixa os cabos das panelas longe das bocas do fogão (quando aceso)?
Os eletrodomésticos, como cafeteira, torradeira e microondas estão ligados em tomadas separadas?

Quartos
O telefone está ao alcance da cama?
Você tem um interruptor ou abajur ao alcance de sua cama?

Banheiros
Você tem um tapete aderente no box ou uma superfície antideslizante na banheira?
A banheira ou o box tem um corrimão?
Você mantém a água quente a menos de 48 graus?

Entradas
Todas as entradas têm luzes?
As calçadas e as entradas de carro estão livres de buracos ou rachaduras?
O número da sua casa está escrito em números grandes para que o pessoal da emergência possa encontrar a sua residência rapidamente?

Ao redor da casa
Você tomou medidas para reduzir os perigos de tropeções e escorregões?
Você tem um extintor de incêndio?
Em caso de incêndio, você tem um plano de fuga?
Você troca os fios desfiados e nunca os esconde debaixo dos móveis ou do tapete?
Você mantém os números de emergência ao lado do telefone ou no discador automático?
Você deixa os remédios e o material de limpeza fora do alcance das crianças?

A AMEAÇA DO MONÓXIDO

O ASSASSINO IMPERCEPTÍVEL

A equipe do necrotério esperava por mim na sala de autópsia em uma manhã de maio de 2005. Lá havia seis corpos: três adultos, dois adolescentes e um garoto de sete anos, todos parentes. Os corpos estavam com uma cor vermelho cereja, o sinal clássico de envenenamento por monóxido de carbono. Assim que entrei na sala, percebi que todos estavam especulando se tinha acontecido um assassinato em massa ou um assassinato seguido de suicídio.

As vítimas moravam num condomínio em Orlando, em uma casa de três quartos, limpa e organizada. Por volta das 17h15 de 29 de maio, um vizinho e amigo íntimo, Harold Miller, que tinha uma chave da casa, percebeu que havia algo errado. Ele não tinha visto ninguém da casa nos últimos três dias e descobriu que as crianças não haviam ido à escola. Preocupado, Harold decidiu ver como a família estava. Assim que entrou na sala, sentiu o cheiro do escapamento do carro. Quando entrou nos quartos, ficou horrorizado ao ver os corpos deitados na posição de quem dorme, mas obviamente ninguém estava vivo. Ele imediatamente saiu da casa e chamou a polícia.

A polícia e os bombeiros chegaram prontamente e perceberam que a casa continha níveis letais de monóxido de carbono. Não havia sinais de crime, e nenhuma carta ou bilhete foi encontrado. O carro tinha sido deixado com o motor ligado dentro da garagem fechada. Assim que o gás se dispersou da casa, meus investigadores entraram para começar a investigação. Eles recolheram os corpos e os colocaram sob a nossa jurisdição.

Na medida em que a investigação se desdobrava, emergiam pistas para desvendar aquele mistério. Aparentemente o tio estacionara o carro na garagem e esquecera o motor ligado. O escapamento do carro estava perigosamente perto de um tubo de entrada do ar-condicionado da casa. O monóxido de carbono concentrou-se na garagem e rapidamente vazou para dentro da casa, envenenando o tio, a sobrinha, o marido dela e as três crianças enquanto dormiam. Infelizmente, já tive vários casos assim, nos quais alguém esquece acidentalmente um carro ligado na garagem, matando a si mesmo e aos membros da família. Envenenamentos como esse podem ocorrer mesmo com a porta da garagem aberta.

O monóxido de carbono tem sido chamado de o assassino imperceptível porque é um gás incolor, inodoro e insípido e é quase impossível de ser detectado pelos sentidos humanos. Quando inalado, o monóxido rapidamente impede que as moléculas de oxigênio se prendam às moléculas de hemoglobina das células vermelhas. A ligação entre a hemoglobina e o monóxido é 200 vezes mais forte que a ligação entre o oxigênio e a hemoglobina. Como resultado, pouco oxigênio chega até os tecidos, causando doenças e às vezes morte – como no caso dessa família ou de suicidas que ligam mangueiras aos escapamentos e jogam a fumaça dentro do carro. A cada ano, o envenenamento por monóxido de carbono contribui para a média de 500 mortes não intencionais e dois suicídios nos Estados Unidos, além de cerca de 20 mil atendimentos de emergência, de acordo com o CDC.

O monóxido de carbono é um subproduto da combustão incompleta de combustíveis à base de carbono, tais como gás natural, gasolina, querosene e madeira. Dentro de sua casa, alguns produtos produzem esse gás, como fornos, aquecedores, secadoras de roupa e lareiras. Fora de casa, motores a gasolina como os dos carros, dos geradores e dos cortadores de grama também emitem monóxido de carbono. Todos esses equipamentos podem ser usados sem problemas se funcionarem direito e estiverem em locais ventilados, caso contrário podem surgir problemas potencialmente letais. Assim sendo, saiba como ter certeza de que sua casa está livre do monóxido de carbono.

- Verifique as pistas que podem indicar um problema: a condensação excessiva nas paredes e nas janelas; um forno estragado e enferrujado ou um aquecedor, cano de chaminé ou forno que produza muita fuligem; ar fedorento e envelhecido (um sinal de ventilação inadequada); ou uma fornalha que não aqueça a casa adequadamente.

- Fique atento aos sintomas físicos, uma vez que o corpo humano também pode dar indicações da formação de monóxido de carbono dentro de casa. Dor de cabeça, fadiga, náusea, vômito, letargia e sintomas parecidos com os de uma gripe são os sinais mais comuns de envenenamento ainda leve.

- Chame um técnico qualificado para inspecionar o sistema de calefação, o aquecedor de água e qualquer outro equipamento doméstico que use gasolina, óleo ou carvão. A chaminé e a lareira devem ser examinadas também. Siga os conselhos dos peritos e faça os reparos para manter sua casa segura e saudável.

- Invista em alarmes para monóxido de carbono e instale um deles em cada andar da casa, especialmente perto dos quartos.

- Nunca utilize um gerador, uma grelha de carvão, um fogão de acampamento ou qualquer outro dispositivo que use gasolina ou carvão dentro de casa, no porão ou na garagem.

- Não deixe o motor do carro ligado dentro da garagem e nem use o forno ou o fogão para aquecer a casa. Jamais queime carvão dentro de casa, nem mesmo na lareira.

PELO AMOR DAS CRIANÇAS

UM ACIDENTE ESQUISITO

Embora a maioria dos casos em que me envolvo todos os anos esteja relacionada a cadáveres de pessoas adultas, também faço autópsias em crianças. É claro que todo caso que passa por meu necrotério é trágico de algum modo, mas os mais dolorosos de todos são, sem dúvida, os das crianças que acabam por aqui. Eles trazem a lembrança trágica de que nem mesmo as crianças podem fugir das mortes súbitas e prematuras. Enquanto eu trabalhava como médica-legista no Texas durante os anos 1990, a polícia me chamou um dia e informou que estava trazendo o corpo de Danny Kansler, de um ano e meio de idade.

No dia anterior, a mãe de Danny, Charlotte, começou o ritual matutino que é familiar para a maioria dos pais que trabalham fora. Antes de sair para trabalhar, deixou o filho nas mãos de uma babá de confiança que cuidava de várias crianças no bairro com bastante freqüência. Foi a última vez que Charlotte veria seu garotinho vivo. Algumas horas depois, a polícia recebeu um telefonema assustador.

A babá, Hillary Turner, alegou que havia encontrado Danny em seu chiqueirinho, inconsciente e sem respirar. Levado de helicóptero para o hospital local, Danny morreu no caminho.

Hillary contou à polícia que a morte de Danny tinha sido um acidente esquisito, e que ela já o havia encontrado inconsciente quando foi socorrê-lo no chiqueirinho. Mas quando o médico da emergência examinou o corpo do menino, fez um diagnóstico perturbador depois de achar contusões no pescoço de Danny. O médico disse à polícia que o garoto tinha sido estrangulado. Tal diagnóstico jogou a suspeita de homicídio sobre Hillary. Mas, para que uma acusação formal fosse feita, a autópsia teria de confirmar o crime.

Quando o corpo do bebê chegou ao meu necrotério, pude perceber imediatamente o que havia alarmado o médico da emergência. Junto às contusões na frente do pescoço, descobri duas escoriações lineares e paralelas no topo da cabeça. E uma contusão linear na parte de trás do pescoço. Danny também apresentava pequenas manchas vermelhas no rosto e nos olhos. Essas pequenas manchas, cujo termo médico é petéquia, podem acontecer em função de hemorragias debaixo da pele. Freqüentemente durante o estrangulamento, o sangue continua a ser bombeado pelas artérias até a cabeça. Mas a força do estrangulamento interrompe o fluxo do sangue. Como um balão que ficou cheio demais, o resultado da pressão rompe os pequenos vasos, causando a petéquia.

Entretanto, eu não podia deduzir muita coisa a partir disso. Aquilo não parecia um estrangulamento para mim. A única coisa que eu sabia era que a babá havia encontrado a criança sem reação, e as circunstâncias estavam obscuras. O relatório do investigador de campo não descrevia a natureza do acidente esquisito que a babá dizia ter acontecido. O caso era nebuloso. Eu não queria fazer nenhum julgamento prematuro, embora a única coisa que houvesse entre a babá e uma acusação de assassinato fosse minha avaliação e minha decisão. Então, decidi que não trabalharia de maneira apressada.

Faço muitas autópsias em crianças que foram assassinadas, infelizmente, e sei que as pessoas normalmente não matam os bebês por estrangulamento. Aquele caso não fazia sentido, e não tínhamos pistas suficientes para montar o quebra-cabeça. Foi então que decidi que precisávamos de mais informações para chegar à verdade.

Chamei meus investigadores e pedi que voltassem à cena do crime com a polícia, para reconstituir a morte do bebê e fotografar o processo. Tudo precisava ser documentado com bastante cuidado: a seqüência dos eventos, o modo como estava o quarto no dia da morte, e assim sucessivamente. Normalmente, os investigadores não teriam sido enviados de volta ao local depois de o corpo ter sido removido, mas existem ocasiões em que não consigo encontrar todas as respostas na autópsia. Preciso de evidências fotográficas adicionais para ver se a história se ajusta às descobertas da autópsia.

De volta à cena do crime, em companhia da polícia e de meus investigadores de campo, Hillary contou toda a história. O chiqueirinho foi colocado na mesma posição do dia da morte, e uma boneca foi usada para representar a criança.

Hillary explicou que Danny Kansler era um bebê ativo demais e que freqüentemente conseguia escalar o chiqueirinho e sair. Hillary, que precisava cuidar de outras crianças, disse à mãe de Danny que ela precisava de um meio para impedir que a criança andasse pela casa sem supervisão. Juntas, bolaram uma medida aparentemente simples para resolver o problema. Decidiram colocar algo em cima do chiqueirinho e assim Danny não conseguiria sair. Elas colocaram um estrado, onde normalmente se coloca um colchão, e amarraram as laterais. Hillary acrescentou que uma banheira de plástico cheia de brinquedos estava sobre uma mesa perto do chiqueirinho. Naquela manhã, ela saiu do quarto e deixou Danny tirando um cochilo.

Os investigadores tiraram fotos do berço e da área ao redor. Então, com base no que Hillary contara, reconstituíram a cena para que tudo estivesse do mesmo jeito de quando ela retornou. Quando ela entrou no quarto, a banheira com os brinquedos estava sobre o estrado, e o pescoço de Danny estava entalado entre a extremidade do móvel e a extremidade do chiqueirinho. Horrorizada, Hillary removeu Danny imediatamente e tentou reanimá-lo, só chamando a emergência depois.

De volta ao necrotério, examinei as evidências fotográficas e fui capaz de ver que a explicação da babá combinava perfeitamente com as marcas do pescoço de Danny. O padrão dos ferimentos era o que se esperaria ver se a criança estivesse naquela posição. Tudo então se encaixou e fui capaz de reunir a provável seqüência de eventos que levou à morte do garoto.

Aquilo que originalmente se pensava ser um homicídio por estrangulamento era na verdade uma morte acidental, causada por encarceramento e estrangulação. Com a verdade em mãos, liguei para a polícia e disse que eles poderiam parar a investigação criminal. Hillary Turner era inocente. Charlotte, embora na dor do luto, agradeceu-me por ter livrado sua babá e amiga Hillary de sofrer qualquer mal.

O mundo é um lugar excitante para as crianças e para os bebês, que adoram explorar as coisas por aí, mas eles não estão atentos aos perigos potenciais. Como eu mesma sei muito bem, é difícil deixar sua casa livre de riscos. É realmente preciso manter o olho nas crianças o tempo todo, e é por isso que os pais ficam tão exaustos. Há muitos acidentes trágicos e sem sentido envolvendo crianças todos os anos, e acredito que seja crucial tratar deles aqui. Os acidentes que vejo com mais freqüência são sufocação, mordidas de animais, queimaduras, crianças deixadas desacompanhadas dentro de veículos, afogamentos e acidentes com armas.

QUANDO AS CRIANÇAS MORREM ANTES DE ACORDAR

Muitas das mortes acidentais que vejo em crianças são resultado de sufocação, e a maioria delas ocorre porque os bebês são colocados para dormir em lugares inseguros. O que quero dizer com isso é que há situações em que as diretrizes de segurança para as crianças não são seguidas, podendo levá-las à sufocação. Alguns exemplos são: quando o rosto e/ou a cabeça do bebê ficam cobertos pela roupa de cama; ambientes não projetados para bebês, como camas de adultos, sofás, cadeiras almofadadas ou quando o bebê dorme com mais pessoas; e locais em que há espaço para passar uma parte do corpo do bebê, o que pode deixá-lo preso, tal como aconteceu com o pequeno Danny Kansler. Você pode proteger as crianças desses perigos assegurando-se de que elas sempre durmam em berços ou camas apropriadas para crianças. Tenha certeza de que colocou o berço longe de cortinas e cordas. As crianças podem se enroscar nas cordas e estrangularem-se sozinhas. Nunca deixe de prender bem alto os cordames das janelas para deixá-los fora do alcance dos bebês.

ALERTA VERMELHO: PERIGO DE SUFOCAÇÃO

Vejo muitas crianças que morrem ao se sufocar com comida ou objetos que ficam presos facilmente em suas vias aéreas estreitas. Qualquer coisa que se encaixe pode ser um perigo. Alguns anos atrás, um bebê de sete meses chegou ao necrotério. Ele havia sido encontrado morto no berço, e a suspeita era que fosse um caso de SMSL (Síndrome da Morte Súbita do Lactente). Como normalmente a SMSL atinge crianças com dois a quatro meses de idade, aquilo era suspeito. Fiz uma autópsia e achei uma bexiga de gás obstruindo as vias aéreas do bebê. Como se comprovou mais tarde, o irmão mais velho tinha brincado com uma bexiga de gás e quando ela estourou, deu-a ao bebê para ele brincar.

> **VIRE O JOGO:** ESTEJA PRONTO EM UMA EMERGÊNCIA
>
> Coloque um quadro ilustrado os procedimentos de emergência, como a RCP (reanimação cardiopulmonar) ou a manobra de Heimlich na porta de sua geladeira.

Uma das maneiras pelas quais os bebês e as crianças pequenas exploram o mundo é colocando as coisas na boca, então os pais precisam ter olhos de águia o tempo todo. Ensine seus filhos a mastigar e engolir a comida antes de rir ou falar. Já que as crianças podem engasgar com qualquer tipo de alimento, monitore o que elas comem e corte a comida em pedaços bem pequenos antes de oferecer a seu filho. Siga sempre a recomendação de idade do fabricante dos brinquedos. Alguns brinquedos têm partes soltas ou pequenas que podem causar sufocação, assim fique atento a todas as advertências na embalagem do brinquedo. Ensine seus filhos a não colocar lápis, crayons ou borracha na boca enquanto estiverem pintando ou desenhando.

TORNE SEUS FILHOS À PROVA DE CÃES

Todos os anos, cerca de 800 mil pessoas buscam cuidados médicos por causa de mordidas de cachorro, e metade delas são crianças. Na realidade, a taxa de machucados relacionados às mordidas é maior entre as crianças de cinco a nove anos. Um dos casos mais horríveis que já tive foi o de um menino de quatro

> **TRATA-SE DA SMSL OU DA FALTA DE CUIDADO?**
>
> A Síndrome da Morte Súbita do Lactente, mais conhecida como SMSL, é um assassino cruel, que aflige as crianças enquanto elas dormem. Essa é a terceira causa principal de mortalidade infantil nos Estados Unidos, e a maioria das mortes ocorre entre os dois e os quatro meses de idade, embora a definição oficial seja abaixo de um ano. Ninguém sabe exatamente o que faz com que bebês aparentemente saudáveis morram de repente durante o sono, embora alguns especialistas atribuam as mortes súbitas a problemas no cérebro, que podem prejudicar os reflexos da respiração ou a uma deficiência elétrica no coração.
>
> Hoje, mesmo quando a causa da morte de uma criança parece ser a SMSL, muitos legistas, entre os quais me incluo, se sentem inclinados a examinar o caso de modo mais cético. A SMSL é um termo genérico para mortes infantis inexplicáveis e provavelmente apresenta mais de uma causa.
>
> Quando começamos uma investigação mais profunda e analisamos os dados desses casos, descobrimos muitas coisas, como as práticas inseguras na hora de colocar o bebê para dormir. Eles são deixados em sofás, por exemplo, ou dentro de berços com brinquedos ou roupas de cama que podem sufocá-los, ou ainda numa cama de adulto, muitas vezes dormindo com mais pessoas. Todas essas circunstâncias podem me convencer de que a morte foi causada por sufocação (obstrução do nariz e da boca), asfixia posicional (quando o corpo está em uma posição em que não se pode respirar) ou asfixia mecânica (por esmagamento). Dependendo do caso, posso anotar qualquer uma dessas três hipóteses na certidão de óbito, enquanto outros podem pensar que se trata de uma SMSLS.

anos que corria atrás da bola no quintal de uma casa vizinha onde quatro pitbulls estavam amarrados. Embora presos a um poste, os cachorros ainda puderam atacá-lo e a criança morreu por causa de múltiplas mordidas. O ataque de cães é um problema de saúde pública em grande parte evitável, e há muita coisa que você pode fazer para proteger a você e também a seus filhos. Por exemplo, adquira um cachorro de uma raça que se dê bem com crianças. Treine seu cão de maneira correta, de forma que ele obedeça aos comando básicos. Faça com que ele se sinta confortável junto às pessoas e outros animais. E nunca amarre ou acorrente seu cão; isso tende a fazer com que ele se torne mais agressivo.

TEM ALGUMA COISA QUEIMANDO?

As queimaduras, especialmente por causa de acidentes na cozinha, transformam-se em alguns dos mais trágicos acidentes infantis que conheço. Bebês e crianças pequenas são mais suscetíveis a queimaduras do que os adultos porque sua pele é muito sensível. Lembro-me do caso de um menino de três anos que observava sua avó cozinhar uma grande panela de feijões. Curioso, esticou-se e agarrou o cabo da panela. Ela caiu sobre o menino, derrubando os feijões ferventes sobre ele, que morreu por causa das queimaduras. Trata-se de senso comum, mas mantenha seus filhos longe de qualquer coisa que esteja quente, como fogão, forno, comidas quentes, radiadores e aquecedores elétricos.

CRIANÇAS DESACOMPANHADAS DENTRO DE CARROS

Pelo menos uma vez por ano recebo um caso relacionado a um pai que, sem querer, deixou o filho no carro, matando-o por causa do ar abafado e do calor dentro do automóvel. As crianças são especialmente sensíveis ao calor porque sua temperatura corporal se eleva entre três a cinco vezes mais depressa do que a dos adultos. Isso pode acontecer em questão de minutos.

Tais tragédias podem ser prevenidas facilmente. Nunca deixe seu filho desacompanhado num carro, mesmo com as janelas abaixadas (muitos Estados americanos têm leis que consideram ilegal deixar as crianças sozinhas dentro de um carro). Se você estiver exausto, estressado ou distraído, poderá cometer erros que não faria em outras circunstâncias, especialmente se for um pai recente. Para ajudar a refrescar a memória, coloque a bolsa ou o celular no banco de trás para lembrar que a criança está lá. Ou coloque a sacola de fraldas no banco do passageiro para se lembrar do bebê sentado atrás.

AFOGAMENTO: UMA AMEAÇA MUITO COMUM

Como há muitas piscinas e lagos na Flórida, vejo várias crianças como vítimas de afogamentos acidentais. Quando as crianças de qualquer idade estiverem perto da água, elas precisam ser vigiadas por um adulto em todos os segundos. Bebês e crianças pequenas podem se afogar até em água muito rasa.

Um dos cenários mais perigosos que conheço ocorre quando um grupo de crianças está brincando na água, fazendo uma algazarra. Lembro-me de uma situação na qual uma criança estava jogando água nas outras crianças dentro de uma piscina e ficou presa debaixo de uma bóia. Ninguém notou, apesar de a piscina estar cheia de adultos; a criança acabou no fundo, morta. De forma a manter seus filhos protegidos contra o afogamento, nunca os deixe sozinhos no banho, na piscina, na banheira ou perto de qualquer quantidade de água, mesmo que seja um balde pequeno.

MANTENHA AS CRIANÇAS LONGE DAS ARMAS

Ferimentos acidentais causados por armas de fogo tiram a vida de aproximadamente 200 crianças nos Estados Unidos a cada ano. Cuidei de um grande número de casos envolvendo crianças e armas de fogo. Uma vez, recebi um caso triste, um bebê de nove meses que tinha sido morto pelo irmão de cinco anos, quando uma brincadeira de criança se tornou um jogo mortal. O menino tinha subido na cômoda dos pais, onde estava uma arma carregada a seu alcance. Sem entender o que estava fazendo, a criança agarrou a arma, apontou para o irmãozinho e puxou o gatilho.

A melhor maneira de prevenir mortes e ferimentos por armas de fogo é evitar manter armas em casa e não mostrar aos filhos onde elas são guardadas. Caso você ou os pais dos amigos de seus filhos tenham uma arma, proteja as crianças ao assegurar que ela esteja guardada em uma caixa fechada, fora do alcance delas.

Todas as armas de fogo deveriam ser guardadas descarregadas e com a trava acionada. Enfatize a seus filhos que as armas não são brinquedos e que nunca se deve brincar com elas.

OS ACIDENTES NÃO DEVEM ACONTECER

Quando vejo corpos vitimados por acidentes oriundos da falta de atenção – uma falha de julgamento, um momento de esquecimento, uma decisão tomada quando se está esgotado –, não consigo deixar de pensar que eles poderiam ter acontecido a qualquer um, até mesmo comigo. Como trabalho em questões forenses, isso me ajudou a me tornar mais consciente das conseqüências das ações cotidianas. Entre todos os assassinos, os acidentes são os mais evitáveis. Considere estas diretrizes gerais:

- Leia com cuidado os manuais de eletrodomésticos, ferramentas e outros equipamentos para poder operá-los com cuidado. Conheça os possíveis perigos e como evitá-los.

- Use equipamentos de proteção se a atividade assim o exigir: capacetes, óculos de segurança, aparelhos esportivos e outros.

- Tenha certeza de que você tem o conhecimento necessário antes de fazer qualquer atividade. Por exemplo, você sabe como pilotar uma lancha? Você é um bom nadador?

- Esteja consciente de seu estado mental antes de se ocupar de uma atividade. Está chateado? Cansado? Distraído? Estressado? O mau humor ou a fadiga podem prejudicar seu julgamento.

- Avalie os riscos de seu comportamento. Muitos acidentes são o resultado de um comportamento irrefletido ou descuidado, como andar de moto sem capacete, mergulhar de cabeça na água sem saber a profundidade e usar drogas e álcool de forma imprudente. Pense antes de agir.

- Tome aulas de primeiros socorros e RCP (reanimação cardiopulmonar).

Pode não haver formas de escapar dos perigos da vida cotidiana, mas acredito que com bastante antecipação e atenção, nós podemos prever os riscos envolvidos em certas atividades. E quando nos antecipamos a eles, temos o poder de mudar nosso comportamento ou modificar o ambiente à nossa volta para reduzir riscos e prevenir trágicos infortúnios. O descuido pode nos matar, mas podemos impedi-lo.

LIÇÕES DE VIDA: OS RAIOS PODEM SURGIR NO CÉU LIMPO

Os raios podem ziguezaguear pelo céu sem que esteja chovendo. Um raio pode surgir inesperadamente, então é uma boa idéia manter os olhos no céu. As pessoas sempre me perguntam como fica um corpo depois de ser atingido por um raio. Um sinal identificador é a arborização, as marcas de ramificação parecidas com veios e nervos que apresentam semelhanças com árvores espalhadas pelo corpo. A carga de eletricidade de um raio pode parar o coração, e é dessa forma que a maioria das pessoas vítimas de raios morre. Caso comece a relampejar, procure abrigo imediatamente em um edifício fechado ou num carro com os vidros levantados e não debaixo de uma árvore ou de qualquer abrigo alto e isolado, como um pavilhão usado para fazer piquenique. Outras dicas que podem salvar sua vida são:

- Fique longe da água.
- Nunca fique perto de uma árvore alta ou de um poste de telefone durante uma tempestade. Como o corpo humano é composto por 70% de água e ela conduz a eletricidade com mais eficiência do que madeira, o raio pode pular da árvore para você.
- Não use eletrodomésticos ou telefones com fios, porque o raio pode seguir os fios elétricos e telefônicos diretamente para dentro de sua casa.
- Largue todos os alvos dos raios, como tacos de golfe, raquetes de tênis e outros artigos de metal.
- Caso você se abrigue em um carro, não toque em nenhuma de suas partes de metal.
- Se a tempestade de raios começar tão de repente que você não consiga se abrigar, deite no chão e se enrole como uma bola.

AS CHANCES DE MORRER DE...

Acidentes	Possibilidade durante a vida
Automobilístico	1 em 84
Com arma de fogo	1 em 324
Atropelamento	1 em 631
Sufocação	1 em 1.173
Incêndio num prédio	1 em 1.431
Queda de uma cama ou de um móvel	1 em 4.870
Aéreo	1 em 5.552
Exposição a frio intenso	1 em 5.576
Afogamento em piscina	1 em 6.031
Escorregão, tropeção ou queda	1 em 6.455
Exposição a calor excessivo	1 em 16.680
Picada de abelha ou vespa	1 em 72.494
Raio	1 em 81.949
Motivado por estafa/esforço excessivo	1 em 96.658
Contato com água fervente de torneira	1 em 125.655
Mordida de cachorro	1 em 139.617
Picada de cobra venenosa ou lagarto	1 em 628.277
Com fogos de artifício	1 em 1.884.832

Fonte: National Safety Council

CAPÍTULO 10

CARA, ISSO É O MÁXIMO!

UMA VÍTIMA DO IMPULSO

Nós ouvimos música enquanto fazemos as autópsias. Numa manhã de dezembro, a música que tocava era "I'll Be Home for Christmas" [Estarei em casa para o Natal], melodia tristemente inadequada para os quatro corpos deitados nas mesas. Um deles era de um rapaz de 29 anos, agora conhecido como o caso nº 88-1206. Ele tinha sido trazido do refrigerador para a sala de autópsia, onde meu assistente começou a despir o corpo. O cadáver tinha cabelo loiro comprido e estava usando uma camiseta preta e calça jeans. Não foi encontrado em seus bolsos nada além de um celular e de uma carteira com 33 dólares em dinheiro. A licença de motorista o identificava como Larry Andrews.

Meu técnico começou a fotografar o corpo. Nós o colocamos de bruços. Anotei pontualmente que havia uma enorme tatuagem acima de suas nádegas. As tatuagens sempre falam de algo importante sobre a pessoa ou às vezes ajudam a identificar um desconhecido. Uma tatuagem militar poderia dar o nome, o posto e o número de sua unidade. Uma tatuagem Harley-Davidson é um sinal de que a pessoa era motociclista. Algumas tatuagens me informam que o defunto esteve na prisão ou era membro de uma gangue. As tatuagens podem ser feitas em qualquer lugar do corpo. Não consigo me lembrar de um lugar onde não tenha visto uma.

A partir do relatório do investigador e dos depoimentos da testemunha ocular, entendi que o rapaz tinha estado em um jogo de baralho na noite anterior. Em algum momento durante o jogo, ele se levantou, pronunciou uma expressão obscena, que em uma linguagem mais polida significa relação sexual, colocou uma arma em sua cabeça e apertou o gatilho.

Durante a autópsia, extraí com uma seringa uma enorme quantidade de um líquido claro de sua bexiga, sinal de que ele estava bastante intoxicado, o que mais tarde seria confirmado pelo exame toxicológico. Sua bebedeira aparentemente induziu-o àquilo que pareceu um ato impulsivo de suicídio. Cutuquei seu cérebro com meus dedos enluvados para determinar a trajetória da bala, desde o ponto em que ela penetrou por trás da têmpora até o ferimento de saída do outro lado da cabeça.

Mais de 32.000 suicídios ocorrem anualmente nos Estados Unidos, de acordo com o CDC – o equivalente a mais ou menos 88 suicídios por dia. A maioria deles é de homens. Os homens se matam cerca de quatro vezes mais do que as mulheres, e assim representam perto de 79% de todos os suicídios do país. Na realidade, o suicídio é a oitava causa de morte entre os homens e a 16ª entre as mulheres.

Mas não é apenas o suicídio que tira tantas vidas entre os homens. Eles também estão morrendo por causa dos acidentes. Nos Estados Unidos, os acidentes matam mais de 35.000 homens a cada ano – mais que o dobro da quantidade de mulheres. Assombrosamente, a causa principal de morte por acidente acontece até os 44 anos.

Mas não são apenas esses números que acho perturbadores. É o tipo de acidente que os homens costumam sofrer. Os principais acidentes entre os homens são os automobilísticos, em muitos casos resultado de motoristas agressivos ou embriagados. Os homens têm três vezes mais probabilidade de morrer afogados do que as mulheres, pois eles gostam de se exibir em lanchas ou demonstrar suas habilidades em esportes aquáticos. Os homens também sofrem oito vezes mais acidentes fatais do que as mulheres, causados pelo mau uso de armas de fogo. Nove entre dez homicidas são homens, e oito entre dez vítimas também são homens.

Não me entenda mal. Não estou criticando os homens. Mas depois de trabalhar em necrotérios por mais de 20 anos, percebi um padrão com que até meus colegas do sexo masculino devem concordar: os homens fazem coisas estúpidas. Eles dirigem de modo agressivo ou sob a influência de drogas ou bebida e correm riscos estúpidos. E por isso pagam com a própria vida.

Algumas das escolhas que os homens fazem são tão idiotas que sou obrigada a pensar que eles não dedicaram nem um minuto para pensar sobre elas. Por exemplo, em um de meus casos, um cavalheiro estava ajudando um colega a mudar um colchão de molas de lugar. Eles não levaram nenhuma corda para prender o colchão no teto do carro, então um dos rapazes decidiu se deitar sobre o colchão no teto enquanto o outro dirigia o carro. Um colchão na capota de um carro em movimento é como uma vela ao vento. E é claro que, a menos de dois quilômetros depois de começar a mudança, o colchão e o homem foram atirados na pista, e o rapaz morreu. Foi muita estupidez e uma tragédia sem sentido para lamentar.

Em outra ocasião, investiguei a morte acidental de um homem que estava tentando consertar alguma coisa debaixo de seu caminhão sem usar o macaco. Em vez da ferramenta, ele colocou o veículo sobre o pneu sobressalente. O veículo escorregou do pneu e o homem foi esmagado instantaneamente.

E como se tudo isso não fosse o bastante, homens de todas as idades andam tentando surfar no carro. Eles ficam de pé sobre o capô, são puxados numa prancha de skate ou se prendem ou se agarram ao pára-choques enquanto o carro se movimenta a mais de 80 quilômetros por hora. Nesse tipo de surfe, todas as partes do corpo de quem o pratica estão em risco, especialmente o sistema nervoso central. A possibilidade de ocorrerem ferimentos graves, como traumas na cabeça, fraturas no crânio e na coluna ou ossos quebrados é muito alta para qualquer um que faça o que muitos rapazes chamam de esporte. Para mim, é idiotice.

Também cuidei de vários casos do tipo que se vê em desenhos animados: um homem morreu depois de se sentar no galho de uma árvore que ele estava serrando. Ouvimos uma história como essa e começamos a rir de tamanha estupidez, mas a parte triste é que alguém morreu. Andei pensando sobre isso por muito tempo e francamente não me lembro de ter visto mulheres fazendo esse tipo de coisa.

Os homens podem ser impressionantes com a sua tendência autodestrutiva, seja ela explosiva ou gradual. Mas qual o ponto? Será que os homens são mais susceptíveis a acidentes, suicídios e a correrem mais riscos do que as mulheres? Se assim for, qual a razão? E o que pode ser feito quanto a isso?

O FATOR ÁLCOOL

A SEPULTURA O AGUARDA

Depois de vários dias morto e flutuando em uma lagoa, aquele misterioso cadáver estava irreconhecível. A carne tinha uma cor verde-musgo, e o corpo estava inchado de uma forma pouco natural. Veias roxas e escuras davam-lhe ao peito uma impressão de mármore. A pele tinha começado a se desprender das mãos, dando a ilusão de que ele estava usando luvas, um processo que os médicos legistas chamam de *degloving*, que é o descolamento da pele. Ele ainda apresentava epiderme na ponta dos dedos, o que nos daria a possibilidade de tirar as impressões digitais com o propósito de identificação.

Embora não fosse muito fácil olhar para o corpo, a visão não se comparava ao mau cheiro que emanava dele. Era um cheiro de gás corporal, de peixe morto, ovos podres, roupa de baixo imunda – bem, você já entendeu – e para muita gente, isso seria o suficiente para devolver o conteúdo do estômago. Aquele cheiro não me perturbava – acho que já me acostumei a isso –, porém uso spray para o cabelo, e como o cheiro gruda nele, costumo cobrir minha cabeça quando examino um corpo em decomposição.

Depois de uma autópsia como essa, troco de roupa e, assim, não fico com o cheiro desagradável de cadáver. Mas, acredite ou não, o cheiro de um corpo em decomposição pode ter seu valor. Os cientistas estudaram sua composição para desenvolver sprays sintéticos mais eficazes para controlar multidões revoltadas. Acho que não há nada melhor do que o cheiro maduro de decomposição para dispersar um grupo. Em nosso necrotério, guardamos os trapos usados para limpar os líquidos dos corpos decompostos para treinar os cães que procuram cadáveres.

A autópsia em um corpo decomposto é uma corrida contra o relógio inclemente da natureza. Assim que a vida acaba, o corpo começa uma metamorfose que envolve dois processos bastante conhecidos: a autólise e a putrefação. A autólise é a destruição das células e dos órgãos causada por enzimas apenas algumas horas depois da morte. E a putrefação ocorre como resultado da ação bacteriana por todo o corpo. As bactérias convertem os tecidos macios em líquidos e gases, e o corpo começa a inchar por causa dos gases retidos. A taxa de decomposição depende de vários fatores, inclusive do tamanho do corpo, das condições do solo e da temperatura ambiente. As bactérias precisam de calor para crescer e é por isso que os corpos se decompõem mais rápido na Flórida do que em Nova York.

Mas vamos voltar ao nosso homem misterioso. Em uma tarde de março, um transeunte viu um corpo flutuando em uma lagoa de retenção perto de uma rodovia de Orlando e imediatamente chamou a polícia. A lagoa de retenção era uma piscina de um metro de profundidade projetada para coletar a água da chuva. Um paramédico entrou até a altura da cintura na lagoa para recuperar o corpo e o puxou para margem. Eles ligaram para o necrotério e despachei um investigador até o local.

Perto das margens da lagoa de retenção, no meio de uma densa floresta de palmeiras, havia um abrigo provisório. Dentro dele estava um colchão e prateleiras repletas de roupas e produtos pessoais, inclusive inúmeros frascos de anti-séptico bucal e uma carteira cuja identidade era de um homem chamado Robert Fowler. Mas não se sabia se o homem na lagoa era Robert Fowler.

Será que ele tinha morrido por afogamento? Esse tipo de morte pode ser difícil de determinar. É preciso fazer muitas perguntas. Por exemplo, a vítima se afogou ou criminosos mataram o indivíduo e jogaram o corpo na água? A vítima estava consciente quando submergiu? A pessoa sabia nadar? A vítima consumiu álcool ou drogas? O que ele estava fazendo naquele momento? Alguém testemunhou o incidente? Caso existam ferimentos no corpo, eles foram causados antes, ao mesmo tempo ou depois da morte? Qualquer pista que ajude a responder tais perguntas precisa ser colhida.

De início, o corpo de uma vítima de afogamento vai até o fundo do lago, do rio, da lagoa ou da piscina. Depois, o cadáver volta para a superfície por causa do gás gerado em seus tecidos. Se estiver em águas mornas e rasas como as daquela lagoa de retenção, o cadáver vem á superfície em um ou dois dias. Mas se água for fria e profunda, a ação bacteriana ocorre mais lentamente, e o cadáver só vai subir semanas mais tarde; se forem águas muito frias, o corpo pode jamais vir à superfície. No caso daquele corpo, calculei que ele tinha estado na água, sob o sol escaldante da Flórida, por pelo menos um dia e logo a seguir começara a se decompor.

Quando faço a autópsia de uma possível vítima de afogamento, procuro verificar se os pulmões estão grandes e volumosos ou se há vestígios de espuma branca nos brônquios e na traquéia. O estômago pode conter água também. Mesmo assim, não existe nenhum teste patológico conhecido capaz de determinar se uma morte foi causada por afogamento, assim, por si só, a autópsia normalmente se torna uma comprovação insuficiente. Preciso considerar todas as pistas colhidas no local e eliminar todas as outras potenciais causas de morte para então realizar meu diagnóstico.

O primeiro passo foi tentar compreender o que a polícia e meu investigador encontraram na cena do crime. Enquanto fazia anotações e medidas nos diagramas presos à minha prancheta, percebi que, apesar de morar em uma barraca, o homem não se parecia com um andarilho típico. A cabeça estava raspada, e a barba, bem aparada. E havia também os frascos de anti-séptico bucal. Eu não conheço muitos andarilhos que usem anti-sépticos bucais. Não percebi nenhum sinal de ferimentos, mas o exame interno poderia contar uma história diferente.

Quando examinei a cavidade torácica, meus desafios aumentaram. Por causa da decomposição, a gordura corporal tinha começado a se liquefazer como manteiga derretida e tive de ter cuidado. Eu poderia facilmente me cortar, porque a gordura deixava minhas ferramentas escorregadias. Um dos maiores problemas, porém, é que as artérias principais estavam cheias de ar em vez de sangue. A razão disso é que o sangue se deteriora mais rápido do que a pele, os músculos e os órgãos internos, e assim não seria possível colher amostras de sangue para o laboratório. Os órgãos parcialmente decompostos ainda poderiam mostrar a presença de álcool ou drogas, embora os resultados pudessem ser inconclusivos.

Só no momento em que cortei o estômago para examinar seu conteúdo é que descobri uma pista incomum e atormentadora: o conteúdo do estômago tinha cheiro de anti-séptico bucal! Comecei a me perguntar se ele havia usado o anti-séptico para se embebedar. Muitos desses produtos contêm bastante álcool. Não é incomum que alcoólatras utilizem produtos com álcool como anti-sépticos para limpeza bucal e loção pós-barba, para alcançar altos níveis de intoxicação. Os frascos de anti-séptico bucal encontrados em sua barraca tinham 27% de álcool, portanto eles poderiam não ter sido usados para higiene pessoal.

O exame interno não mostrou nenhuma evidência de ferimentos ou doença. Havia muita coisa que eu descartei, mas precisei considerar muitas outras. Minhas próximas pistas teriam que vir dos exames de toxicologia.

Dois dias depois da autópsia, a impressão digital confirmou sua identidade. O homem na lagoa de retenção era Robert Fowler, confirmando a identidade encontrada na carteira. Ele era um homem jovem, de apenas 35 anos, e de acordo com um colega da faculdade, Robert não era um andarilho típico. Robert era um músico brilhante de uma família de classe média do Oregon, porém incapaz de se manter em um emprego por causa dos problemas com a bebida. Robert ainda segredou ao amigo que também sofria de transtorno bipolar e que se sentia incapaz de superar os obstáculos da doença. Era como uma batalha que ele lutava e sempre perdia. Robert se refugiou na barraca ao lado da lagoa de retenção e se lançou em um modo de vida que parecia satisfazê-lo, longe da sociedade. Mas isso não explicava completamente como ele tinha acabado de bruços na água.

Os testes de laboratório feitos no fígado de Robert revelaram um alto nível de álcool no organismo, mas aquele achado não era muito confiável por causa do avançado estado de decomposição. Quando as bactérias no corpo ficam soltas durante a decomposição, um dos materiais que produzem é o álcool. Isso significava que os resultados não provavam necessariamente nada sobre o nível de álcool no sangue. No final, tive de recorrer a uma das únicas pistas sólidas descobertas durante a autópsia: o anti-séptico bucal no estômago de Robert.

Com isso em mente, procurei reconstituir o que acontecera: no dia de sua morte, Robert bebeu uma grande quantidade daquele líquido. Talvez inquieto ou possivelmente porque a bexiga estava cheia, ele cambaleou desde sua barraca até a lagoa. Como estava intoxicado, caiu na água. Determinei sua morte como afogamento acidental, já que não havia nenhuma evidência de traumas, doenças ou outra causa da morte.

Beber avidamente anti-sépticos bucais, embora pareça loucura, ou tomar alguns drinques com os amigos pode parecer inofensivo. Mas as estatísticas sobre homens e uso de álcool revelam uma relação perturbadora. Embora os números exatos possam variar, os estudos indicam que os homens têm pelo menos duas vezes mais chances de serem alcoólicos do que as mulheres, e três vezes mais chances de se viciarem em drogas. Muitos ambientes masculinos, desde as unidades militares até as fraternidades nas faculdades, encorajam os homens a abusar do álcool como um rito de passagem. A cirrose hepática, um estado de saúde associado ao uso crônico de álcool, é duas vezes mais freqüente em homens do que em mulheres, tirando-lhes a vida.

O abuso do álcool e a masculinidade parecem andar de mãos dadas. O álcool prejudica o julgamento e diminui o processamento de informações. Ele faz os homens sentirem-se invencíveis e esse é um fator importante para mortes acidentais.

A bebida também foi o problema central em um caso no qual trabalhei há vários anos, envolvendo dois homens, um precipício e uma caixa de cerveja. Dois caras foram fazer um acampamento. Embora existisse uma placa claramente visível que dizia para não acampar a menos de 15 metros do precipício, foi exatamente lá que eles montaram a barraca. Os dois sujeitos decidiram tomar algumas cervejas. Depois de beber, um deles teve que se aliviar, então saiu da barraca, deu alguns passos na escuridão e mergulhou no precipício para a morte. Talvez fosse esse o motivo pelo qual o parque não permitia que as pessoas armassem barracas no local. E ficou óbvio que os dois sujeitos não pensaram nisso. Mas o álcool não é o único culpado pelo alto índice de mortalidade dos homens. Existe outra coisa: seus hormônios.

O FATOR TESTOSTERONA

A probabilidade de os homens apresentarem comportamentos de risco de todo tipo é bastante alta, e grande parte do motivo é a testosterona, hormônio masculino. Os jovens são os que mais correm risco. E o momento em que eles costumam ter um comportamento mais arriscado está relacionado com o pico da produção de testosterona. Aos 50 anos, os homens correm menos riscos do que aos 19 anos. E não por coincidência, os níveis de testosterona são mais baixos aos 50 anos também.

Originalmente projetada para equipar os homens com uma explosão instantânea de poder – indispensável para caçar um mamute lanoso ou cruzar um rio tempestuoso em busca de comida, na Idade da Pedra –, a testosterona afeta profundamente o físico, o comportamento, a competitividade, a agressividade, o humor e a energia sexual. Fundamentalmente, é a testosterona que faz um homem ser homem. Ela engrossa a voz, faz crescer pêlos no rosto e fortalece os músculos.

Esse hormônio também está relacionado com o controle psicológico. Coloque dois homens numa sala e aquele com mais testosterona dominará a interação. Durante milênios, os homens com níveis mais altos de testosterona foram os mais favorecidos pelas mulheres e tiveram uma probabilidade maior de produzir descendentes e perpetuar a sociedade. Os homens possuem entre dez a 20 vezes mais testosterona do que as mulheres, por isso é uma boa idéia não praticarmos esportes em conjunto...

Você pode até pensar que seu namorado, marido ou filho é um sujeito descuidado e impulsivo – em parte você tem razão. Mas talvez eles não consigam evitar esse comportamento. Eles vivem ligados o tempo todo, em parte por causa da testosterona, ansiando por correr riscos e se tornam atraídos por atividades mais emocionantes, como caçar ou participar de uma corrida de carro. Também estão propensos a comportamentos autodestrutivos, tais como beber em excesso, fazer sexo arriscado, cometer crimes, lutar ou guiar perigosamente, ações que muitas vezes os trazem até meu necrotério.

Mas para mim, a testosterona, assim como o álcool, é apenas uma parte da história. A razão por que os homens são mais propensos do que as mulheres a cometer suicídio e a morrer em acidentes tem muito a ver com o modo como eles foram criados.

O FATOR SOCIAL

A culpa também é da sociedade, com os condicionamentos machistas que recompensam os homens quando eles correm riscos e enfrentam os perigos jogando-se neles de cabeça. Os machos se ocupam com comportamentos arriscados porque são amplamente aceitos e reforçam continuamente as normas sociais.

Esse fenômeno ligado ao comportamento insensato dos homens começa muito cedo. Os garotinhos são encorajados a jogar duro, a correr riscos e a fazer cada vez mais atividades excitantes, enquanto as meninas – pelo menos em nossa cultura – são condicionadas a agir com mais cautela e mais receio. Nós protegemos mais as menininhas do que os menininhos. Os pais vivem dizendo para as filhas: Não faça isso, você vai se machucar. Talvez como resultados desses conselhos, é raro que eu encontre mulheres no necrotério que morreram por causa de acidentes estúpidos.

Os homens também são ensinados a esconder seus sentimentos e a serem menos emotivos. Talvez isso explique os altos índices de suicídio entre eles, quando comparados às mulheres. A tendência das mulheres é discutir seus sentimentos, buscar retorno e ouvir os conselhos, e elas costumam dizer a seus médicos com muita freqüência como estão se sentindo. É por isso que elas conseguem um tratamento mais adequado para depressão e ansiedade do que os homens.

Eu tenho dois filhos e estou muito ciente do fato de que nossa sociedade estimula exibições vistosas de desafios, agressividade e ousadia. Mas tento ensiná-los a pensar sobre as conseqüências de seus atos. Muitos acidentes podem ser evitados se você apenas pensar cuidadosamente sobre suas atitudes antes de tomá-las.

LIÇÕES DE VIDA: AS PRINCIPAIS CAUSAS DE MORTE ENTRE OS HOMENS	
Homens de todas as idades	Percentual
1. Doenças cardíacas	27,2
2. Câncer	24,3
3. Acidentes	6,1
4. AVC	5,0
5. Doenças respiratórias crônicas	5,0
6. Diabetes	3,0
7. Gripes e pneumonia	2,3
8. Suicídio	2,2
9. Doenças do fígado	1,7
10. Mal de Alzheimer	1,6

Fonte: Centros de Controle e Prevenção de Doenças

COMPORTAMENTO DE RISCO NO QUARTO

Como se os acidentes não fossem suficientes, o comportamento arriscado dos homens se estende também para a vida sexual. Acho que um dos casos mais terríveis e surpreendentes com os quais trabalhei foi o de um homem chamado Alex Chin. Ele vivia com a esposa como se não houvesse nada de errado. Mas o que encontrei durante a autópsia revelou seu segredo, uma doença mortal que era inegável, não importa a quantidade de desculpas que houvesse.

SEXO, MENTIRAS E MORTE

A história de como esse corretor de imóveis de 36 anos de idade chegou ao meu necrotério começou em 17 de março de 2004, quando ele ficou doente em casa depois de um jantar com dois amigos. Alex tinha acabado de se separar de sua esposa, Reena.

Alex e Reena tinham se conhecido onze anos antes e ficaram apaixonados. Depois de sete anos de namoro e de quatro anos de casados, as constantes brigas e separações acabaram arruinando todos os anos de convivência. Finalmente, Reena pediu o divórcio.

Naquela noite fatídica, depois de os amigos terem ido embora, Alex conversou com Reena pelo telefone. Ele parecia doente e estranho. O telefonema a deixou preocupada com o estado de saúde do ex-marido.

Na manhã seguinte, a polícia de Orlando encontrou o corpo de Alex Chin em seu apartamento, causa da morte desconhecida. No final daquele dia, seu corpo deu entrada no necrotério.

Pelo que a polícia contou, as suspeitas e altas temperaturas emocionais grassavam entre os familiares de Alex. Eles estavam discutindo sobre quem ficaria com o corpo, embora a lei seja bem clara sobre isso. Enquanto o processo de divórcio não tivesse terminado, os restos mortais de Alex ficariam sob a custódia de Reena. Disse a eles que ou contratassem um advogado ou fizessem as pazes com Reena. Mas o que descobri é que a família suspeitava que Reena houvesse envenenado o ex-marido.

Ele também estava muito aborrecido com o divórcio. Será que tinha sido um suicídio, por não suportar a perda da esposa?

Enquanto dei início aos procedimentos da autópsia, procurei por sinais externos de suicídio, como cicatrizes de tentativas anteriores, mas nada foi encontrado. E tampouco havia sinais de crime, como uma pancada no corpo ou marcas de estrangulamento.

Quando comecei os exames internos, duas coisas me surpreenderam. A primeira surpresa foi o sangue. Normalmente, o sangue se mantém líquido depois da morte. Mas o sangue de Alex estava bastante coagulado, quase sempre um sinal de grave infecção.

A segunda surpresa foi o estado de seus pulmões. Eles pareciam estar com alguma infecção, então preparei uma cultura dos tecidos para análise posterior. Também separei pequenas amostras para serem analisadas no microscópio.

Os pulmões são normalmente claros e leves como algodão-doce, mas os de Alex eram grossos e pesados. Cada pulmão em estado normal pesa cerca de 300 gramas; mas os dele pesavam aproximadamente um quilo cada um. Alex Chin tinha estado muito doente. Parecia ser o caso de uma grave pneumonia, tão grave que tinha lhe custado a vida.

A pneumonia é definida como qualquer inflamação nos pulmões que faça com que as células brancas e outros restos celulares se prendam aos alvéolos, uma doença que acaba interferindo na respiração. Embora seja tratável quando percebida a tempo, a pneumonia é a principal causa de morte por infecção nos Estados Unidos. Existem mais de 50 tipos de pneumonia, e as mais mortais são aquelas em que os pulmões são invadidos por bactérias.

Mas por que razão os pulmões de Alex estavam naquele estado? O resultado da cultura dos tecidos não apontou pneumonia bacteriana. Nada ainda explicava o que tinha acontecido com ele. E nada estava fazendo sentido até quando estudei as amostras no microscópio.

O que eu vi era chocante. A pneumonia de Alex era de um tipo raro, que só acontece quando o sistema imune foi suprimido.

O tipo de pneumonia que havia matado Alex Chin não foi causado por uma bactéria invasora, mas por um fungo bastante comum que normalmente é inofensivo e facilmente mantido sob controle por um sistema imune saudável. Mas se esse sistema estiver debilitado, o micróbio pode dominar os alvéolos e se reproduzir em quantidade maciça. Milhões de micróbios e o fluido que o corpo secreta para reagir a eles acabam preenchendo os pulmões. O que se constatou é que Alex tinha *Pneumocystis carinii*, um fungo que causa pneumonia principalmente em imunodeprimidos, e que é a infecção pulmonar mais observada em pacientes com AIDS.

Logo que fiz o diagnóstico de pneumonia, realizei outros testes para verificar se ele tinha AIDS e todos os testes foram positivos. Assim que confirmei a dolorosa verdade sobre Alex e sua doença, chamei imediatamente a esposa e lhe disse que o exame de sangue fora positivo para HIV. As implicações para ela, que não sabia que o ex-marido estava doente, foram inacreditáveis.

Descobrir que o marido tinha AIDS e que havia morrido de pneumonia foi como levar um soco para Reena, que achava que o marido fosse saudável, tão saudável que raramente se consultava com um médico. Até onde ela sabia, ele não tinha nenhum dos fatores de risco mais comuns para uma infecção por HIV, o vírus que causa AIDS. Ele não era gay e não usava drogas injetáveis. Mas depois que as notícias terríveis ficaram mais claras, Reena se recordou que, durante os últimos anos do casamento, Alex sempre reclamava de problemas respiratórios menores, que foram tratados como uma bronquite.

Para deixar as coisas ainda piores, Reena recebeu outras notícias perturbadoras naquele mesmo dia: Alex sabia que tinha AIDS. O diagnóstico tinha sido dado em 1994 pelo departamento de saúde. Parece que ele não tomou nenhum dos medicamentos antivirais que manteriam a doença sob controle, evitando o desenvolvimento da AIDS. Também não tomou nenhum dos outros remédios para prevenir infecções sérias como a pneumonia por *Pneumocystis carinii*. Em vez disso, Alex se medicou com vários outros remédios menos eficazes. Na noite de sua morte, Alex

Chin, com seu sistema imune gravemente incapacitado, deitou-se na cama e faleceu por complicações relacionadas à AIDS.

Uma pessoa contaminada pelo HIV pode demorar anos para desenvolver qualquer sintoma. E, durante esse tempo, ela pode parecer perfeitamente saudável. Mas qualquer indivíduo infectado, estando ou não bem, pode transmitir o vírus para outras pessoas.

Quando penso nesse caso, acabo concluindo que muitas pessoas detêm segredos e que não os confessam nem mesmo para si próprios, quanto mais para outros. Os mecanismos que usamos para enfrentar nossos problemas são tão complicados quanto as condições que eles nos ajudam a controlar. A maioria dos pacientes com uma doença fatal nega isso a princípio, então gradualmente passa a aceitar seu estado de saúde.

Mas em lugar de se defrontar com o inaceitável, Alex escolheu negar a existência da própria doença e mantê-la em segredo, talvez por causa do absoluto peso psicológico que seria viver com um vírus circulando no corpo. Ele teve conhecimento de seu estado durante muitos anos, mas havia ignorado os riscos de ter relações sexuais com sua esposa sem nenhum tipo de proteção. Eu sei que a negação pode ser uma fase normal quando se lida com a doença – e algumas vezes fico imaginando como eu conseguiria conviver com o espectro de uma doença fatal –, mas o comportamento arriscado de Alex parece quase homicida. Não há desculpa para suas ações. Ele colocou sua vida e a de sua esposa em risco.

Para Reena, havia mais um teste a ser feito. Ela precisava saber se havia conseguido passar anos tendo relações sexuais com um homem infectado com HIV sem ter sido contaminada.

Ela imediatamente se dirigiu a uma clínica, fez o teste e voltou depois de um final de semana de orações e temores, para pegar os resultados. Felizmente, os testes deram negativo. E desde o primeiro resultado, Reena fez exames outras cinco vezes. Todos os resultados foram negativos. Embora haja um risco moderado de contrair HIV com um parceiro de longo prazo, o vírus pode ser imprevisível. Reena teve sorte. Esse é o final mais feliz que uma história como essa poderia ter.

COMO NÃO MORRER SE VOCÊ FOR UM JOVEM RAPAZ

Se um homem tiver tendência de ter um comportamento arriscado, talvez descuidado seja um termo melhor, tentar salvá-lo será uma causa perdida? Acho que não. Acredito que é uma questão de estimular e reavivar a sua consciência: obrigá-lo a pensar sobre os riscos e inventar formas de impedi-lo de realizar ações loucas, dirigir embriagado, fazer sexo sem proteção ou se ocupar de outro comportamento de estilo neandertalóide.

Aqui estão meus conselhos para os homens:

- Escolha esportes ou exercícios que canalizem seu instinto competitivo.

- Utilize os automóveis, motos e outros veículos com responsabilidade, e aprenda a dirigir direito.

- Todo mundo tem uma escala de perigo, incluindo os rapazes. Preste atenção nela, e não coloque a sua vida e a dos outros em risco. Se você fizer uma besteira quando estiver dirigindo, operando máquinas ou fazendo algum trabalho em casa, é preciso apenas um milissegundo para você fazer parte das estatísticas masculinas deste ano.

- Evite o uso e o abuso de substâncias destrutivas. O fumo, o álcool e as drogas têm uma série de efeitos danosos sobre o corpo. Sabe-se que o álcool está associado a 1/3 dos suicídios. Ele é um fator chave em acidentes de todos os tipos e tem um papel importante em muitos homicídios.

- Faça um check-up anual e ouça seu médico. Você consegue entender que o carro precisa ser revisado de tempos em tempos, e compra pneus novos antes que os antigos fiquem carecas; mas sua atitude em relação a seu próprio corpo pode ser negligente. Já vi homens viverem com problemas médicos até tais problemas se tornarem difíceis de administrar. Uma doença pode ser tratada com facilidade quando é diagnostica mais cedo, senão ela pode se tornar uma coisa mais séria e até uma ameaça para a vida.

- Torne-se um parceiro sexual responsável para evitar os riscos de contrair HIV, AIDS e outras doenças sexualmente transmissíveis. Use preservativo para se proteger de infecções potencialmente mortais.

- Tome cuidado com sua saúde mental e emocional. É importante ter uma rede de bons amigos que possam ajudá-lo em tempos de crise, especialmente nos momentos de dor e perda.

- Não fique envergonhado em buscar ajuda profissional caso se sinta deprimido, o que significa se sentir vazio, desmotivado e distante das pessoas ao seu redor. Os homens relutam em reconhecer esses sentimentos porque existe uma censura interna que diz que a depressão não é coisa de homem, além de ser um sinal de fraqueza. Parte do motivo para a resistência masculina em procurar ajuda dos médicos pode estar nas expectativas de nossa cultura. Os homens são tradicionalmente treinados para manter seus sentimentos debaixo das cobertas. O que se valoriza é a autoconfiança e a obstinação. Os verdadeiros homens não ficam deprimidos e espera-se que suportem as adversidades. Mas, acredite, homens de verdade sofrem de depressão, e tudo bem que isso aconteça porque há ajuda disponível, desde a família e os amigos até a comunidade médica. Não há nada de errado em procurar tratamento e um dos melhores é a combinação da psicoterapia analítica com medicamentos antidepressivos.

- Tente criar um propósito para sua vida além da sua ocupação – uma paixão, alguma coisa que posa guiá-lo, seja o amor por um esporte, uma criança ou um neto, por livros ou por uma causa social.

> **VIRE O JOGO:** COMO VIVER MAIS DE 90 ANOS SE VOCÊ FOR HOMEM
>
> Um estudo recente publicado na revista *Archives of Internal Medicine* definiu as características de homens que vivem mais de 90 anos. Cinco comportamentos saltaram aos olhos dos pesquisadores: esses homens não fumavam, exercitavam-se regularmente, evitavam o diabetes, controlavam o peso e verificavam a pressão arterial.

Os homens sempre serão homens, e não há como mudar isso. Eles continuarão fazendo coisas de modo despreocupado, dirigindo em alta velocidade e algumas vezes ficarão agressivos para enfrentar sua frustração e raiva. Eles precisam apenas equilibrar essas características com bom senso. Deixe-me acrescentar que outras características masculinas, como a atitude de tomar a frente das coisas, a habilidade de liderança e a natureza protetora são admiráveis e é por isso que os amamos tanto.

CAPÍTULO ONZE

FÉRIAS PERMANENTES

O CARRASCO ECONÔMICO

Todos os anos, milhões de turistas voam para os parques temáticos de Orlando, Flórida, que por acaso ficam próximos do meu necrotério. A maioria das pessoas tira férias aqui ou em qualquer outro lugar para arejar, relaxar e se divertir com os amigos e a família. Mas alguns poucos descobrem que as férias tornam-se o ato final de sua vida.

Alguns anos atrás, Julian Noble, um empresário viúvo de 73 anos, voou da Inglaterra para Orlando a fim de visitar a família, que incluía os netos que ele não via há mais de um ano. Desde o momento em que seu avião pousou, ele começou a reclamar de dores abdominais que persistiram até a manhã seguinte. Durante o café, Julian se dobrou e desmaiou. O filho chamou a emergência, a ambulância chegou dentro de minutos, e os paramédicos tentaram reanimá-lo a caminho do hospital, mas sem sucesso. Julian morreu.

O filho de Julian ficou desesperado para saber o que tinha matado o pai. Esse se tornou meu trabalho, juntando as peças para compor a história da morte daquele homem. Como Julian era de outro país, havia pouca informação disponível sobre sua vida, tornando mais difícil deduzir as possíveis causas da morte.

Comecei a autópsia fazendo um exame externo, mas não achei nada digno de nota, mesmo depois de me concentrar em cada centímetro do corpo. Para começar o exame interno, prendi uma lâmina em um cabo e com fortes golpes fiz uma incisão em Y para abrir o torso inteiro. Focalizei primeiro o abdome. Com base nos sintomas, considerei várias hipóteses que poderiam tê-lo matado tão depressa: o intestino infartado, diverticulite ou um aneurisma de aorta abdominal.

Primeiro, procurei o intestino infartado, que é um intestino morto. Quando o sangue não chega até o intestino por algum motivo, partes dele acabam morrendo. Inspecionei a região enquanto procurava sinais de tecido morto. Mais uma vez, não achei nada de extraordinário.

Em seguida, fui examinar o cólon de Julian em busca de sinais de diverticulite, um estado potencialmente letal do cólon que é freqüentemente associado a uma dieta com pouca fibra e à falta de exercícios. Essa doença começa como uma diverticulose, que é a presença de bolsas ou protrusões na parede do cólon. Quando esses sacos se tornam inflamados e infeccionados, chamamos de diverticulite. Então a pessoa fica bastante doente – com febre, cãibras e, em determinado momento, com sangue nas fezes. A diverticulite pode às vezes causar perfuração no intestino. Caso Julian tivesse diverticulite, eu encontraria os sinais indiscutíveis de infecção na cavidade abdominal, fluidos ou pus. Mas depois de um exame completo, percebi que não havia nada.

Continuei procurando na cavidade abdominal pelos sinais de aneurisma. Um aneurisma abdominal se desenvolve quando a aorta, que corre desde o coração por todo o abdome, torna-se enfraquecida e incha por causa da arteriosclerose, que é a formação de placas de colesterol nos vasos sanguíneos. Essa área enfraquecida pode por fim vazar e se romper, tornando o caso uma emergência. Quando isso acontece, o sangue escorre para dentro da cavidade abdominal e a vítima morre rapidamente por causa de hemorragia interna. Mas não havia nenhum sangue na cavidade. Julian não tinha morrido de aneurisma aórtico.

Em busca de respostas, examinei o resto da região, centímetro por centímetro, até chegar à vesícula biliar. Quase do tamanho de um damasco, a vesícula biliar se localiza logo embaixo do fígado. Seu trabalho é armazenar a bile produzida pelo fígado e secretá-la sempre que a gordura precisar ser digerida. Lá encontrei minha primeira pista. A vesícula de Julian estava grossa e inflamada. Quando isso acontece, geralmente é porque as pedras – torrões cristalizados de material gorduroso ou pigmentos da bile – se acumularam em seu interior. Quando fatiei a vesícula, encontrei imediatamente os cálculos biliares. Esses cálculos poderiam ter sido a causa da dor abdominal, mas a pergunta era, eles o mataram?

Os cálculos biliares são um problema bastante comum que afeta um em cada dez adultos nos Estados Unidos e na Europa. A maioria das pessoas que sofre disso não apresenta nenhum sintoma. Porém, o primeira sinal pode ser uma dor moderada na boca do estômago ou na parte superior direita da barriga. A dor pode se espalhar para as costas, perto da escápula direita. Às vezes, a dor é mais intensa ou pode ir e voltar ou ficar pior quando a pessoa come. Se as pedras forem pequenas, normalmente nem serão percebidas. Mas caso elas fiquem presas nos dutos que levam a bile para os intestinos, será preciso removê-las.

Minha experiência mostra que o cálculo biliar raramente é fatal, e à primeira vista não parecia ser a causa da morte de Julian. Entretanto, ele pode matar causando pancreatite, uma inflamação do pâncreas. Caso os cálculos fiquem presos no ducto biliar, eles poderão bloquear o fluxo dos sucos digestivos através dos canais que saem do pâncreas. O pâncreas começará a digerir a si mesmo, causando uma falência que pode levar à morte.

Levantei o estômago e o fígado para poder ver o pâncreas. Parecia normal. Comecei a imaginar se a dor abdominal de Julian não tinha nenhuma relação com sua morte. Com tal pensamento, removi o coração e procurei por alguma doença na artéria coronária. Quando as artérias estão entupidas de colesterol elas ficam amarelas, algumas vezes em pequenas áreas, e outras ao longo do vaso.

Quando olhei o coração mais de perto, fiquei pasma com seu aspecto saudável. Terei muita sorte se minhas coronárias estiverem tão limpas quando eu chegar aos 73 anos. Não consegui encontrar nenhuma razão anatômica para que o coração o tivesse matado. Até aquele ponto, eu não tinha nenhuma pista do motivo de sua morte. Senti-me como se estivesse pescando, lançando uma rede na esperança de pescar seu assassino de alguma maneira.

Removi os pulmões, uma de minhas últimas esperanças para encontrar a causa da morte e os dissequei, procurando alguma anormalidade. Surpresa, surpresa! Do ponto de vista de diagnóstico, eu vinha rastejando na escuridão e agora corria sob a luz do sol. Achei sangue coagulado nas duas principais artérias pulmonares, direita e esquerda. Aí estavam os assassinos.

Como a grande maioria dos coágulos de sangue pulmonar se forma nas pernas, dissequei a parte de trás das pernas de Julian. Encontrei coágulos, muitos dos quais haviam se rompido. Quando o pedaço de um coágulo se rompe e é sugado da perna para dentro da veia cava, a veia que carrega o sangue sem oxigênio para dentro da câmera direita do coração, e para dentro de um pulmão, esse pedaço pode se hospedar em uma veia pulmonar, bloqueando o fluxo do sangue. Grandes coágulos no pulmão, como aqueles que encontrei em Julian, podem matar de repente e normalmente sem nenhuma advertência. O sangue bloqueado não consegue ir para os pulmões e assim nenhum sangue pode entrar no coração para ser bombeado. Um coágulo no pulmão pode ser tão letal quanto enganoso. Tecnicamente, Julian morreu como resultado de uma trombose venosa profunda – também conhecida como flebite, que pode ser causada pelas horas de imobilidade em um avião.

A história do que aconteceu com Julian Noble agora estava clara para mim. Enquanto ele estava no avião, um coágulo se formou nas pernas. Na manhã seguinte, dois grandes pedaços do coágulo migraram para os pulmões e se alojaram nas artérias pulmonares, obstruindo o fluxo sanguíneo. O coração, privado de sangue rico em oxigênio, parou de bater e ele morreu. As viagens podem trazer uma grande quantidade de perigos ocasionais e catastróficos, e Julian Noble sucumbiu por causa de um deles.

COMO NÃO MORRER NAS FÉRIAS

Coisas ruins podem acontecer durante as férias. Eu seria a última pessoa, porém, a aconselhar você a não tirar férias. Todos nós conhecemos o impacto negativo do estresse sobre o corpo; algumas vezes, não tirar algum tempo de descanso pode ser uma proposição perigosa.

A palavra férias significa esvaziar-se das pressões do trabalho, substituindo-as pelo lazer e descanso. Fazer uma viagem pode ser uma ótima forma de se afastar da rotina diária, e com o planejamento correto as férias podem se tornar a fuga relaxante que deveriam ser. Se colocar algum bom senso com suas outras coisas na bagagem, você ficará tranqüilo por fazer tudo para ficar bem e em segurança durante sua próxima viagem.

O COÁGULO ENGROSSA

Atualmente, com o tempo de alguns vôos excedendo o período de gestação de alguns pássaros, tem havido uma preocupação crescente com a trombose venosa profunda – também conhecida como flebite ou TVP, a causa da morte de Julian Noble e um perigo oculto que vejo várias vezes ao ano em viajantes.

A TVP tem sido apelidada de Síndrome da Classe Econômica, refletindo o espaço apertado entre os assentos da classe econômica das linhas aéreas. Mas isso pode acontecer a passageiros em qualquer das classes de um avião. E também acontece em longas viagens de carro, ônibus ou trem, ou mesmo se a pessoa ficar sentada à sua mesa durante o dia todo.

Em geral, o corpo pode separar naturalmente os coágulos que se formam na circulação sanguínea, mas com a imobilidade, o sangue circula mais lentamente e os coágulos se formam de um jeito que o organismo não consegue dissolver. Assim que a pessoa se levanta e começa a andar, um desses coágulos pode se libertar e dirigir-se até os pulmões.

Não sou uma daquelas pessoas que ostentam viajar de primeira classe, viajo sempre em classe econômica. Depois do que já vi, sempre bebo bastante líquido para evitar a desidratação. A desidratação faz o sangue engrossar, aumentando os riscos de TVP. Também me levanto de hora em hora para caminhar e esticar as pernas. Costumo ainda fazer exercícios em meu assento, do tipo contrair e estender as pernas. Muitas das revistas de bordo trazem instruções de como fazer exercícios desse tipo. Um vôo de duas horas pode não representar nenhum problema, mas outro de 12 horas poderá ser perturbador caso você fique inativo durante o tempo todo. As crianças que voam de avião em geral não são susceptíveis à TVP, em parte porque elas ficam mais irrequietas nos assentos do que os adultos.

Existem outras precauções para minimizar os riscos de TVP. Mesmo enquanto estiver esperando no terminal do aeroporto, é importante movimentar as pernas para que o sangue continue fluindo. Levante-se e caminhe um pouco. Durante a caminhada, os músculos das pernas espremem as veias e movem o sangue até o coração. Caso não seja possível andar pelo terminal ou dentro do avião, exercite a perna dobrando ou comprimindo os dedos do pé. Isso faz com que os músculos se contraiam e espremam as veias, ajudando a bombear o sangue.

Quando estiver viajando de carro, tente fazer uma parada a cada duas horas. Saia do carro e dê uma volta. Mesmo que esteja dirigindo, você vai precisar parar de vez em quando. Pisar nos pedais não é atividade suficiente para as pernas.

Embora os sintomas de TVP e os coágulos originados por causa dela não se anunciem, alguns sinais podem ser notados, tais como dores no peito, falta de ar inexplicável, tornozelos inchados, moleza e uma sensação de quentura na panturrilha. Tais sinais podem ser notados durante uma longa viagem ou até dois dias depois de viajar de avião. Caso perceba quaisquer desses sintomas, procure um médico. Não fará tanta diferença colocar os pés para cima ou beber muito líquido a essa altura. Procurar cuidados médicos será sua melhor opção.

PROTEÇÃO CONTRA O ASSASSINO NÚMERO UM NAS FÉRIAS

Talvez isto seja uma surpresa para você, mas a causa mais comum de mortes durante as férias é o ataque cardíaco, que normalmente se manifesta durante os dois primeiros dias de viagem – principalmente entre as pessoas com problemas no coração. Fiz inúmeras autópsias em viajantes que tinham coração fraco e que sucumbiram a um ataque cardíaco fulminante, ocorrido em geral enquanto estavam caminhando, conversando ou se divertindo.

UMA VIAGEM DE PARAR O CORAÇÃO

O último dia da vida de Martin Landers começou quando ele e sua esposa decidiam qual atração turística visitariam durante as férias em Orlando. Sua primeira – e última – parada seria um dos muitos parques aquáticos da cidade. Martin, aos 55 anos, era um dos 55 milhões de turistas que visitam Orlando todos os anos e pesava assombrosos 170 quilos. No parque aquático, ele começou a subir as escadas de um tobogã que prometia jogar os usuários tubo abaixo a 40 quilômetros por hora. Ele se virou para a esposa, que estava atrás, e disse:
– Não estou me sentindo muito bem. Meu peito está doendo.
Mesmo assim ele continuou no brinquedo. No final do tobogã, desmaiou e teve um ataque cardíaco.
Os salva-vidas atenderam-no imediatamente e chamaram uma ambulância. Os paramédicos o conectaram a uma unidade cardíaca portátil. Pegaram dois desfibriladores e puseram um na parte de cima do tórax de Martin e o outro na costela esquerda. Se tudo corresse bem, a corrente elétrica entre os dois acionadores fluiria através do coração e acionaria o ritmo elétrico normal. Os paramédicos trabalharam até que não houvesse mais nada a fazer. Eles não conseguiram fazer o coração de Martin voltar a funcionar, e o corpo foi trazido até o necrotério.
Quando alguém morre em um parque de diversões, as histórias na mídia sempre dão a impressão de que o passeio ou o

parque eram problemáticos, mas raramente isso acontece. A investigação da morte de Martin Landers, por exemplo, revelou que ele sofria de um problema preexistente no coração. O exercício físico demasiado acionou o ataque cardíaco. O tobogã de água não teve nada que ver com sua morte.

Parece uma ação cruel do destino, a pessoa sair de férias para relaxar e tentar livrar-se das tensões da vida cotidiana, e ser vítima de um ataque do coração. Mas sempre que as pessoas estão em férias, elas obrigam o corpo a fazer coisas com as quais eles não estão acostumados. As pessoas podem ficar ativas demais ou reagir de modo exacerbado a algum problema normal que acontece numa viagem. Qualquer mudança abrupta e acelerada no comportamento pode ativar um ataque cardíaco, particularmente em alguém que tenha fatores de risco, como pressão alta, diabetes, tabagismo, colesterol alto ou um histórico familiar de problemas cardíacos.

Meu conselho se resume ao senso comum básico. Tome cuidado com aquilo que vai fazer durante as férias. Se tentar se engajar em muitas atividades com as quais não esteja acostumado, poderá correr um sério risco de ter problemas no coração ou outras conseqüências. Vá com calma em sua viagem e você terá férias melhores.

As pessoas que se sentem mal durante as férias nem sempre buscam cuidados médicos imediatos. Elas estão em um território desconhecido e não sabem para onde ir ou a quem chamar, então pensam que vão se livrar do problema. Elas não querem estragar as férias. Caso esteja passeando e comece a se sentir mal, por favor, não ignore os sintomas incomuns. Procure ajuda o mais rápido possível. O que pode acontecer de pior se você estiver enganado sobre seus sintomas? Você acabará descobrindo que está bem e poderá retomar as férias.

Caso pretenda viajar para o exterior, planeje com antecedência. Pegue uma lista gratuita de médicos que falam inglês em diversos países, no site www.iamat.org (*International Association for Medical Assistance to Travelers*). Você também pode encontrar médicos que falem inglês contatando a equipe de um grande hotel ou o consulado ou a embaixada naquele país.

EMOÇÕES SEM SUSTOS

Os parques temáticos e os parques de diversão são metade carnaval, metade espetáculos de emoção, muito provocadores com o aroma de pipoca e cachorro-quente e muito divertidos, com luzes brilhantes e gritos de euforia, pulsando com uma sensação de terror controlado. O excesso de alguns brinquedos – montanhas-russas que mergulham a velocidades incríveis, carrosséis que fazem o estômago flutuar, espaçonaves que chacoalham os ocupantes para cima e para baixo – soma-se à exitação.

Quando for a um parque de diversão, você será convidado a deixar as preocupações na entrada. E do ponto de vista estatístico, esse convite é bastante honesto. As chances de alguém sofrer um ferimento que resulte em morte em um desses parques é menos que uma em 50 milhões, fazendo dessa indústria uma das mais seguras do mundo.

Infelizmente, porém, faço algumas poucas autópsias todos os anos em pessoas jovens e velhas que morrem nos parques temáticos de Orlando. Como no caso de Martin Landers, é muito raro que os brinquedos sejam a causa da morte, e com mais freqüência o responsável é o estado de saúde delas, conhecido ou desconhecido. Certa vez, uma turista austríaca de 47 anos, Greta Petersen, foi hospitalizada depois de brincar em uma atração que gira os usuários a três vezes a gravidade da Terra. Depois que o passeio terminou, ela reclamou de vertigens e um lado de seu rosto estava rebaixado e caído, então ela foi levada ao hospital. Os médicos do hospital fizeram-lhe uma tomografia do cérebro e concluíram que Greta tinha sofrido uma hemorragia cerebral – em outras palavras, um derrame.

O derrame é a versão cerebral de um ataque cardíaco. Há dois tipos principais. Um é causado por um coágulo em um vaso sanguíneo e o outro é causado quando o vaso do cérebro se rompe e o sangue escoa para dentro do tecido cerebral, e foi isso que aconteceu com Greta. Ambos interrompem o fluxo sanguíneo para o cérebro, quase sempre causando lesões cerebrais permanentes. Se o derrame for de grande magnitude, a pessoa provavelmente só poderá caminhar com ajuda; ela não conseguirá tomar banho e nem se vestir sozinha. Greta Petersen morreu aproximadamente 24 horas depois de ser internada no hospital.

A autópsia é uma ferramenta importante para se determinar a causa da morte, mas precisa ser realizada no contexto de outras informações obtidas. As pistas são encontradas no histórico do paciente e nos detalhes da cena da morte. Depois que li seu histórico e o relatório de meu investigador, constatei que Greta havia decidido não tomar seu medicamento para controlar a pressão arterial. Ela havia desmaiado vários dias antes, mas decidira não se consultar com um médico. Relacionei essa informação aos meus achados na autópsia, que acabaram confirmando muitas coisas. Em primeiro lugar, ela havia tido um extenso sangramento cerebral. Em segundo lugar, Greta sofria de pressão alta há muito tempo, cujas evidências pude ver nos vasos sanguíneos do cérebro e do coração. E em terceiro lugar, ela tinha sofrido um pequeno derrame vários dias antes. Os dias de Greta estavam contados porque sua pressão alta não vinha sendo tratada de forma adequada.

Todas as vezes que tenho uma morte associada a um dos muitos parques, recebo cartas e e-mails me informando sobre o quão perigosas são as forças G e que essas forças perigosas é que mataram as pessoas. Uma força G é a medida da tensão gravitacional em um corpo que está sofrendo uma rápida aceleração. Por exemplo, 1G é a aceleração da força gravitacional da Terra. Tal aceleração pode ser na vertical (para cima e para baixo), horizontal (para frente ou para trás) ou lateral (para os dois lados). É isso que torna divertida a montanha-russa. A tolerância humana para essa aceleração depende de sua magnitude, da direção, do nível do choque e de sua duração. As acelerações contínuas (aquelas que duram mais do que 0,2 segundos) irão mudar de direção os fluidos do corpo e causar efeitos psicológicos, enquanto fazem o coração trabalhar mais arduamente. Forças G mais fortes irão causar blecautes; mais fortes ainda, mesmo por um instante, irão causar a morte.

Até mesmo as atrações mais divertidas dos parques tendem a criar forças G de nível 3 ou menor por curtos períodos de tempo. Algumas montanhas-russas parecem alcançar 4 G e possivelmente algumas poucas no mundo atingiram 5 G, mas, novamente, apenas por um breve instante. Tenha em mente que durante os eventos cotidianos nós sofremos com as forças G por curtos períodos de tempo. Uma tosse pode gerar 3,5 G e saltar um obstáculo pode ter 8 G. Os pilotos de avião suportam habitualmente 8 ou 9 G.

Greta passeou em uma atração que sujeita seus usuários a três vezes mais a força da gravidade. A maioria das pessoas consegue resistir a essas forças. Porém, se você tem hipertensão, baixo nível de açúcar no sangue, sofre de estresse por causa do calor, tem infecções, está desidratado ou sob a influência de álcool a tolerância de seu organismo para as forças G será muito baixa e você poderá ficar doente. Caso tenha algum problema físico, como um problema nas costas ou o coração fraco, que pode ser exacerbado por esse tipo de brinquedo, fique longe dele.

A cultura dos parques de diversão parece favorecer as más escolhas e os comportamentos tolos – e os acidentes. As luzes, o barulho e o sentimento de imprudência, tudo pode aumentar o risco. As pessoas, especialmente as crianças acabam fazendo coisas malucas. Brincadeiras rudes, falta de atenção aos avisos, interromper um passeio – todos esses comportamentos foram as causas da maioria dos acidentes que vejo no necrotério. E todos são evitáveis.

Andei numa montanha-russa recentemente com meu filho. Logo que sentamos, o locutor nos alertou para pressionarmos nossa cabeça contra o apoio enquanto os carrinhos estivessem se movendo. Pode apostar que a minha estava bem apertada contra o apoio, e bem segura. Sempre preste atenção a esse tipo de aviso, assim como a advertências nos cartazes do tipo:

Para sua segurança, você deve ter boa saúde e não deve sofrer de pressão alta; problemas no coração, nas costas ou no pescoço; enjôos; ou outros problemas que possam ser agravados por esta aventura.

Siga todas as regras. Siga todas as restrições a peso, altura e idade, ao pé da letra. Uma vez a bordo, mantenha os braços e as mãos dentro do carrinho e segure a barra de segurança. Então relaxe e se divirta. Os parques são seguros, especialmente quando sua atenção está voltada para a segurança.

NÃO SE APROXIME DE ÁGUAS PERIGOSAS

Quando o tempo está quente, os rádios da polícia crepitam com relatórios de pessoas que se afogaram. Os afogamentos acidentais parecem ir ao pico durante a primavera e o verão em minha jurisdição. É esse o período do ano no qual os turistas vêm até Orlando com seus filhos, e eles não estão acostumados com a atenção extrema necessária para vigiar as crianças perto das piscinas. Com muita freqüência, as famílias alugam casas de férias e apartamentos com piscina, e como as pessoas não têm piscina onde moram, não conhecem os riscos. Você e sua família podem se divertir em segurança na água seguindo as orientações que coloquei nas páginas seguintes. Além disso, quando planejar atividades ao ar livre na água, escolha áreas que tenham água de boa qualidade e condições naturais seguras. Água lodosa e com plantas aquáticas pode ser perigosa, como aprendi no verão de 2007 com o estranho caso de Adam Camp, de 15 anos.

MICRÓBIO ASSASSINO

No início, não parecia nada mais do que uma simples dor de cabeça. Mas Adam continuava doente. Ele entrou em coma e foi levado à emergência de um hospital de Orlando, onde morreu. A equipe da emergência achou que ele tinha meningite meningocócica, uma infecção contagiosa e quase sempre fatal.

Quando examinei o cérebro de Adam durante a autópsia, pude facilmente determinar que ele realmente tinha morrido de uma infecção cerebral. Mas assim que fui procurar a causa subjacente, fiquei surpresa por não encontrar nenhum dos suspeitos habituais, como bactérias.

Semanas mais tarde, fui dar minha primeira olhada no tecido cerebral sob o microscópio. Imediatamente, vi uma ameba. Levei amostras para outros dois patologistas locais para que confirmassem minhas suspeitas. Quando concordaram comigo, alertei o Departamento de Saúde de Orlando. Eles não acreditaram de início quando associei a morte de Adam a uma infecção por amebas, então enviamos outras amostras para o CDC, a fim de realizar novas investigações. Os cientistas confirmaram que o jovem havia morrido de uma infecção cerebral causada por amebas de água doce.

Mais tarde, durante aquele mesmo verão, dois outros rapazes morreram por causa da mesma infecção incomum, que contraíram depois de nadar em lagos da região de Orlando: meningoencefalite amebiana primária, uma infecção cerebral causada por uma ameba chamada *Naegleria fowleri*. Essa ameba é comum na Flórida e em muitas partes do mundo. Ela vive na terra do fundo de muitos lagos de água doce, rios, lagoas e fontes de águas quente, mas também pode ser encontrada em piscinas com água sem cloro.

Parece ficção científica, mas é verdade: uma ameba assassina vivendo em lagos entra no corpo pelo nariz quando os nadadores mergulham ou pulam dentro da água. Ela percorre o caminho até o cérebro. Os sintomas de uma infecção podem ser dor de cabeça, febre, vômito e pescoço enrijecido. Com o progresso da doença as pessoas ficam letárgicas e confusas e podem sofrer convulsões ou ficar inconscientes. Podemos usar antibióticos para combater a infecção, mas é raro alguém sobreviver. Uma vez dentro do corpo, a ameba se divide e se divide atacando e se alimentando do cérebro até a pessoa morrer.

E como Adam Camp contraiu a infecção? A família disse que ele não havia entrado em nenhum lago ou lagoa nos dias antes de adoecer. Ele tinha nadado na piscina de um conjunto de apartamentos, mas as amebas não conseguem sobreviver em água clorada. Os inspetores de saúde foram testar a água das cinco piscinas do conjunto. Os testes mostraram que os níveis de cloro eram corretos, e que a água não estava infectada por amebas.

Essa doença é extremamente rara. Houve poucos casos documentados nos Estados Unidos. O departamento de saúde da Flórida registrou apenas 14 casos – incluindo esses três de 2007 – nas últimas três décadas.

DICAS DE SEGURANÇA NA ÁGUA

- Evite drogas e álcool antes e durante as atividades na água ou enquanto vigiar as crianças.
- Prefira nadar em áreas sob supervisão de salva-vidas treinados e obedeça a todas as regras, avisos e bandeiras de advertência.
- As correntes de repuxo são uma ocorrência mortal. A melhor maneira de se livrar delas é flutuar de costas até que a corrente pare de puxar, então nade paralelo à praia até passar além da corrente, e só então volte para a praia. Nunca nade diretamente dentro do repuxo.
- Se você não souber a profundidade da água, não mergulhe; entrar primeiro com os pés é mais seguro do que com a cabeça.
- Vista um dispositivo de flutuação pessoal (colete salva-vidas ou bóia) quando estiver em um barco ou esquiando, independentemente da distância que for navegar, do tamanho do barco ou de sua habilidade como nadador.
- Caso planeje mergulhar, faça um curso certificado, siga as recomendações de segurança e aprenda os sinais e os sintomas da descompressão (dor nas articulações, erupções cutâneas, entorpecimento ou formigamento, fraqueza, paralisia, pensamento lentificado, respiração entrecortada ou tosse, vertigem ou perda de equilíbrio).

No final, o caso de Adam Camp nos deixa com um enigma e uma advertência. O enigma é saber como ele entrou em contato com a ameba. Os investigadores forenses nem sempre conseguem evidências incontestáveis, mas geralmente conseguimos chegar a conclusões válidas. A advertência se refere a sermos especialmente cautelosos com a água doce, que se mostra um risco quando a temperatura da água atinge mais de 26 graus. A melhor maneira de se prevenir contra infecções é segurar o nariz quando saltar ou mergulhar na água. É melhor entrar andando do que pular na água, pois isso ajudará a prevenir a doença, assim como outros tipos de ferimentos.

UM TIRO NA SAÚDE

Cerca de 63 milhões de americanos viajam para outros países todos os anos. Se você estiver planejando viajar para o exterior, programe um chek-up antes da viagem, pelo menos um mês e meio antes da partida. Esse é um imperativo caso pretenda viajar para áreas menos desenvolvidas do mundo, porque os médicos ou clínicos gerais podem não estar familiarizados com as medicações mais modernas durante uma viagem. No entanto, é importante ver com seu médico se qualquer doença preexistente pode piorar com a viagem. Garanta suas imunizações, como também qualquer vacina que o país de destino exigir. Algumas vacinas são recomendadas para proteger os viajantes de doenças presentes em outras partes do mundo e para prevenir a importação de doenças infecciosas através das fronteiras internacionais.

As vacinas necessárias dependem de vários fatores, como o destino, se o viajante passará algum tempo em áreas rurais, a época do ano, a idade e o estado de saúde e as imunizações prévias. Meu marido e eu estamos planejando viajar para a Itália neste ano, por exemplo, e as vacinas recomendadas são rotineiras, como a vacina tríplice contra sarampo, caxumba e rubéola e a vacina tríplice bacteriana. Qualquer um que estiver em dia com essas vacinas não precisará tomá-las novamente.

Algumas vezes, será necessário se vacinar contra doenças específicas: a febre amarela, por exemplo, que ocorre em certos países da África subsaariana e em países tropicais da América do Sul; e contra a meningite meningocócica, que é exigida pelo governo da Arábia Saudita para a peregrinação anual do *hajj*, a peregrinação pelos lugares sagrados do Irã, e por vários países da África Central. Dependendo do itinerário, serão necessárias as vacinas para febre tifóide, hepatites A e B, encefalite japonesa ou raiva.

Caso viaje para a África, as Américas Central ou do Sul ou o Sudeste Asiático, tome precauções para evitar a malária, uma doença tropical que mata mais de um milhão de pessoas todos os anos, principalmente bebês, crianças pequenas e mulheres grávidas. A cada ano, quase 1.200 viajantes americanos ficam gravemente doentes com malária.

A malária é causada por um parasita chamado *Plasmodium*, que é transmitido pela picada de mosquitos infectados. Dentro do corpo humano, o parasita se multiplica no fígado, e a partir daí infecta as células vermelhas. Os sintomas de malária são: febre, dor de cabeça, tremores e sudorese, e normalmente aparecem entre dez dias e seis meses depois da picada do mosquito. Se não for tratada, a malária se torna uma ameaça contra a vida ao interromper o suprimento de sangue para os órgãos vitais.

A malária é evitável e curável. É possível preveni-la evitando as picadas de mosquito e levando um medicamento antimalárico ao viajar para as áreas de risco. Mesmo a melhor prevenção é aproximadamente 95% eficaz, por isso fique alerta e procure ajuda médica se começar a ter febre inexplicável ou sintomas incomuns, mesmo um ano depois de voltar para casa.

A MALDIÇÃO DOS VIAJANTES

Existe um ditado que diz que a viagem amplia a mente e solta os intestinos. O final da frase se refere à diarréia dos viajantes. Embora ela não mate, a diarréia pode acabar com as férias. Conhecida como intoxicação gastrointestinal ou a vingança de Montezuma, é a principal doença que aflige os veranistas, causando diarréia, náuseas, vômitos, contrações no estômago, febres e dores no corpo. As áreas com mais alto risco de infecção estão na América do Sul e no México, na África e em partes da Ásia.

A diarréia do viajante é normalmente causada por bactérias (como a *E. coli*) e parasitas encontrados na comida e na água.

Outros culpados potenciais são vírus altamente contagiosos, como norovírus, especialmente em viagens de navio, onde eles podem se espalhar rapidamente pelo contato com turistas infectados ou pela água e comida contaminadas. Casos mais moderados de diarréia ocorrem por indigestão, por abuso excessivo de comida ou porque o turista não está acostumado a ela.

Você pode eliminar o risco bebendo apenas água engarrafada (que pode ser usada inclusive para escovar os dentes), evitando cubos de gelo e comidas expostas na rua. Siga esta regra quando for comer em locais exóticos: caso não possa descascar, ferver ou cozinhar o alimento, esqueça-o. E não importa aonde vá, coma e beba com moderação e lave as mãos freqüentemente.

Caso a diarréia do viajante o ataque, procure consumir muitos líquidos salgados, como sopas, ou bebidas que contenham eletrólito, como isotônicos para atletas do tipo Gatorade, para repor os líquidos e os nutrientes que foram perdidos. Caso os sintomas sejam graves (acompanhados de fezes com sangue e febre) ou persistam por alguns dias, é melhor procurar um médico imediatamente.

Eu não consigo deixar de reforçar a importância de avaliações e aconselhamento médicos antes da viagem. O dinheiro que você investir em vacinas, aconselhamento e medicamentos preventivos poderá salvar a viagem de sua vida ou mesmo a própria vida.

PASSAPORTE PARA A SAÚDE

Depois que foi tudo dito e feito, as férias podem realmente salvar a sua vida. Alguns cientistas sugerem que tirar férias pelo menos uma vez por ano aumenta a longevidade ao reduzir o tipo de estresse que tem sido ligado aos ataques cardíacos, hipertensão, depressão e outras doenças. E aqui está um efeito colossal: um estudo conduzido por psicólogos e publicado na *Psychosomatic Medice* mostrou que os homens que tiram férias com mais freqüência apresentam um risco 30% menor de morrer de doenças cardíacas, enquanto as mulheres apresentam um risco 50% menor, se comparados às pessoas que não saem em férias.

Aqui estão vários motivos que fazem com que as férias sejam algo bom para a sua saúde. Se você está longe das pressões e tensões do trabalho, consegue relaxar. Tem oportunidade de passar algum tempo com a família e amigos em um ambiente agradável.

Embora eu tenha que me forçar para sair de férias, sempre acabo desfrutando delas. É muito divertido conseguir perceber pontos de vista diferentes em relação ao mundo e como vivem outras pessoas. Minha família adora se desligar ao curtir um cruzeiro de navio, andar à toa pelas praias, ficar assistindo a lindos crepúsculos, experimentar uma culinária diferente e observar a arquitetura dos lugares. Desfrutamos sempre desse tempo em família. Tiro meu relógio de propósito e tento fazer poucos planos.

E a única tensão surge quando volto para casa. As pilhas de casos, de relatórios sobre as cenas dos crimes e dos resultados do laboratório estão muito mais altas do que quando saí. Quem terá enviado tantas mensagens por fax, e por que os recados sobre mensagens telefônicas parecem a edição mais recente da lista telefônica? Bem, faltam apenas 52 semanas até minhas próximas férias...

VIRE O JOGO: O PREÇO DA PAIXÃO

Sim, são suas férias e você tem direito de curti-las. Mas você sabia que a maioria das doenças sexualmente transmissíveis é diagnosticada no fim do verão e no outono, assim como depois do Natal? Os peritos culpam as folias durante as férias e o comportamento sexual arriscado quando as inibições diminuem. Fique esperto. Antes das férias, defina os limites de sua cama e se apegue a eles.

PREPARE UM KIT DE PRIMEIROS SOCORROS

Para maior segurança, é ideal levar um kit de primeiros socorros em sua viagem. O que levar depende do destino e de quanto tempo ficará fora. Aqui estão algumas sugestões:

REMÉDIOS*

- Que estejam nas embalagens, com cópias das receitas.
- Remédios contra a malária, se aplicável.
- Medicação contra diarréia que não necessite de receita.
- Anti-histamínico, para reações alérgicas que podem ocorrer.
- Descongestionante, sozinho ou combinado com anti-histamínico.
- Remédio contra enjôo.
- Paracetamol, AAS, ibuprofeno ou outro remédio para dor e febre.
- Laxante moderado.
- Expectorante.
- Pastilhas para a garganta.
- Antiácido.
- Pomada de cortisona.

*Os frascos maiores como os de remédios, de comida de bebê ou de suco podem ser colocados em sua bagagem de mão. É permitido levá-los em quantidades razoáveis que não sejam muito pesadas e não precisem ser ensacadas. Declare esses artigos na alfândega.

OUTROS ITENS IMPORTANTES:

- Repelente de inseto com a concentração de DEET* até 30%.
- Tela para cama caso viaje para áreas propensas à malária.
- Protetor solar com FPS* 15 ou maior.
- Cremes ou pastas* para queimaduras de sol.
- Gaze, anti-sépticos, algodão, bandagens adesivas e termômetro.
- Lenços de mãos antibactericidas ou sanitizador de mão com álcool gel* que tenha pelo menos 60% de álcool.
- Roupas leves de algodão para serem usadas se houver queimaduras.
- Colírios lubrificantes*.

*Se você colocar esses itens na bagagem de mão eles precisam estar fechados em sacos plásticos transparentes.

OUTROS ITENS QUE PODEM SER ÚTEIS EM CERTAS CIRCUNSTÂNCIAS

- Sedativos moderados.
- Remédio contra ansiedade.
- Remédio para enjôo.
- Preservativos.
- Endereços e telefones de hospitais e clínicas da região.

CAPÍTULO 12

RECEITA PARA LONGEVIDADE

Desde o advento da fotografia digital, raramente visito a cena de um crime, mas durante meus primeiros dias de médica-legista fazia isso com freqüência. Num dia frio de março de 1993, entrei na casa de Mary Nance, uma mulher de cerca de 50 anos que havia sido encontrada morta na sala de estar. O que vi grudou no meu cérebro como cola. Jogada em uma poltrona como uma velha boneca e com o cabelo desgrenhado, lá estava Mary Nance fitando o nada, nem mesmo a tevê ligada na sala. Por todos os lados em que olhava, percebia bagunça, fezes e cinzas de cigarro. O cheiro que vinha da cena me fez prender a respiração. A morte é horrível, e pode ter um cheiro horroroso também.

Eu nunca vou saber a história completa, mas sua alienada família me disse que ela não queria comer ou sair daquela poltrona, embora fosse capaz de fazer as duas coisas. Ela havia desistido de viver e estava com depressão crônica. Mary não tinha nada positivo em que focalizar a sua atenção e nenhuma razão para sair da poltrona. De algum modo, havia morrido muito antes de ser levada ao necrotério. Qual teria sido a razão de sua morte? Natural? Suicídio? Talvez ambos.

Aquela imagem terrível era o retrato do que acontece quando alguém decide retirar-se da vida, literalmente, e nunca mais vou esquecê-la.

Eu não tenho medo de admitir que passo por alguns dias difíceis, muitos deles. Há um monte de trabalho que consome grande parte de minha semana: conversar com advogados, preparar testemunhos, relatórios de autópsia para escrever e muito mais. Algumas vezes tenho vontade de não fazer nada a não ser ficar sentada. A vida pode ser uma luta e há desafios diários para superar, grandes e pequenos. Para mim, é importante ter uma ordem e um propósito na vida. Porque não quero chegar ao ponto de me tornar a mulher daquela poltrona.

Acredito que a mente e o corpo estejam firmemente entrelaçados, e que essa conexão nos afeta de mais maneiras do que imaginamos. Por exemplo, a mente e o sistema imune não existem de forma independente um do outro. As pesquisas indicam que eles atuam como se fossem um só. Quando uma pessoa se sente estressada, torna-se mais susceptível a qualquer incômodo que esteja ao seu redor, e isso é algo que sempre tenho em mente. Se fico doente, não sou útil para ninguém, então faço o que puder para manter a minha tensão ao mínimo possível. Quando trabalhava em San Antonio, meus filhos eram pequenos e meu ex-marido e eu exercíamos a medicina em tempo integral. Ambos andávamos a todo vapor e eu sentia que algo ia se quebrar. Fiquei preocupada de que esse algo fosse nosso casamento ou a vida em família. Decidi diminuir minha carga de trabalho no necrotério e simplificar a vida. Então dividi o emprego com outra patologista forense, que também queria passar um pouco mais de tempo com a família dela. Esse arranjo ajudou bastante a me tranqüilizar.

Então vem a depressão, que aumenta as chances de morrer de diversos problemas médicos. Pessoas deprimidas ou com raiva têm mais dificuldade de aderir a dietas e fazer exercícios e mais tendência a fumar ou abusar de drogas e álcool. Vejo com tristeza o que acontece quando a depressão não é tratada ou não é bem cuidada durante meses ou anos. As pessoas afundam profundamente em um abismo emocional que não conseguem mais escalar para encontrar a saída e decidem então se matar. Os suicídios se tornam sempre os casos mais tristes. Porque você sabe que as vítimas devem ter sentido uma angústia incrível antes de fazer isso. Serei a primeira a admitir que a vida pode ser difícil, mas parte dela é você se levantar diariamente com um objetivo para viver e seguir adiante.

Pessoas deprimidas também são mais propensas a doenças cardíacas e as pessoas com doenças cardíacas são mais propensas a sofrer de depressão. Veja estas estatísticas de estudos recentes: pacientes deprimidos que sofreram ataque cardíaco têm quatro vezes mais chance de morrer dentro de seis meses do que aqueles que não estão deprimidos. As pessoas com depressão e que receberam um diagnóstico recente de doenças no coração têm duas vezes mais chances de sofrer um ataque cardíaco ou de precisar de uma cirurgia de ponte de safena. É natural ficar melancólico ante algo que nos lembre claramente nossa mortalidade, como uma doença cardíaca, mas tratar essa doença, assim como tratar a depressão, pode ajudá-lo a melhorar. E por que existe essa ligação tão forte entre a depressão e as doenças do coração? Ninguém sabe com certeza, mas quando o sistema nervoso (do qual o cérebro faz parte) tem problemas o corpo inteiro sofre, incluindo o coração.

Agora, o reverso da moeda: as emoções positivas são boas para a saúde! Quando se está alegre e com o coração leve, o sistema imune passa a ter melhores chances de proteger o organismo de doenças. As pessoas com pensamento positivo cuidam melhor de si mesmas e têm pressão sanguínea normal. Elas também podem viver mais. Em um estudo de longa duração, os pesquisadores da University Duke deram um teste de personalidade a mais de 7.000 alunos. Cada pessoa foi categorizada como otimista ou pessimista. Durante o período de 40 anos, os otimistas viveram mais. Os pesquisadores explicaram então que os otimistas não costumam sofrer de depressão, são mais propensos a usar o sistema de saúde em seu benefício, mantêm dietas saudáveis com regularidade. Gosto de pensar que sou uma pessoa positiva durante a maior parte do tempo, então fiquei feliz em saber que minha atitude pode influenciar minha longevidade.

A felicidade também ajuda a ter a uma vida mais longa e mais saudável. Um estudo da University College London mostrou que as pessoas que são felizes e não estressadas apresentam baixos níveis de substâncias químicas associadas ao estresse. Uma delas é o cortisol, um hormônio essencial que, em excesso, está associado com obesidade abdominal, diabetes tipo 2, pressão alta e recuperação de ferimentos mais lenta.

Os pesquisadores também descobriram que pessoas felizes apresentam baixos níveis de uma substância induzida pelo estresse, o fibrinogênio plasmático, que está correlacionado com inflamações no corpo e aumenta o risco de derrames e ataques cardíacos. A felicidade faz bem para o coração.

É importante mencionar que ter muito mais coisas não traz felicidade. Alguém me disse outro dia:

"Ah, tenho tanta inveja da sua carreira e de quanto dinheiro você ganha como médica!".

Fiquei chocada porque essa pessoa é talentosa, saudável, tem dois filhos maravilhosos e muita coisa vai bem para ela. A felicidade não se trata apenas do volume de dinheiro que você ganha.

A maioria dos psicólogos que estuda a felicidade define-a como um sentido global de bem-estar. Não se trata de andar por aí tendo pensamentos agradáveis ou bancando a Poliana o tempo todo; é a simples satisfação. Você desfruta da vida. E desfruta ao máximo de tudo o que puder.

Casamentos com amor, laços familiares e boas amizades produzem a felicidade, assim como a espiritualidade e a auto-estima. A esperança também é vital, assim como a sensação de que sua vida tem significado.

Meu primeiro casamento durou 25 anos. Enquanto ele estava desmoronando, não conseguia sentir mais o calor do relacionamento, mas estava tudo bem. Fiz um esforço consciente ao colocar minha energia na carreira, em meus filhos e em fazer o melhor que podia enquanto mãe e médica-legista. Foi aí que obtive o significado de minha vida e encontrei minha felicidade.

A felicidade pode ter um poderoso componente genético, de acordo com muitos pesquisadores. As pessoas parecem nascer com certa capacidade de obter satisfação e não importa o que aconteça em sua vida, elas acabam gravitando de volta para a felicidade que sentem naturalmente. Mesmo assim, os pesquisadores agora acreditam que a felicidade é algo possível de desenvolver. É uma questão de entender quais são as atividades positivas que você pode realizar e quais as emoções positivas que você pode expressar diariamente.

COMO NÃO MORRER DE NEGATIVIDADE E DE EMOÇÕES QUE DESTROEM A SAÚDE

É muito claro o papel importante que as emoções exercem ao causar doenças e ao ajudar a combatê-las. Por isso, um dos mais poderosos segredos de como não morrer é vigiar sua saúde mental. Esteja atento a um humor deprimido persistente, à desesperança, irritabilidade, medos e ansiedades que não desapareçam ou tensões constantes de forma que você possa conseguir ajuda quando precisar. Aprenda a administrar situações de estresse em sua vida. E mais do que tudo, minimize a negatividade e cultive a felicidade. Isso não quer dizer que você precisa estar perpetuamente alegre por ser feliz e saudável; quer dizer que você deve navegar pelas dificuldades da vida usando algumas estratégias positivas e aprender a conseguir satisfação sem se importar com o resultado. Tudo isso é mais fácil de falar do que fazer, é claro, mas me permita oferecer algumas sugestões específicas para você chegar lá.

ENCONTRE SEU PÔNEI

Muitas pessoas poderiam pensar que passar todos os dias numa sala rodeada por pessoas mortas seria como usar uma droga. Claro, existe um lado nojento em meu trabalho – as pessoas morrem de infecções, há larvas de insetos e as coisas em geral são repugnantes. Muita gente não gosta de lidar no dia-a-dia com cadáveres e com advogados, e a palavra necrotério pode invocar uma porção de emoções desagradáveis. E no meu tipo de trabalho, não há os abraços felizes dos pacientes. Mas eu sinto como se tivesse um dos melhores empregos do mundo porque ele me lembra todos os dias como a vida é frágil. E me faz viver de um modo mais completo. Também consigo encontrar a verdade por trás da morte de alguém e isso ajuda os vivos de muitos modos diferentes.

As pessoas felizes estão comprometidas em atividades e carreiras que as fazem felizes, e isso varia de pessoa para pessoa. Meus pais não eram ricos – meu pai era açougueiro e minha mãe dona de casa –, mas eles valorizavam a educação. Tive a oportunidade de cursar uma faculdade de medicina e encontrei meu espaço em uma carreira que aprecio, então tenho uma boa perspectiva de meu trabalho mesmo lidando com a morte diariamente. Comparo isso com a história familiar dos dois garotos que foram colocados em um quarto cheio de esterco de cavalo numa experiência de um psiquiatra. O primeiro menino simplesmente se estatelou no chão e começou a chorar desesperado e abandonado. O segundo menino, assim que foi colocado no quarto, começou a escavar o esterco com as mãos o mais rápido que podia. Fez isso durante um tempo enquanto o psiquiatra o observava em segredo. Finalmente, o psiquiatra interrompeu o menino e lhe perguntou o que estava fazendo. O garoto respondeu alegremente:

– Com todo esse esterco, eu sei que deve ter um pônei em algum lugar!

A maneira como você olha para o mundo vai ajudar a definir seu ponto de vista. Quando a vida lhe parecer mais um quarto cheio de esterco do que a mansão com que sonhava, não se sente lamentando o que aconteceu. Levante-se e comece a cavar. Deve existir um pônei em algum lugar.

CULTIVE A GRATIDÃO

Vejo pessoas todos os dias que não tinham idéia de que aquela refeição seria a última, de que toda a ação que empreenderam ou tudo o que tentaram fazia parte de um número finito de possibilidades que iria se esgotar. Vivo com a lembrança de que todos estamos aqui temporariamente, e assim agradeço pela vida todos os dias.

Ter gratidão é uma das chaves para a verdadeira felicidade. As pessoas que mais admiro são aquelas que agradecem por tudo o que têm, não importando qual sua sina. Conheci pessoas que viveram circunstâncias terríveis, como ficar paralisada em um acidente ou perder um filho, mas que, contudo, ainda conseguem dar um sorriso, oferecer uma palavra amável ou ter grande consideração pela vida. Essas pessoas são verdadeiros heróis para mim.

As pesquisas relacionadas à gratidão sugerem que tais sentimentos possuem um tremendo valor positivo que nos ajuda a enfrentar os problemas diários, especialmente o estresse. As pessoas gratas tendem a ser mais otimistas, que é uma característica que impulsiona o sistema imune e alimenta a longevidade. Na University of Pensylvania, pesquisadores pediram a alguns voluntários que escrevessem três coisas boas que haviam acontecido a eles no dia e por que achavam que isso tinha acontecido – e para fazer essa anotação todas as noites durante uma semana. Esse exercício, que visava a uma gratidão crescente, fez as pessoas se sentirem mais felizes e menos deprimidas, sentimentos que duraram meses. Faz bastante sentido, se deseja ser feliz, prestar atenção às boas coisas que acontecem em sua vida.

Então, de vez em quando, pense nas coisas ou nas pessoas às quais você é grato. Faça uma lista, caso seja útil para você, mantenha um diário de gratidão ou converse com você mesmo de uma maneira agradecida.

ESPANTE A TRISTEZA COM AJUDA PROFISSIONAL

Aquilo que está em sua mente tem um efeito direto sobre o que acontece com seu corpo. A depressão e a ansiedade podem fazer mal à saúde, e caso você esteja tratando alguma doença, a recuperação será mais rápida e efetiva se você prestar atenção em seu humor. Caso não tenha certeza de onde procurar ajuda, converse com o médico da família e veja se essa ajuda pode vir de remédios ou por meio de terapia. Veja a seguir outros recursos:

- Especialistas em saúde mental, como psiquiatras, psicológicos, assistentes sociais ou terapeutas de saúde mental.
- Centros de saúde mental na comunidade.
- Departamento de psiquiatria de hospitais ou clínicas .
- Programas de saúde mental de universidades ou faculdades de medicina.
- Ambulatórios públicos.
- Serviços para a família, organizações sociais ou igrejas.
- Grupos de apoio.
- Clínicas privadas.
- Programa de assistência aos empregados.
- Sociedades psiquiátricas ou médicas locais.

MENOS ESTRESSE

Algumas vezes fico tão ocupada e atolada no trabalho e com a vida cotidiana que fica difícil lidar com tudo isso. Além das minhas obrigações no necrotério, tenho a responsabilidade de ser chefe de medicina-legal, de gravar meu programa de tevê e de cuidar de minha família. Ao término de um dia de autópsias, jogo minha roupa protetora em um cesto de lixo especial, coloco meu avental no cesto da lavanderia, lavo as mãos e ponho a roupa de sair para a rua. Geralmente deixo o necrotério às 17h30 porque tenho de estar em casa às 19h para fazer o jantar e passar algum tempo com Mark e com nossos filhos. Tanto quanto possível, tentamos jantar juntos e conversar sobre nosso dia.

Nunca desisto de um caso, mas faço o que posso para manter um equilíbrio saudável entre meu trabalho e a vida pessoal. Ter dois médicos na família deixa a vida um pouco agitada, mas sempre conseguimos dar um jeito de participar dos eventos escolares de nossos filhos e assistir aos jogos de futebol e de basquete. Faço o jantar na maioria das noites, e o prato favorito da família é minha lasanha, mas não cozinho depois de um dia de autópsias. Não porque fico perturbada com visões ou cheiros, mas porque passei o dia inteiro de pé, cortando corpos, e cozinhar significa ficar mais tempo de pé, cortando. Quando isso acontece, normalmente pedimos comida ou preparamos uma salada rápida.

Acho importante separar o trabalho da vida familiar para reduzir as tensões. E as pesquisas confirmam isso. Há vários anos, os pesquisadores da Universidade de Michigan descobriram que as pessoas que estabelecem limites entre o trabalho e a casa ficam mais ligadas às famílias e têm menos conflito do que aqueles que não fazem isso. A pesquisa também sugeriu que as pessoas que colocam limites claros são mais felizes.

O estresse realmente exerce um impacto negativo na felicidade. Sempre que me vejo estressada, reservo um tempo para mim, o que normalmente significa dar uma corrida. Isso esvazia minha mente e alivia as tensões do dia. Uma avalanche de estudos mostra que o exercício é um ótimo antídoto para depressão e ansiedade.

Ou então procuro alguém para conversar. Isso me ajuda em momentos de tensão. Realizar metas simples me ajuda a relaxar também, como lavar todas as roupas em um final de semana, de forma a não vê-las empilhadas na lavanderia na segunda-feira de manhã.

Descubra uma saída saudável para suas tensões. Se não for o exercício físico, encontre algum tempo livre para distrações, para meditar e relaxar. Desligue o telefone, peça o jantar – qualquer coisa que precise para ter um tempo de sossego. Ou faça como eu, encontre um confidente. Quando você se vê sob tensão e focado demais numa mesma direção, precisa de alguém para desabafar. Guardar as coisas para nós mesmos pode prejudicar nosso sistema imune e nos jogar para baixo.

Também acredito que ficamos mais bem preparados para lidar com o estresse se tivermos a atitude certa. Na verdade, o que causa a doença não é o evento estressante, mas nossa atitude para com aquele evento. Duas pessoas enfrentando o mesmo problema podem reagir de modos quase opostos: uma delas poderá enxergar naquilo um desastre e a outra, uma oportunidade. Qual delas você gostaria de ser?

CONECTE-SE COM A NATUREZA

Meu filho mais velho, Alex, adora mexer no jardim; ele planta abóboras a cada primavera desde que tinha oito anos. Mas agora que foi para a faculdade, ele não conseguiu terminar seu jardim neste ano. E o fato de que choveu durante o último feriado em que esteve aqui impediu o projeto também. Mark e eu nos oferecemos para terminar o trabalho por ele, e isso foi divertido e revigorante.

Plantar, escavar, cobrir as plantas com matéria vegetal, ceifar as ervas daninhas e outras atividades de jardinagem pode ser muito terapêutico, caso você goste de fazer isso. Essa é uma boa atividade para o coração, o mantém em movimento e ajuda a prolongar a vida. Numa pesquisa feita em Seattle, observou-se que fazer jardinagem por apenas uma hora por semana pareceu diminuir o risco de morte cardíaca súbita em 66%. Acho que uma relação se estabelece quando as pessoas mexem com plantas. Desfrutar do ar livre, ficar com os dedos sujos de terra e observar os frutos de algo bonito de que você cuidou podem ajudá-lo a viver uma vida mais saudável e menos atribulada.

UM SORRISO POR DIA PODE MANTER O MÉDICO-LEGISTA AFASTADO

As pessoas costumam dizer que tenho um sorriso bonito. Eu acho que é porque tenho pensamentos felizes a maior parte do tempo. E a emoção que sinto transparece facilmente. Às vezes meu sorriso é mal interpretado e as pessoas acham que estou sorrindo de maneira inapropriada. E isso pode ser um grande problema quando se trabalha num necrotério. Quando estava na quinta série, meu professor bateu nas minhas costas com uma régua, dizendo:

– Tire esse sorriso idiota da cara!

Mas tudo o que eu estava fazendo era sorrir, esse é meu jeito natural!

A maioria de nós entende que as emoções têm contrapartes físicas correspondentes. O medo, por exemplo, pode provocar uma resposta de tensão acelerando a respiração e os batimentos cardíacos. Tais respostas criam uma ligação entre as emoções e a saúde. Mas até onde podemos controlar nosso estado emocional? As emoções são apenas reações automáticas ou podemos nos forçar a ser felizes? Será que podemos de verdade moldar um rosto feliz?

Os psicólogos dizem que corpo e mente reagem às mudanças em nossa expressão facial. Em alguns experimentos, sorrir e parecer feliz não apenas deixou as pessoas se sentindo mais contentes, mas fez com que seu corpo reagisse como se elas estivessem felizes. Então, sorria! Um sorriso pode ajudá-lo a melhorar seu humor e sua saúde.

RIA DE VOCÊ MESMO DE MANEIRA SAUDÁVEL

Adoro rir, embora o humor não funcione muito bem em um necrotério. Procuramos mostrar respeito aos indivíduos em quem estamos fazendo autópsias. Costumamos rir e fazer piadas, mas normalmente sobre nós mesmos e não sobre os mortos. Outro dia, fizemos uma brincadeira com Steve Hansen, um de meus investigadores. Ele sempre teve ciúmes do fato de, quando criança, alguns dos colegas de escola serem escolhidos para servir de segurança de trânsito, ajudando as outras crianças a atravessar a rua, e ele não. A raiva de infância veio à tona quando ele descobriu que um dos membros de nossa equipe tinha sido guarda de trânsito quando criança. Assim que esse desejo não realizado e reprimido por tanto tempo foi descoberto, uma de nossas secretárias preparou uma foto com um garoto de 11 anos vestido como guardinha de trânsito e colou o rosto barbudo de Steve sobre ela. Todos demos boas risadas por causa do gracejo. Não acho que os mortos se importem com as brincadeiras que fazemos e provavelmente ririam delas se pudessem.

Rir é terapêutico. Produz uma resposta de relaxamento. A pressão sanguínea, o ritmo cardíaco e a tensão muscular ficam menores que o normal. É também um ótimo anestésico porque estimula o cérebro a produzir as endorfinas que nos fazem sentir bem. Houve uma experiência na qual algumas pessoas assistiam a um vídeo de humor que demonstrou que as risadas aceleram a produção de anticorpos na parte superior do aparelho respiratório e protegem contra as infecções. Outra pesquisa demonstrou que dar risadas é um ótimo exercício: se alguém rir por dez a 15 minutos por dia, poderá queimar até 40 calorias.

E o que fazer para rir mais? Assista a comédias, leia tiras de jornal ou fique perto de pessoas que o façam rir. Ria muito e sempre, inclusive de você mesmo.

TRANSFORME OBSTÁCULOS EM OPORTUNIDADES

Tive uma vida abençoada, embora nem sempre tenha sido um mar de rosas. Tive problemas como qualquer pessoa. Meu primeiro casamento terminou em divórcio, meu pai morreu depois de um doloroso e demorado câncer no cólon e me disseram duas vezes que eu provavelmente estava com câncer. Também tentei ficar grávida de meu primeiro filho durante oito anos. Se não tivesse conseguido, eu adotaria uma criança. Escolhi considerar todas as minhas opções. Finalmente fiquei grávida. Durante a gravidez, não tive maiores problemas de saúde até que, buuum, meu rosto ficou paralisado por causa da reativação da catapora (herpes). Quase nem conseguia fechar os olhos, babava de vez em quando e, o pior de tudo, não conseguia sorrir normalmente. Os médicos me deram apenas 30% de chance de recuperar os nervos faciais. Esperei o melhor e fiz as pazes com o prognóstico.

A maioria das pessoas não consegue sentir emoções positivas à vontade. Mas é possível lidar com eventos de um modo que as mantenha seguindo em frente, então deixe que o momento assuma o controle. Eu tomei a decisão de ver o lado positivo quando enfrentei as más notícias sobre minha gravidez. Por tudo o que o obstetra tinha dito, eu estava esperando um menino saudável. Mas quando o resultado do pré-natal chegou, disseram-me que meu filho poderia nascer com síndrome de Down. Naquele momento, não compreendi totalmente o sentido da notícia. Sabia apenas que se o diagnóstico estivesse correto, meu filho teria de enfrentar desafios, e que nem tudo seria a versão idílica da vida familiar que eu tinha imaginado. Depois de contemplar as informações durante algumas horas, decidi relaxar, arrumar meu cabelo e aceitar a situação. Eu não falei "nossa, que tragédia", e depois me deixei imobilizar.

Ao contrário, deixei minha decepção de lado e me concentrei nos aspectos positivos. Sabia que meu filho seria uma criança amorosa, porque é assim que a maioria das crianças com síndrome de Down é. Comecei a planejar minha vida de acordo. Como se mostrou mais tarde, recuperei completamente meus nervos faciais e meu filho não nasceu com síndrome de Down (houve um erro nos cálculos de um dos exames).

Você pode gemer, pode se lamentar, pode ter pena de si mesmo, mas no final das contas a vida de ninguém é perfeita. Pensar nisso me ajuda a fazer as pazes com a vida, pois sei que raramente ela se mostra do modo como espero. E isso também é verdade quando se trata de problemas de saúde, relacionamentos com as pessoas que amamos ou até mesmo quanto às esperanças e sonhos com relação aos filhos.

Encarar todas as experiências de vida – mesmo as mais dolorosas – com o sentimento de que algo bom virá inevitavelmente delas é o que gera felicidade, satisfação e paz. Se você mantiver uma atitude positiva e racional, do tipo vale a pena tentar ou aceito o desafio, e com isso iniciar uma ação positiva, acredito que boas coisas acontecerão para você.

EXPLORE MAIS

Meu marido ama pescar, mas fico enjoada. Alguns verões atrás, ele planejou uma viagem de pesca para nós até a Península Olímpica no estado de Washington, onde ele passava férias quando era criança. O plano de Mark era alugar um barco e ir para o meio do oceano pescar salmão. Só em pensar nessa viagem eu sentia calafrios na espinha. Mas meus meninos estavam tão animados que eu não podia deixá-los saber que eu preferia testar coletes à prova de balas a entrar em um barquinho no mar agitado, bem cedo numa manhã fria. Eu sabia que a viagem significava muito para eles e quis compartilhar a experiência. Procurei manter uma atitude positiva. Tomei remédios para não enjoar. Li bastante sobre como pescar salmão. E sabe de uma coisa? Foi maravilhoso, e não vejo a hora de fazer isso de novo.

Realmente acredito que um dos caminhos para a felicidade está em nos obrigar a sair de nossa zona de conforto. Se você sempre vai para o mesmo lugar nas férias ou lê os mesmos livros, jamais saberá se está crescendo como pessoa. Os pesquisadores dizem que quando nos expomos a novos desafios, construímos conhecimento e experiência, o que aumenta a confiança, a felicidade e o bem-estar.

Claro que isso exige um certo esforço, mas tente novas aventuras algumas vezes no ano. Não quero dizer para você cruzar o Canal da Mancha a nado. Tente um passatempo novo, coma algo desconhecido ou aprenda a tocar um novo instrumento. Como fiz com minha viagem de pesca, jogue fora os preconceitos negativos e abra-se a novas experiências.

TENTE UM DESCANSO RESTAURADOR

Faço uma autópsia de suicídio a cada três dias mais ou menos. Existem muitas razões para esses acontecimentos trágicos. Em muitos dos casos, há um histórico de depressão; em outros, o suicídio vem de repente, como um ato impulsivo, vindo do nada, sem depressão profunda anterior. Na maioria dos casos de suicídio impulsivo, existe um histórico de privação do sono.

Há alguns meses autopsiei Bret Nelson, um estudante de 18 anos, bonito e atlético. Lembro-me bem de seus longos cílios. Ele não tinha problemas na escola ou com os amigos. Sua família disse que ele sempre fora desajeitado com as mulheres, mas recentemente tinha começado a namorar uma garota de quem realmente gostava. Depois de alguns encontros, porém, ela lhe disse que não queria mais sair com ele. Bret pareceu ficar bastante triste, mas não se mostrou muito perturbado no momento. Foi então que começou a ter dificuldades para dormir e passou dois ou três dias acordado. Certa noite, durante o jantar, contou aos pais que iria ao quintal para se matar. Foi o que fez imediatamente, dando um tiro na cabeça. Os pais sofreram demais para aceitar que fosse suicídio. Eles me disseram que, apenas três dias antes, Bret parecia um garoto normal, cheio de sonhos e de planos. A falta de uma noite de sono é parecida com o excesso de álcool, diminuindo de maneira drástica as inibições que nos impedem de cometer atos violentos ou autodestrutivos.

Os problemas do sono são muito comuns naqueles que sofrem de depressão. O círculo vicioso da piora da depressão somada aos transtornos do sono cada vez mais graves pode levar à tragédia. Um dos casos de que me lembro foi o de Marcus Bennett, um engenheiro de 47 anos que foi encontrado morto em casa. Ele tinha um buraco de bala na cabeça e uma pistola 9 mm ao lado. Os detetives verificaram que a arma pertencia a Marcus, e que ele havia falado de suicídio no passado. Tais pistas, mais a trajetória da bala, me levaram a concluir que ele realmente tinha morrido pelas próprias mãos.

Também foi encontrada no local da morte uma máquina não usada de apnéia, que é utilizada para suprir as vias respiratórias com um pouco de ar, mantendo-as abertas quando a pessoa está dormindo. A apnéia do sono, sobre a qual falamos no capítulo cinco e que é uma das complicações da obesidade, é um problema sério que faz as pessoas pararem de respirar repetidamente – em certos casos, centenas de vezes – durante o sono. Ela está ligada não só a problemas como obesidade, pressão alta ou riscos de parada cardíaca, ataques do coração e derrames, mas também a transtornos de humor. Algumas pesquisas indicam que a apnéia está associada a mudanças de personalidade, irritabilidade, desequilíbrios no humor, depressão e baixa qualidade de vida.

Nunca saberemos se os problemas com o sono de Marcus Bennett foram o fator principal de sua depressão ou de seu suicídio. Mas o que sei é que a privação do sono pode roubar o bem-estar físico e mental. Na realidade, quando uma pessoa habitualmente dorme menos do que devia a cada noite, aumentam os riscos de ela sofrer um acidente ou desenvolver problemas cardíacos, câncer, diabetes, depressão ou problemas de memória.

Existem muitos debates sobre de quantas horas de sono precisamos. Mas como regra geral, se você dorme tarde nos finais de semana ou precisa sempre de um despertador para acordar, pode estar com falta de sono. Para dormir bem, siga estas regras simples: tente ir para cama na mesma hora todas as noites e acorde na mesma hora todas as manhãs; não consuma cafeína, álcool ou nicotina, pois eles poderão mantê-lo acordado (o álcool, apesar de deixar algumas pessoas sonolentas, rouba do corpo o sono profundo); faça alguns rituais de relaxamento como ler antes de dormir; mantenha o quarto com uma temperatura agradável; se não conseguir dormir, não fique deitado, faça alguma coisa como ler ou ouvir música, até se sentir sonolento. A música pode relaxar o corpo, acalmando-o até dormir. Se o problema continuar, não hesite em consultar um médico.

> **VIRE O JOGO:** SE VOCÊ OU ALGUÉM QUE VOCÊ CONHECE ESTÁ PENSANDO EM SUICÍDIO
>
> Caso esteja pensando em se prejudicar ou conheça alguém que esteja nesse estado, procure ajuda imediatamente:
>
> Ligue para seu médico.
> Ligue ou procure o serviço de emergência ou peça a um amigo ou a alguém da família que faça isso.
> Telefone para a linha 24 horas gratuita do Centro de Valoriozação da Vida: 141 para falar com um conselheiro treinado.
> Garanta que a pessoa suicida não fique sozinha.

FAÇA O BEM PARA SE SENTIR BEM

Se eu pudesse dar uma receita para encorajar uma vida saudável e feliz, seria assim: ajude as outras pessoas. Um estudo publicado no *Journal of Health and Social Behavior* informou que trabalho voluntário pode aumentar a felicidade, a satisfação pessoal, a auto-estima, a sensação de controle da vida, a saúde física e o humor.

Fazer coisas boas para as outras pessoas sem esperar recompensas me dá muito prazer. Isso me conecta aos outros, me dá um propósito e me faz perceber que não sou tão importante. Não é que você precise sair numa cruzada para salvar o mundo. Não estou lá fora curando o câncer ou promovendo a paz mundial. Apenas tento dar meu máximo para meu círculo de influência e para as pessoas à minha volta. Demonstro amor pelas pessoas que estão em minha vida. Trato-as com respeito e ajudo-as a descobrir seu valor. Procuro desenvolver maior empatia por aqueles cujas necessidades são diferentes das minhas. Faço o máximo que posso em meu trabalho todos os dias. Gosto de pensar que há uma pequena onda criada em cada uma dessas contribuições, e que cada uma irá aumentar de tamanho para sempre.

Todo mundo tem alguma coisa para dar ao mundo, seja ajudando a fazer espaguete para o jantar, recolhendo dinheiro para um clube da escola ou apenas fazendo seu trabalho direito. Fazer coisas pelos outros não quer dizer necessariamente doar muito de seu tempo. Boa parte disso tem a ver com a maneira como você trata as pessoas, dizendo uma palavra amável ao caixa do banco ou sendo um pai fenomenal. Quando aquilo que faz pelos outros em sua vida diária fala ao coração, você se sente mais feliz.

COMPARTILHE SUA HISTÓRIA

Adoro contar a história de como eu e meu marido nos reencontramos e nos casamos recentemente. Encontrei Mark 30 anos atrás, quando ambos estávamos na faculdade de medicina. Éramos apaixonados e ele me pediu em casamento. Eu disse não. Ele era protestante, eu era católica. Ele queria morar na Costa Oeste, eu preferia o Meio-Oeste. Eu era jovem e boba e esse tipo de coisa me parecia importante. Ambos seguimos caminhos separados e nos casamos com outras pessoas, embora ficássemos em contato profissional periódico durante esse tempo. Meu casamento terminou em divórcio, e a esposa de Mark faleceu de câncer no ovário. Quando nos encontramos muitos anos depois, nossos olhares se cruzaram e saíram faíscas. Naquele momento, soubemos que fôramos feitos um para o outro. Mark me pegou de surpresa com um pedido de casamento em um hidroavião sobrevoando Puget Sound, e em 2006 nos casamos. Nosso romance havia feito o círculo completo. Sempre que penso nessa história ou falo sobre isso, recebo sentimentos positivos e amorosos.

Um estudo publicado no *Journal of Personality and Social Psychology* descobriu que contar aos outros sobre suas experiências positivas aumenta as emoções positivas relacionadas ao evento. E a cada vez que as boas novas são compartilhadas, as emoções positivas crescem. Existe uma maravilhosa lição aqui: recorde e fale sobre as coisas positivas da sua vida. Não tenha medo de compartilhar as notícias boas. Tudo isso traz felicidade.

CURE A SOLIDÃO

Alguns de meus casos se parecem com quartos trancados. Não importa o quanto eu esmurre a porta, nunca serei capaz de ver o que tem lá dentro ou de conhecer a verdadeira cadeia de eventos que trouxe alguém até meu necrotério. Mas no caso de Phillip Greenlaw, de 43 anos, suspeito que a solidão, mais do que qualquer outra coisa, o matou.

O corpo inanimado de Phillip foi encontrado pelo empregado da manutenção no chão do quarto de seu pequeno apartamento em St. Cloud. Em sua cômoda, foram encontrados 28 comprimidos azuis. O proprietário disse que Phillip era um recepcionista de hotel desempregado e que morava sozinho. Tinha acabado de ser despedido de um restaurante italiano local e sua esposa o havia deixado há muito tempo, levando os três filhos. Phillip estava deprimido com o fim casamento e com a reviravolta no trabalho. Além de tudo isso vinha bebendo demais.

Os sinais da depressão e da bebida ficaram evidentes na autópsia. Percebi uma cicatriz horizontal no pulso esquerdo, um indicativo de uma tentativa de suicídio anterior. Ele também sofria de cardiomiopatia dilatada, uma forma comum de doença no músculo cardíaco. Na cardiomiopatia dilatada, as câmaras do coração ficam anormalmente dilatadas. Em cerca de 30% dos casos de cardiomiopatia dilatada observa-se uma ligação com o abuso de álcool. Depois de anos nessa situação, o coração pode ver suas células musculares enfraquecidas pelos efeitos tóxicos do álcool.

As pílulas azuis foram identificadas como difenidramina, o ingrediente ativo encontrado em vários anti-histamínicos e comprimidos para dormir. Os exames toxicológicos revelaram uma dose letal da droga. Estimei que Phillip não poderia ter vivido mais do que algumas horas depois de tê-las tomado. Não havia como saber os motivos que o levaram a ingerir os comprimidos e determinei que a causa da morte fora suicídio.

Esse caso me lembrou que a solidão pode cobrar um preço alto. A maioria das pessoas sente-se sozinha de vez em quando, mas, para pessoas como Phillip Greenlaw, isso pode se tornar um problema crônico, afetando seriamente a saúde física e mental. A solidão é um poderoso agravante da depressão e do alcoolismo e pode aumentar o risco de suicídio.

Caso se sinta só o tempo todo e precise de alguém para compartilhar seus pensamentos mais íntimos, por favor, tome uma atitude quanto a isso. O fato de se sentir só não quer dizer que você é um fracasso ou que tem algo de errado, mas é um sinal de que pode ter necessidades importantes que não estão sendo satisfeitas. Somos animais sociais e temos necessidade da companhia de outros para funcionarmos bem. O contato social espanta a depressão e o estresse e melhora o sistema imune. Diversas pesquisas mostram que as pessoas com família, amigos, companheiros ou animais de estimação vivem mais.

Minha mãe mora sozinha. Ela tem 88 anos e eu amaria herdar sua longevidade. Parte de seu segredo é que ela conversa com sua melhor amiga todos os dias por telefone e seus filhos telefonam para ela diariamente. Procure as pessoas que conhece. Aposto que amigos e parentes que não tiveram notícias suas por muito tempo ficarão contentes em restabelecer contato. E essa interação o fará sentir-se bem. Procure maneiras de se envolver com as pessoas em seu cotidiano. Ingresse num clube ou se inscreva em algum curso. Participar de atividades que o interessem fará com que seja mais provável conhecer pessoas com quem tenha algo em comum. Caso seja difícil lidar sozinho com a solidão, talvez um terapeuta possa ajudá-lo.

MANTENHA UM CASAMENTO FELIZ

A relação mais íntima que a maioria dos adultos pode desenvolver é o casamento. Ele pode ser a melhor coisa da vida, mas só se for bom. Os pesquisadores dizem que homens e mulheres felizes no casamento relatam níveis mais altos de satisfação com a vida do que aqueles que estão divorciados ou que nunca se casaram. O casamento também afeta a saúde e o sistema imune. Quando estamos sob estresse, enfurecidos ou deprimidos pelo divórcio, separação ou viuvez, a quantidade das células do sistema imune que nos protegem contra as doenças se reduz. Uma união com problemas também afeta a saúde. Em uma pesquisa, os cientistas da Ohio State University observaram que bolhas na pele se curavam com mais lentidão depois de conflitos matrimoniais. Essas mesmas bolhas ou feridas, nos casais que eram mais amorosos e encorajadores, curavam-se mais rapidamente.

O que é um casamento de qualidade?

Para mim, é como um sundae. Eu sou a base de sorvete de baunilha, meus filhos são a calda de chocolate e meu marido é o creme de chantilly com a cereja no topo. Se for mais parecido com pepino em conserva, pode até combinar com diversos molhos, mas não dará uma boa sobremesa. Vai acabar azedando o gosto de tudo. Então, um casamento de qualidade começa com você, é preciso estar feliz consigo mesmo, como a base de sorvete de baunilha sobre a qual todas as outras coisas boas se depositam.

Sem dúvida não sou uma conselheira matrimonial, mas todos os meus anos no necrotério acabaram me oferecendo uma visão muito especial da condição humana. Sei que a melhor e mais significativa conexão que podemos ter na vida é com nossos companheiros. Os parceiros podem ser nossos amantes, os melhores amigos, os confidentes, parceiros sociais, parceiros financeiros. Quando você tem um companheiro amoroso e compreensivo, sente-se seguro ao saber que existe alguém a seu lado, alguém que – quando as coisas ficarem difíceis – estará a seu lado. As coisas que os companheiros fazem para demonstrar comprometimento – tocar, abraçar, ouvir, dar apoio – acionam a liberação de endorfinas que dão uma sensação de paz e tranqüilidade. Caso ainda não tenha encontrado, ou tenha perdido, sua alma gêmea, saiba que as pesquisas mostram que as endorfinas também são liberadas em relacionamentos íntimos com outras pessoas ou mesmo com os bichinhos de estimação. Quando você se conectar e permanecer conectado, sua vida será menos estressante.

No final de tudo, está claro que os fatores que afetam a vida são mais sutis e complexos do que se pensava antes. Caso deseje viver por mais tempo, não é preciso apenas comer os alimentos certos, fazer exercícios, não fumar ou dirigir com cuidado. Você também precisa ter a atitude correta, então, veja o lado agradável de todas as coisas. Essa é outra estratégia poderosa para não morrer.

EPÍLOGO

LIÇÕES SOBRE COMO NÃO MORRER

Depois que acabei de escrever o último capítulo deste livro, veio meu fim de semana de plantão no necrotério. Foi um fim de semana calmo quanto aos homicídios, mas terrível quanto às mortes evitáveis. Veja o exemplo de William Craig. Ele poderia ser o modelo do cartaz de divulgação deste livro. Tinha 36 anos, pesava 180 quilos, era fumante e tinha sido avisado oito anos antes sobre sua pressão alta, mas tinha decidido parar de tomar os remédios há sete anos e meio porque se sentia bem.

William era tão pesado que tinha dificuldades para respirar. Também tinha sido diagnosticado com apnéia de sono. Foi trazido para o necrotério em uma maca reforçada (acrescentada recentemente ao nosso equipamento padrão por causa do aumento de obesos mórbidos em nosso necrotério) e colocado em uma mesa de autópsia também reforçada.

Enquanto lia seu histórico e decidia se a autópsia seria necessária, descobri outro comportamento que é um caminho seguro para cá: ele tinha abusado dos analgésicos que lhe foram receitados. O que havia começado como um tratamento para artrite e joelhos por causa do sobrepeso acabou se tornando uma dependência a medicamentos.

Por último, os exames de laboratório revelaram que ele morrera de uma overdose acidental de remédios, mas também determinei na autópsia que ele não ficaria neste mundo por muito tempo mais. O coração estava aumentado, e os músculos cardíacos, engrossados por causa do efeito da hipertensão e da obesidade. Ele também apresentava um estreitamento das artérias coronárias em função das placas arterioscleróticas, assim como enfisema prematuro por causa dos cigarros. Quando conversei com a família, descobri que William tinha uma longa história de infelicidade em função de um relacionamento malsucedido dez anos antes. Teria sido a infelicidade a raiz de sua escolha por um estilo de vida tão inadequado? Nunca saberei. Se ele tivesse lido e seguido alguns dos conselhos deste livro, talvez eu nunca o encontrasse naquele sábado em particular, no necrotério.

Meu novo mantra no necrotério é: aqui está mais um que deveria ter lido meu livro. É a minha maneira de observar que mais outra morte poderia ter sido evitada. O conselho que dou neste livro é simples, mas pode ter um efeito profundo em sua longevidade. Como não morrer realmente se resume em um pequeno conjunto de instruções.

LIÇÃO UM: CONHEÇA SEUS ÍNDICES

Você poderá ter uma vida mais longa e saudável quando seu índice de massa corpórea (IMC) estiver abaixo de 25. É possível ainda ter uma vida razoável com um IMC mais alto (25-29) caso mantenha a boa forma, mas você não deve aceitar um IMC acima de 29. Sua meta deve ser um IMC de 24. Os efeitos adversos sobre a saúde causados pela obesidade são múltiplos e evitáveis.

Conheça seu nível de açúcar no sangue: as conseqüências de taxas elevadas de glicose não são apenas a formação de placa e o estreitamento dos vasos sanguíneos, em especial das artérias coronárias, mas elas danificam os nervos, rins, olhos e sistema imune. Milhões de pessoas têm diabetes, com seus efeitos destruindo o organismo. O diabetes às vezes só é descoberto quando algo terrível acontece, como um ataque de coração, derrame ou falência dos rins. Tome a iniciativa e faça esse exame simples!

Cheque a pressão arterial e confira-a freqüentemente. Quase todas as farmácias têm um monitor automático de pressão sanguínea, então use-o. Caso a pressão esteja acima de 130/85, fale com um médico e tome uma atitude. A pressão alta é um assassino silencioso. Você pode se sentir bem até o momento em que morrer, vejo isso praticamente todos os dias. A hipertensão é uma das causas da falência dos rins (fazer diálise não é divertido) e causa o aumento do coração; acelera a arteriosclerose nas artérias e pode causar uma hemorragia súbita no cérebro (derrame hemorrágico); o primeiro sintoma de todos esses problemas pode ser a morte súbita.

Os últimos números essenciais são o perfil dos lipídios: o colesterol total, o LDL (o ruim, que deve ser baixo) e o HDL (o bom, que deve ser alto). As doenças cardíacas, particularmente devidas à formação de placas (estreitamento das artérias coronárias), e os derrames isquêmicos são as principais causas de mortes prematuras. Os exames são baratos, bem tolerados e bastante efetivos. Tire proveito desse grande avanço médico.

LIÇÃO DOIS: OUÇA SEU CORPO

Se alguma coisa não vai bem ou existe uma dor incomum que lhe preocupe, preste atenção a isso. Procure o médico e ache uma resposta. Seja proativo em relação à saúde e busque ajuda cedo. Faça exames regulares e apropriados.

LIÇÃO TRÊS: USE CONFORME A ORIENTAÇÃO

Muitas coisas na vida vêm com instruções – e por uma boa razão. Elas nos dizem como fazer as coisas direito para não nos machucarmos ou ferirmos os outros. Para aumentar as chances de viver mais e de forma mais completa tome os remédios como determinado, siga as ordens do médico e obedeça às regras escritas.

LIÇÃO QUATRO: MANTENHA UMA BOA HIGIENE

Esse conselho não é dado apenas por sua mãe. Os estudos mostram que quanto mais lavar as mãos, será menos provável que fique doente. Manter as mãos limpas é uma das melhores maneiras de evitar doenças. E junto com essas dicas, aproveito para lembrar: use preservativos, uma vez que o HIV é largamente transmitido pelo contato sexual. Quase 60% dos casos de AIDS diagnosticados desde 1981 poderiam ter sido evitados com o uso de preservativos.

LIÇÃO CINCO: DIRIJA COM CUIDADO

A tendência a se arriscar na rodovia pode levá-lo ao tribunal e também trazê-lo para o necrotério. Use o cinto de segurança ao dirigir e capacetes quando andar de moto. Não beba nem use drogas antes de dirigir. Respeite todas as regras de trânsito.

LIÇÃO SEIS: APENAS DIGA NÃO

Fumar é um dos melhores modos para assegurar sua visita ao necrotério. Procure ajuda para parar, se for o caso. Um pouquinho de álcool pode ser saudável, porém mais do que quantias moderadas, não. Não se meta com drogas ilícitas ou recreativas. E não abuse dos medicamentos receitados. Quanto menos dessas substâncias houver no seu corpo, maiores serão suas chances de ficar por aqui por mais tempo.

LIÇÃO SETE: CUIDADO POR ONDE ANDA

Pense nas conseqüências de seus atos. Claro, sempre vejo alguns acidentes inevitáveis no necrotério, mas grande parte poderia ter sido evitada, incluindo a maioria dos acidentes de carro. Eu só posso escolher cinco causas da morte para a certidão de óbito: homicídio, suicídio, natural, acidental e indeterminada. Se eu pudesse acrescentar mais uma, seria estupidez. É muito difícil determinar a causa da morte em um acidente quando a morte da vítima teria sido claramente evitável se ele ou ela pensasse um pouquinho sobre a situação.

LIÇÃO OITO: DIVIRTA-SE

Não é importante se você manchou a blusa ou a camisa de comida. O que importa é você ter se divertido no piquenique, no jantar à luz de velas ou tomando sorvete com as crianças. Se você desfrutou daquele tempo, então a experiência foi válida, mesmo que as roupas tenham ficado sujas. Enquanto caminha pela vida, divirta-se e tome uma dose diária de vitamina H. O humor – por meio de sorrisos e gargalhadas – alivia os fardos da vida.

LIÇÃO NOVE: NÃO VÁ SOZINHO

Os relacionamentos são importantes para mim. A vida gira em torno deles, e eles se refletem em nossa saúde. As pessoas que mantêm relações íntimas vivem mais tempo e de forma mais saudável. Investigue a rede curativa composta por família e amigos, vizinhos e colegas, de forma que quando as coisas ficarem difíceis, você terá pessoas para lhe dar apoio. Isso pode parecer cafona, mas ser atencioso com os outros nos ajuda a cuidar de nós mesmos e traz significado adicional para nossa vida.

LIÇÃO DEZ: LEMBRE-SE DO QUE IMPORTA

Existe uma coisa que eu gostaria que meus filhos se lembrassem: eu me importei. Eu me preocupei com a família e sempre a coloquei em primeiro lugar. Todos nós precisamos deixar claro o que é verdadeiramente importante e definir as prioridades que façam sentido para nós. Quando tudo já foi dito e já foi feito, não se trata de avaliar quantos anos você viveu, mas sim o que você fez com esses anos.

A vida apresenta seus desafios às vezes, e a morte é inevitável. E nós não temos e nem precisamos dar-lhe um empurrãozinho extra.

BIBLIOGRAFIA

1. Doutor Terror

Agency for Healthcare Research and Quality (AHRQ). 2003. *Men: Stay healthy at any age your checklist for health* (brochura).

—. 2003. *Pocket guide to good health for adults* (brochura).

—. 2007. *The guide to clinical preventive services.*

Prochazka, A. V., et al. 2005. Support of evidence-based guidelines for the annual physical examination: A survey of primary care providers. *Archives of Internal Medicine* 165: 1347–52.

2. Prescrições mortais

Agency for Healthcare Research and Quality (AHRQ). 2000. *20 tips to prevent medical errors* (brochura).

Bates, D. W., et al. 1998. Effect of computerized physician order entry and a team intervention on prevention of serious medication errors. *Journal of the American Medical Association* 280: 1311–16.

Bolland, M. J., et al. 2008. Vascular events in healthy older women receiving calcium supplements: Randomized controlled trial. *British Medical Journal* 336: 262–66.

Brunner, E. 2006. Oily fish and omega 3 fat supplements. *British Medical Journal* 332: 739–40.

Burr, M. L. 2007. Secondary prevention of CHD in UK men: The diet and reinfarction trial and its sequel. *The Proceedings of the Nutrition Society* 66: 9–15.

Gardinier, P., et al. 2007. Factors associated with herbal therapy use by adults in the United States. *Alternative Therapies in Health and Medicine* 13: 22–29.

Velicer, C. M., and C. M. Ulrich. 2008. Vitamin and mineral supplement use among U.S. adults after cancer diagnosis: A systematic review. *Journal of Clinical Oncology* 26: 665–73.

3. Código azul
Hayward, R. A., and T. P. Hofer. 2001. Estimating hospital deaths due to medical errors. *Journal of the American Medical Association* 286: 415–20.

4. A rodovia do necrotério
Garavaglia, J., et al. 2003. Seven hundred fifty-three consecutive deaths in a level I trauma center: The argument for injury prevention. *The Journal of Trauma* 54: 66–70.

5. Peso morto
Rucker, D., et al. 2007. Long term pharmacotherapy for obesity and overweight: Updated meta-analysis. *The British Medical Journal* 335: 1194–99.

Sears, D. 2006. Fatty liver. www.eMedicine.com.

Uwaifo, G. I. 2006. Obesity. www.eMedicine.com.

Wood, S. 2008. Increased fitness associated with 50% to 70% reductions in all-cause mortality. www.medscape.com/medscapetoday.

6. A última chamada
Dynamed. 2007. Alcohol intoxication. www.DynamicMedical.com.
—. 2008. Alcohol use disorder. www.DynamicMedical.com.

7. Doidão de morrer
Dynamed. 2008. Opiate dependence. www.Dynamic-Medical.com.
—. 2008. Cocaine abuse. www.DynamicMedical.com.

8. Fumar é colocar em risco a vida e os pulmões
Aldington, S., et al. 2007. Effects of cannabis on pulmonary structure, function and symptoms. *Thorax* 62: 1058–63.

Benowitz, Neal L. 2003. Tobacco. In *Cecil Textbook of Medicine*, 22. ed., ed. L. Goldman e D. Ausiello.

Marcus, B. H., et al. 1999. The efficacy of exercise as an aid for smoking cessation in women: A randomized controlled trial. *Archives of Internal Medicine* 159: 1229–34.

Mariolis, P., et al. 2006. Tobacco use among adults on United States. *Morbidity and Mortality Weekly Report* 55: 1145–48.

Mehra, R., et al. 2006. The association between marijuana smoking and lung cancer: A systematic review. *Archives of Internal Medicine* 166: 1359–67.

9. Perigos de todo mdia
American Medical Association. 1997. Household safety. www.ama-assn.org.

National Safety Council. Odds of dying. www.nsc.org/research/odds.aspx.

10. Cara, isso é o máximo!
Testorff, K. 2005. Another dumb trick. *Sea and Shore* www.safetycenter.navy.mil/media/seashore/issues/spring05/anotherdumb.htm.

11. Férias permanentes
Kop, W. J., et al. 2003. Risk factors for myocardial infarction during vacation travel. *Psychosomatic Medicine* 65: 396–401.

12. Receita para longevidade
Brummett, B. H., et al. 2006. Prediction of all-cause mortality by the Minnesota Multiphasic Personality Inventory Optimism-Pessimism Scale scores: Study of a college sample during a 40-year follow-up period. *Mayo Clinic Proceedings* 81: 1541–44.

Buchowski, M. S., et al. 2007. Energy expenditure of genuine laughter. *International Journal of Obesity (London)* 31: 131–37.

Das, S., and J. H. Keefe. 2006. Behavioral cardiology: Recognizing and addressing the profound impact of psychosocial stress on cardiovascular health. *Current Atherosclerosis Reports* 8: 111–18.

Dillon, K. M., et al. 1985–86. Positive emotional states and enhancement of the immunesystem. *International Journal of Psychiatry in Medicine* 15: 13–18.

Editor. 2005. Sleep: Understanding the basics. EMedicine-Health.com.

Gable, S. L., et al. 2004. What do you do when things go right? The intrapersonal and interpersonal benefits of sharing positive events. *Journal of Personality and Social Psychology* 87: 228–45.

Hassed, C. 2001. How humour keeps you well. *Australian Family Physician* 30: 25–28.

Hawkley, L. C., and J. T. Cacioppo. 2003. Loneliness and pathways to disease. *Brain Behavior and Immunity* 17 Suppl. no. 1: S98–S105.

Hershberger, P. J. 2005. Prescribing happiness: Positive psychology and family medicine. *Family Medicine* 37: 630–34.

Jennings, L. B. 1997. Potential benefits of pet ownership in health promotion. *Journal of Holistic Nursing* 15: 358–72.

Kiecolt-Glaser, J. K., et al. 2005. Hostile marital interactions, proinflammatory cytokine production, and wound healing. *Archives of General Psychiatry* 62: 1377–84.

Lemaitre, R. N., et al. 1999. Leisure-time physical activity and the risk of primary cardiac arrest. *Archives of Internal Medicine* 159: 686–90.

Thoits, P. A., and L. N. Hewitt. 2001. Volunteer work and well-being. *Journal of Health and Social Behavior* 42: 115–31.

ÍNDICE

Aarons (Lisa), 62, 65
Aborto espontâneo, 192
abuso, 13, 109, 143-145, 150-151, 162, 172-174, 176-177, 230, 238, 256, 278
achando seu pônei, 265-266
acidentes, 13, 21, 74, 101-105, 107, 109, 112-114, 140, 152, 179, 205-206, 208, 215, 218, 220, 222, 224, 226, 232-234, 238, 251, 286
açúcar no sangue, 28, 39-40, 129, 136-137, 145, 162, 164, 251, 284
Adler, Richard, 201-204, 206
afogamento, 17, 205, 215, 219, 222, 227-228, 230, 252
álcool, 13, 15, 16, 50, 55, 57-59, 63, 87, 102, 108-110, 122, 139, 140, 142-148, 150, 151, 155-163, 166-167, 188, 198, 221, 226, 228-232, 238, 251, 254, 259, 262, 274-275, 278-279, 286
alergias, 76-77, 194-195
alho, 58, 90
Allen, Rob, 193
alprazolam, 176
ameba, 253-254
amigos, 32, 54, 87-88, 97, 108, 113-115, 156, 159, 161, 164, 194, 198, 206, 220, 230, 234, 239, 241, 258, 274, 280, 287
anafilaxia, 76
Andersson, Kristoffer, 130, 132
Andrews, Larry, 223
anestesia, 59, 86-87, 122, 138
anestésicos, 86, 91
aneurisma, 17, 40, 42, 47-48, 141, 192, 242
anfetamina, 93-94
angina, 192
angústia, 51, 262
ansiedade, 134, 168, 172, 176, 180, 191, 195, 233, 259, 265, 267, 269
antibióticos, 26, 57, 61, 77-78, 80-83, 89, 100, 253
anticoagulantes, 57, 91, 121
antidepressivo, 58, 128, 196, 239
anti-histamínicos, 128, 279
apnéia, 121-122, 129, 138, 275, 283
armas de fogo, 219-220, 224

arritmia, 40, 64-65, 120, 131, 145, 163, 192, 205
arsênico, 58, 187
arteriosclerose, 163, 166, 188, 242, 285
artrites, 42, 60, 121, 124, 283
aspirina, 43-44, 56-57, 60, 77
Atani, Kim, 27-28, 30
ataque cardíaco, 11, 40-43, 46-47, 77, 84, 92-94, 102, 114, 120, 122, 131, 137, 139, 149, 165, 167, 192, 197, 199, 247-249, 263
atrofia, 145, 204
azia, 42

Baca, Victor, 25-26, 30
bactéria, 25-27, 29, 41-42, 46-47, 52-53, 61, 77, 79-85, 97-99, 185, 227-228, 230, 235-236, 253, 255-256
Bennett, Marcus, 275
bupropion, 196
Burke, Hunter, 77-80

cabeça, 17, 22, 26, 37, 40, 44, 50, 55, 83, 87-88, 97, 104, 110, 115-116, 119, 130, 141, 163, 180, 185, 193, 196, 204, 211, 213, 215, 221, 224-226, 228, 232, 251-254, 256, 274, 275
cadáveres, 11, 21, 212, 227, 265
cafeína, 180, 275
cálcio, 57, 66, 145, 186, 207
cálculo biliar, 121, 243
Camp, Adam, 252-254
câncer, 41-42, 46-450, 56, 61, 74, 114, 117-119, 121-122, 145, 172, 180, 186-187, 189, 191-194, 198-199, 233, 272, 275-277
    do pulmão, 180, 186, 187, 189, 191-194, 198-199
    no ovário, 49, 117-119, 277
carisoprodol (Soma), 173, 175-176
casa, segurança em, 215, 220
casamento, 34, 109, 236, 262, 264, 272, 277, 278, 280
cateteres, 85-86
causa da morte, 17, 53, 63, 67, 101, 117-119, 121, 149-151, 187, 190, 217, 230, 234
cérebro, 15, 17, 19, 22, 40-42, 52, 65, 87-88, 99-100, 104, 115, 120, 130, 134, 136, 137, 141, 143, 145, 151, 158, 167, 176, 178, 186, 188, 196, 204, 206, 217, 224, 249, 250, 253, 261, 263, 271, 285
certidão de óbito, 23, 51, 93, 97, 193, 217, 286
cetoacidose, 162, 164

Chantix, 196
charutos, 189
Chin, Alex, 234, 235-237
cianeto, 187
cigarros, 47, 179, 184, 189-191, 193, 284
circulação, 26, 28-29, 52-53, 80, 90-91, 99, 119, 190, 195, 197, 245
cirurgia, 49-50, 59, 72, 74-76, 84, 86-91, 122, 123, 138, 263
Clostridium Difficile, 82-83
coágulo, 40, 53-54, 78, 85, 90, 91, 93-95, 104, 119-121, 130-131, 138, 244-246, 249
cocaína, 164-173, 178, 188
colesterol, 39, 45-46, 121, 136-138, 191, 242-243, 248, 285
colisões, 103, 105, 109, 111-112
colite, 42, 53-54, 82
Collins, Sandra, 87-88
coma, 51, 93, 97-100, 143-144, 148, 163, 171, 175, 177, 188, 252
comportamento sexual, 48, 258
Connor, Jame, 165
controle de natalidade, 53
contusão, 35, 88, 204, 213
convulsão, 92, 168
coração, 15, 17, 40, 42-43, 45-48, 52-53, 63-66, 68, 76, 80, 90-91, 93-94, 100, 119-121, 131-132, 139, 145, 149, 155, 163-164, 167, 176, 188, 194, 203, 205, 217, 221, 242-244, 246-248, 251-252, 263-264, 269, 275, 277-278, 283-285
cortisol, 128, 263
Craig, William, 283
crânio, 22, 87-88, 141, 179, 185, 204, 225
cremação, 123
crianças, 22, 48, 51, 80, 92, 103, 106-107, 118, 127, 170, 189, 194, 205-206, 208-210, 212-220, 246, 251, 252, 254, 256, 271-272, 287
crise de abstinência, 86, 145, 151, 180-181, 190, 195-197

Decker, Jeremy, 109
degloving, 226
Delirium tremens (DTs), 145, 151
demência, 14, 145, 201-202, 204
dentes, 81, 178, 184, 192, 257
dentistas, medo de, 30
depressão, 41, 58, 100, 127, 134, 168, 172, 180, 191, 196, 204, 233, 239, 257, 261-263, 267-268, 274-275, 278-279

derrame, 42, 46-47, 61, 121-122, 124, 160, 166, 196, 249-250, 264, 275, 284-285
desaceleração, 102, 104
desidratação, 246
desintoxicação, 160, 180-181
desmaio, 40, 84, 130, 146, 176, 241, 247
diabete, 27-30, 41, 45-46, 48, 57, 114, 121, 124, 128, 132, 136, 138, 161, 162, 163, 192, 233, 240, 248, 263, 275, 284
Diana, princesa de Gales, 105
diarréia, 41-42, 58, 82, 128, 145, 256-257, 259
dieta, 13-14, 39, 62, 66, 126, 129, 132-133, 136-137, 242, 262-263
difenidramina, 279
disfunção erétil, 192
diverticulite, 14, 242
Doe, John, 183-185
doença coronária, 27, 93-94, 114, 121, 131, 163, 193-194, 198, 203, 243, 283, 285
doença de Crohn, 192
doença de Cushing, 128
doenças sexualmente transmissíveis (DST), 238, 258
dor de cabeça, 40, 44, 55, 211, 252-253, 256
drogas, 14-15, 17, 48, 57, 61-63, 69-70, 93, 109, 117, 136-137, 140, 144, 150-151, 155, 164-165, 168, 170-178, 180-182, 188, 205, 221, 225, 228-230, 236, 238, 254, 262, 286
    ilícitas, 165, 205, 286

embolia, 40, 91, 104, 119, 120, 122
emoções, 66, 164, 248, 263-265, 270, 272, 278
enfisema, 40, 114, 187-189, 191-192, 203, 283
enjôo, 252, 259
envelhecimento, 64
envenenamento, 29, 99, 142, 150, 178, 205-206, 209-211
enxaquecas, 140-141
ervas, 127, 137, 196, 269
esôfago, 41, 42, 145, 149-150, 189, 192, 198
estafilococo, 79-80
esteróide, 58, 60, 128
estilo de vida, 16, 21, 63, 135, 143, 284
estômago, 41-43, 51, 60, 104, 126, 134, 138, 145, 149, 175, 192, 226, 228-230, 243, 249, 256
estresse, 127, 166, 198, 244, 251, 257, 263-265, 267-269, 279-280
estupro, 140

exercícios, 14-16, 39, 62, 121, 125, 133, 135, 196-197, 207, 238, 242, 246, 262, 281

família, 12, 15, 17, 20, 23, 34, 101, 127, 252, 268
farmácia, 55-57, 62, 68-70, 173, 284
felicidade, 263-266, 268, 273-274, 276, 278, 284
fentanil, 172
férias, 130, 241, 245, 247-248, 252, 256-258, 273
fibrose, 40, 119
fígado, 13, 28, 41, 57, 58, 66, 72, 99-100, 122, 140, 143, 146-150, 163, 230, 233, 242, 243, 256
formaldeído, 99
Fowler, Robert, 227, 229
fraqueza, 25, 40-41, 239, 254
fratura, 76, 87-88, 142, 184, 191, 202-203, 225
Fredericks, Jimmy, 108
fumante passivo, 193-194
fumo, 13, 47, 59, 118, 187, 193-196, 238

gangrena, 27-29
Gantner, George, 16
genéricos, 59, 70
Gilbert, Kyle, 146, 150
ginkgo biloba, 58, 90
gota, 42, 121
gravidez, 41, 71-73, 119-120, 127, 272
Greenlaw, Phillip, 278-279

Hammon, Lily, 139, 143-144
Hansen, Steve, 271
HDL, 39, 285
hemorragia, 15, 38, 40-42, 57-59, 66, 71, 72, 78, 90-91, 115, 130, 138, 141, 146-147, 150, 154, 167-168, 187, 213, 242, 249, 285
hepatites, 172, 256
heroína, 67, 164-166, 169, 170-173, 181, 188
hiperglicemia, 162
hipertensão, 58, 119, 138, 149, 167, 251, 257, 283, 285
hipertireoidismo, 41
hipoglicemia, 162
histórico familiar, 39, 45-46, 94, 248
HIV/AIDS, 170, 172

homens, 31, 46, 111, 124, 131, 134, 145-146, 156, 160, 189, 224-226, 230-234, 238-240, 257, 280
homicídio, 17-21, 37, 101-102, 114, 142, 146-148, 150, 152-155, 179, 183-184, 187, 212, 214, 238, 283, 286
hormônios, 64, 126-129, 134, 166, 231
hospitais, 21, 33, 74-77, 80, 89, 91, 92, 94, 259, 267
humor, 28, 29, 43, 63, 113, 128, 180, 196, 220, 231, 265, 267, 270, 271, 275-276, 287

ibuprofeno, 60, 78, 90, 259
imunizações, 255
incêndio, 152-156, 205, 208, 222
índice de massa muscular (IMC), 45-46, 123-125, 138, 284
indigestão, 42, 43, 257
infecção, 25-27, 29, 36, 40-42, 72, 76, 79-80, 83-86, 99, 104, 146, 168, 185-186, 235-236, 242, 252-253, 256
infecção bacteriana, 25, 41-42, 99, 168
intestinos, 52, 79, 149, 243, 256

Johnson, Sara, 189
Johnson, Shannon, 97, 101

Kansler (Danny), 212, 214-215

laboratório, 12, 29, 53, 60, 62-63, 65, 67, 69-70, 79, 92, 94, 129, 142, 154-155, 163, 167, 171, 175-176, 229-230, 258, 283
Landers, Martin, 247-249
lavar as mãos, 81, 84-85, 285
LDL, 39, 136, 285
leptina, 126-127, 129
lesão, 36, 72, 79, 88, 99-100, 139, 140, 147, 148, 168, 196, 203-204
leucemia, 41, 192
longevidade, 257, 261, 263, 267, 279, 284
Lugar, Nancy, 170

MacLaren, Hank, 111
maconha, 137, 179-180
mal de Alzheimer, 14, 204, 233
malária, 42, 256, 259
manobra de Heimlich, 216
Martin, Carlos, 155-156

medicamentos, 16, 39, 41, 43, 55-62, 65, 68-70, 77, 86, 89-91, 94, 98, 100, 128, 136-137, 158-159, 172-174, 176-177, 196, 236, 239, 257, 283, 286
medo de médicos, 30, 31, 50
memória, 66, 100, 179, 204, 219, 275
meningite, 40, 42, 44, 252, 255
menopausa, 192
metadona, 67-68, 172, 181
metanfetamina, 93, 178
metilfenidato, 68
Michaels, Adrienne, 76
micróbios, 236
Miller, Barry, 83
Miller, Harold, 209
mioglobulina, 36
monóxido de carbono, 154, 178, 187, 197, 209, 210-211
mordidas de cachorro, 217
morfina, 142, 169, 171
morte prematura, 12, 15, 120, 150, 164, 187
Mueller, Jane, 206
mulheres, 31, 41, 45, 48, 54, 66, 119, 124, 128, 131, 134, 156, 160, 195, 224, 226, 230, 232-233, 256-257, 274, 280
Murphy, Verônica, 117

naltrexona (Revia), 158
Nance, Mary, 261
negação de doença, 237
Nelson, Bret, 274
nicotina, 59, 187, 188-191, 195-197, 275
Noble, Julian, 241, 244-245

obesidade, 13, 64, 99, 117-118, 120-124, 126-129, 137-138, 143, 263, 275, 283-284
    mórbida, 117, 120, 138
osteomielite, 99
osteoporose, 191-192
overdose, 17, 40, 143, 155, 169-170, 172-173, 175-176, 205, 283
oxicodona, 172-173, 175-176

países estrangeiros, viajando para, 246
pancreatite, 40-41, 145, 243
pânico, 40, 55, 186
papilomavírus (HPV), 48, 50

paramédico, 25, 37, 51, 71, 97, 118, 130, 146, 161, 174, 227, 241, 247
patologia forense, 15-18, 150
Pearl, Gary, 99-100
peso, 13, 15-16, 27, 41, 56, 62, 99, 106, 117-118, 121-130, 132-134, 136-138, 192, 196-197, 237, 240, 252, 283
Petersen, Greta, 249-250
Peterson, Michael, 33-35
pneumonia, 40-41, 48, 83-84, 128, 188, 192, 194, 233, 235-236
ponte de safena, 263
pressão sanguínea, 29, 39, 45-46, 80, 93, 100, 134, 188, 197, 263, 271, 284
pulmão, 39, 67, 130, 170, 179, 186-189, 191-194, 198-199, 235, 244

quadril, fratura, 191, 202-203
quedas, 91, 100, 121, 202, 205-207
queimaduras, 190, 215, 218, 259

raio, 56, 221, 222
raios-X, 114, 153-154, 184-185
RCP (reanimação cardiopulmonar), 25, 51, 216, 221
reabilitação, 143, 180-181
recessão gengival, 192
rins, 15, 28-29, 34-36, 41, 48, 64, 78, 99-100, 132, 192, 198, 284-285
ritalina, 67, 68
Robinson, David, 124

Sanchez, Ricardo, 113, 115
saúde mental, 41, 239, 265, 267
segurança no carro, 13, 102-106, 108, 112, 115-116, 123
septicemia, 29, 80
Simmons, Charles, 185-187
síndrome da morte súbita do lactente (SMSL), 216-217
síndrome de Down, 272-273
síndrome do ovário policístico, 128
sistema cardiovascular, 17, 66, 71, 145, 151, 166-167, 191-192
sistema imune, 25, 76, 235-237, 262-263, 267, 269, 279-280, 284
sistema nervoso central, 58, 93, 142-143, 151, 166, 173, 176, 225
sistema respiratório, 36, 154, 185
sobrepeso, 15, 117-119, 124-125, 129-130, 138, 283
solidão, 127, 278-279
Solito, Tony, 161, 164, 171
sufocação, 17, 36-37, 205, 215-217, 222

suicídio, 17-18, 21, 62, 102, 114, 142, 150, 173-175, 177, 193, 209-210, 224, 226, 232-233, 235, 238, 261-262, 274-276, 278-279, 286
suplementos dietéticos, 61, 64-66, 83, 86, 90

tabaco, 55, 59, 187, 189, 191
Taylor, Richard, 92
testosterona, 64, 145, 231-232
tétano, 47, 168, 172
tolerância, 169, 250-251
tontura, 40, 43
tosse, 41, 168, 186, 197, 251, 254
toxicologia, 12, 29, 53, 67, 99, 154, 163, 167, 229
traquéia, 11, 83, 154, 228
trauma, 19, 21, 23, 37, 40, 71-72, 87, 91, 104-105, 118, 130, 140-141, 147, 153-154, 163, 169, 202-205, 225, 230
triglicérides, 136
trombose venosa profunda (TVP), 90-91, 245-246
tuberculose, 41-42, 185-186, 192
Turner, Hillary, 212, 215

úlcera, 27, 40-42, 93, 178, 192, 198

vacinas, 39, 47-48, 255-257
varizes, 41, 149-150
vesícula biliar, 242
viagens, 110, 244-245, 257
vírus, 25, 36, 42, 50, 61, 127-128, 236-237, 257
vitaminas, 59, 62, 66, 90, 138
vômito, 38, 41, 44, 56, 77-78, 158, 162, 211, 253, 256

Wallace, Mark, 25, 180
Walls, Nancy, 51-52

Xenical, 136-137

Zyban, 196

Este livro foi impresso pela Prol Editora Gráfica
para a Editora Prumo Ltda.